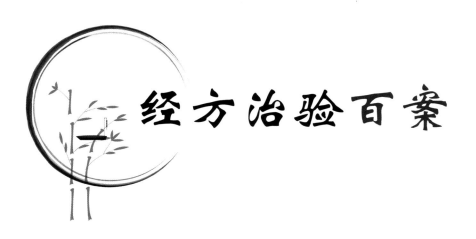

经方治验百案

主　　编　史载祥　黄柳华

副主编　柳　翼

编　　委（按姓氏笔画排序）

王　燕　王铁民　史　峻　史载祥　朱婷婷　刘　妙
杜金行　李　进　李　格　李春岩　肖　响　谷万里
张义军　张雪芹　陈　辉　柳　翼　贺　琳　贾海忠
顾　焕　徐　敏　黄柳华　崔　立　廖江铨

编写人员（按姓氏笔画排序）

马永存　石皓月　朴德哲　杨　蓉　张　新　张海啸
陈　英　赵　璐　侯建媛　秦春艳

人民卫生出版社

·北京·

图书在版编目（CIP）数据

经方治验百案 / 史载祥，黄柳华主编. —北京：人民卫生出版社，2021.6（2022.8重印）

ISBN 978-7-117-31751-1

Ⅰ.①经… Ⅱ.①史… ②黄… Ⅲ.①医案 - 汇编 - 中国 Ⅳ.①R249.1

中国版本图书馆 CIP 数据核字（2021）第 116682 号

| 人卫智网 | www.ipmph.com | 医学教育、学术、考试、健康，购书智慧智能综合服务平台 |
| 人卫官网 | www.pmph.com | 人卫官方资讯发布平台 |

经方治验百案
Jingfang Zhiyan Bai An

主　　编：史载祥　黄柳华
出版发行：人民卫生出版社（中继线 010-59780011）
地　　址：北京市朝阳区潘家园南里 19 号
邮　　编：100021
E - mail：pmph @ pmph.com
购书热线：010-59787592　010-59787584　010-65264830
印　　刷：保定市中画美凯印刷有限公司
经　　销：新华书店
开　　本：710×1000　1/16　　印张：17　　插页：4
字　　数：296 千字
版　　次：2021 年 6 月第 1 版
印　　次：2022 年 8 月第 2 次印刷
标准书号：ISBN 978-7-117-31751-1
定　　价：79.00元

打击盗版举报电话：010-59787491　E-mail：WQ @ pmph.com
质量问题联系电话：010-59787234　E-mail：zhiliang @ pmph.com

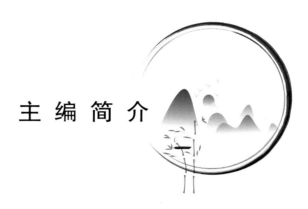

主 编 简 介

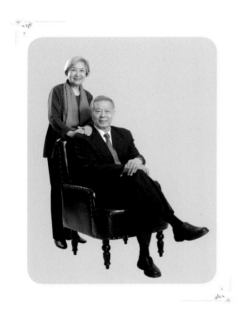

　　史载祥　1942 年生，山东省滕州市人，从医 62 载。1959 年考入南京中医学院（现南京中医药大学，学制 6 年）学习中医。毕业后分配至南通市中医院，师从朱良春以及陈继明等著名医家。1978 年考入北京中医学院（现北京中医药大学），攻读中西医结合内科临床研究生，师从廖家桢。1981 年调配至中日友好医院工作至今。曾任中日友好医院中医大内科主任、学术委员会副主任，中国中西医结合学会常务委员、活血化瘀专业委员会主任委员，北京中西医结合学会副会长，世界中医药学会联合会心血管病专业委员会副会长。2017 年被评为首都国医名师。

　　主要著作有《现代中医心血管病学》《实用血瘀证学》《活血化瘀方药临床使用指南》等。

　　黄柳华　1941 年生，江苏省常州市人。1959 年考入南京中医学院，与史载祥为同班同学，毕业后结为秦晋之好。先分配至桂林市中医医院，1971 年调配至南通市工作，师从朱良春、陈继明等著名医家。1985 年调配至中日友好医院工作。曾任中日友好医院老年科主任，北京中医药大学教授。曾担任领队赴瑞士、日本等国的中国医疗中心（TCM）开展医疗、传承中医工作。

　　主要著作有《高血压及相关疾病中西医结合诊治》《寿康指路》等。

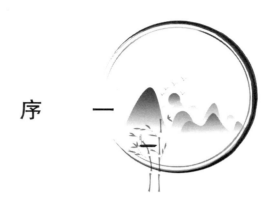

序 一

　　明代医家张景岳有"真医"之说，云："必有真人，而后有真知；必有真知，而后有真医。"又云："必有小大方圆，全其才；仁圣工巧，全其用；能会精神于相与之际，烛幽隐于玄冥之间者，斯足谓之真医。"有此医者，"可以当性命之任矣"。名言傥论，世承弗替。所谓"小大方圆"，亦即"胆欲大而心欲小，智欲圆而行欲方"（《旧唐书·方伎·孙思邈》），如斯方能辨析微茫，烛照机先，知正知奇，有守有为，起生死于俄顷，挽狂澜于既倒。此种境界，心向往之；能臻此境，岂易言哉。

　　史载祥兄近以其所著《经方治验百案》见示，余读后获益良多，感触良深。吾兄学贯中西，识见深邃，寝馈岐黄，垂六十载。此书发经方之微旨，抒一己之心得，其中收载的危急疑难病种之多（如心绞痛、心力衰竭、脑梗死、胸腔积液、肺脓肿、肿瘤等），选用经方其面之广，衡之于近现代同类著作实为罕见。案例无不诊断明确，辨证精切，不仅"望、闻、问、切"周详细致，且现代检测及影像资料一应齐全，是以识病、辨证均有据可依，丝毫不爽。观其因证立方，随证变法，或用参附回阳救逆，或用硝黄通里攻下；发汗不畏麻桂之猛，逐水不惧遂芫之峻，乃至寒热补泻，迭相为用，出神入化，无不应手收效。非良医高手，孰能为之？须知诸多病证均是经西医药治疗其效不彰者。该书从一个侧面，令人信服地展现了在现代科学的背景下，古老的中医学独特的魅力，昭示了无比光明的前景。

　　载祥兄独辟蹊径，其学术研究极具开创性，譬如他认为"气陷血瘀"为冠心病、心衰等心血管疾病的共同病机，此类病证不仅是痰浊阻痹、胸阳不振、大气下陷，还有瘀血阻滞，尝遣用升陷祛瘀汤合瓜蒌薤白剂以治之。"气陷血瘀"绝非空穴来风，而是有象可征。试看他对舌诊、脉诊的描述："舌质多淡暗，或紫暗，或胖大有齿痕、瘀斑，舌下络脉迂曲增粗，舌苔白或腻。其脉沉迟微弱，关前尤甚。其陷巨者，或六脉不全，或参伍不调，另可见涩、短、促、结、代，乍有乍无（指下若不觉其动），甚或无脉。"有此象必有此证，毋庸置疑，其观察的细微，令人击节。

让古之汤液为今天的临床服务，大法不离，但当因时、因地、因人制宜，方能收到预期的效果。首先，他提出了"经典思维"的概念，即深刻领悟立方之奥旨，不失原意；准确把握应用之证候，洞察机宜、而药物亦当遵古炮制，如其用皂荚丸时，强调制作必遵古法，即是其例。否则，用经方徒有其"名"而无其"实"。其次，圆机活法，通变化裁。有的原方照用，一味不更；有的随证加减；有的配合后世名方或个人经验方用之，以期吻合病机。再者，引申发挥，得其意而用之。如其治李某肺脓肿案，高热 1 周，恶寒，无汗，烦躁，腹痛，腹泻，持续气管插管，先后予多种抗生素无效，乃用大青龙汤合葛根芩连汤加味，服药 2 日体温恢复正常，腹泻亦已，改从风湿论治，予麻黄杏仁薏苡甘草汤加味善后。考仲景此方为"病者一身尽疼，发热，日晡所剧者"之风湿病而设，"此病伤于汗出当风或久伤取冷所致也"，今转用此方，看似唐突，然其认为"本案接诊前多种抗生素及抗真菌药已反复应用，持续输液，与'久伤取冷'不无联系"。余读书至此，不禁会心一笑，叹服其心思灵敏。

经方多为有制之师，药物配伍得有制有约，乃方剂的平衡之道。书中某些药物的用量越出常规（如麻黄用至 30g 之多），因其深谙制约之法，加之患者在住院期间，可以随时观察服药后的各种反应，是以不虑药害，尽得药利。深望读者诸君注意为之，不致盲目模仿，孟浪从事。医关人命，焉能不慎！

最后，值得一提的是，载祥兄的夫人黄柳华教授乃是精通中西的名医，珠联璧合，医林佳话。余与载祥兄师出同门，凡回国省亲，载祥兄必邀我们夫妇聚会畅谈，年复一年，已成不契之约，纵论学术，相互砥砺，引为知音。快何如之！余慕其人品高洁，医才高隽，喻为"真医"，谅非虚言。是为序。

朱步先

二〇一九年八月于英国牛津

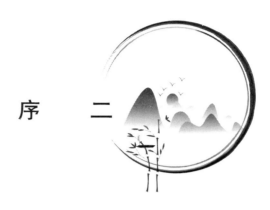

序　二

南宋陆游《冬夜读书示子聿》云："古人学问无遗力，少壮工夫老始成。纸上得来终觉浅，绝知此事要躬行。"后两句的意思是，从书本上得来的知识，毕竟是肤浅的，要想真正懂得其中的奥妙和内涵，必须亲自参加实践。这说的是儒家读书治学的方法，但用于指导学习中医，十分适宜。对中医经典理论和经方的应用，如果自己不去临床实践，很难真正感受到其中的魅力。不过一个人的临床视野毕竟有限，学习借鉴他人应用经方的临床经验，就显得更加重要。这就是历代医家都极其重视学习名家医案的原因所在。

月前弟子们要我推荐几家经方医案，以备讨论学习，加深对经方应用的理解，正踌躇间，中日友好医院的临床大家史载祥教授转来了他和夫人黄柳华主任的新作《经方治验百案》书稿，展卷阅读，欣喜若狂，这正是我理想中要找的现代经方应用的医案啊！

《经方治验百案》涉及多个系统、多个脏器的垂危重症，甚至是"死症"，但运用经方，竟有起死回生，出奇制胜，力挽狂澜之效。每个案例，西医检测，理化数据、图像资料，一应俱全，诊断明确。中医四诊，细致入微；辨病辨证，有理有据；方药变化，胆大心细；治疗过程，一目了然。尤其是按语部分，对经典原文解析精当，说理透彻；对经方效用，条分缕析，成竹在胸。所附参考文献，立足经典，崇尚创新，发皇古义，融会新知，放眼现代医疗前沿，挖掘经典中穿越时空的智慧。奇哉！妙哉！作为教学讨论的医案，堪称经典！

我本是后学晚辈，岂敢给史老、黄老的大作写序，可是当奉读书稿之后，激动之情难以言表，是以略赘数语，向所有喜读经典、热爱经方、热衷临床的朋友和学子们推荐：此书是经方应用入门的航标，更是读经典做临床深造的阶梯。

北京中医药大学　郝万山

2019 年仲秋

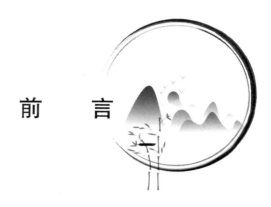

前　言

　　《伤寒杂病论》被誉为"方书之祖"，所载之方谓之"经方"，理法严明，博大精深。唐代孙思邈曰："江南诸师秘仲景要方不传。"历代医家共识"用之多验"。近代曹颖甫也述："用经方取效者，十常八九。"可见"经方"研究在当下受到如此重视，绝非偶然。其核心是"经方"具有突出、震撼、可重复的疗效。这也是我们从医六十年逐步学习、实践所体悟的。

　　在这甲子薪传的大半时间（35 年），我们有幸供职于现代化大型综合医院（中日友好医院）。其间，急重、疑难病症集中，且西医学诊断明确，客观检查、影像资料具备。在这一特定环境下，中西医是相互协同作战，同处一个战壕的战友，但不同的理论体系，也是"短兵相接，中西对峙"。然学术争鸣，取长补短，往往能擦出病证结合的创新火花，尤其对西医棘手的疑难危急重症，"经方"每能出奇制胜，斩关夺隘，其客观疗效得到中、西医同道一致认同。

　　几年前，我们共同开创"华祥医塾"博客。"华祥"分别取我俩姓名各最后一字，另外"华祥"也寓意"中华吉祥"。医塾乃医学教学之园地，师传授业之平台，为公益教学，弘扬岐黄事业略尽绵薄之力。

　　温故知新，理论联系实际是行之有效的治学之道，结合案例复习"经方"有关条文，方证对应，谨守病机，深入领悟，穷幽极微。宗"发皇古义，融会新知"之旨，结合最新进展，对诊断和病理也有所涉及，病证互参，探求疗效，崇尚创新。也如曹颖甫所云："足见治危急之证，原有经方所不备，而借力于后贤之发明者，故治病贵具通识也。"

　　为践行 20 世纪 60 年代恩师朱良春大师倡导的"辨病与辨证结合"，及百年前章次公先生提出的"欲求融合，必先求我之卓然自立"，现将"华祥医塾"中部分应用经方病例归纳成册以供参考。

　　《经方治验百案》所载案例力求辨病辨证相结合，中西医诊断清楚，每案检测数据、图像、治疗经过均依原貌详列，尽可能图文并茂，一目了然。此并非唯以西医为标准，而是以现代检测延伸"望、闻、问、切"四诊，诚如"铁杆"中医祖师邓铁涛前辈倡导四诊应改为"望、闻、问、切、查"五诊。他山之石，可以攻玉。以客观检测作为"参照系"，更可佐证"经方"疗效。诚如近代经方大师恽铁樵所云："居今日而言医学改革，苟非与西洋医学相周旋，更无第二途径。"

生命科学是复杂而深奥的，从不同视角或理论体系认识疾病，对探明病源、提高疗效，或更有裨益。"经方"的研究，也可从不同层面发现新的问题，以供进一步发掘、探索。

承蒙朱步先师兄、郝万山教授提出许多宝贵意见并赐序，同门诸贤达协助收集资料，共同切磋整理，在此一并谨致谢意。

限于水平，不妥之处，尚乞指正。

史载祥　黄柳华
己亥秋于北京

目　　录

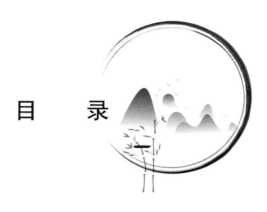

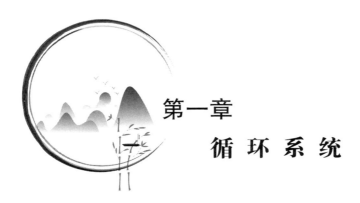

第一章
循 环 系 统

第一节 心 力 衰 竭

一、大青龙汤（心肾综合征Ⅰ型）

张某，男，45岁。

主诉：间断喘憋、浮肿反复发作7年，加重半年，发热9天。

现病史：患者2010年始间断出现喘憋，活动后气促，夜间阵发性呼吸困难，端坐呼吸。伴胸闷，心悸，头晕，间断双下肢水肿。于北京大学第一医院诊断为"扩张型心肌病，心力衰竭，胸腔积液"，胸腔穿刺抽取积液约1 000ml。2014年于首都医科大学附属北京安贞医院查超声心动图示全心增大，左室壁运动普遍降低，左心功能减退，左室射血分数（LVEF）30%。冠状动脉造影未见明确冠状动脉病变。行强心、利尿、扩张血管、控制血压血糖、降脂治疗。2016年发现血肌酐水平升高，为200μmol/L。2017年3月6日患者外感后，出现喘憋加重，伴恶寒发热，最高体温38.9℃，咽痛，咳黄痰，端坐呼吸，乏力，纳差，夜寐欠安，大便可，小便少。遂于2017年3月9日入院。

既往史：2型糖尿病23年，糖尿病肾病Ⅳ期4年，糖尿病视网膜病变4年，高血压8年。

入院查体：体温38.3℃，脉搏84次/min，呼吸20次/min，血压120/80mmHg。颈静脉充盈，肝-颈静脉回流征阳性，右下肺叩诊实音，双肺听诊呼吸音粗，中上肺可闻及少量散在湿啰音，双下肺呼吸音消失，右侧为著，心尖部可见抬举样搏动，心界向左下扩大，心音强弱不等，心律绝对不齐，未闻及病理性杂音，无心包摩擦音。腹软，肝脾未触及，双下肢轻度可凹性水肿。

辅助检查：血常规示白细胞计数（WBC）11.52×10⁹/L，血红蛋白（HGB）101g/L；脑钠肽（BNP）2 091pg/ml；肾功能示血尿素氮（BUN）16.26mmol/L，肌酐（Cr）247.1μmol/L；尿常规示尿蛋白（+），潜血（−），尿糖（+）；胸部 X 线片示左心增大，双侧胸腔积液，肺淤血改变（图 1-1-1）。腹部 B 超示慢性肝淤血，胆囊小，胆囊壁厚。动态心电图示心房颤动伴 R-R 长间歇（R-R$_{max}$1.781 秒），平均心率 67 次 /min，最大 100 次 /min，最小 42 次 /min，室性期前收缩 6 个，ST-T 全程改变。超声心动图示左房前后径 40mm，左室舒张径 59mm，左室收缩径 52mm，室间隔厚度 10mm，左室后壁厚度 10mm，左室射血分数 30%，左室壁运动普遍减低，左心扩大。

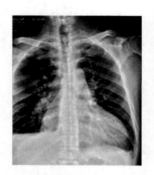

图 1-1-1　胸部 X 线片示左心增大，双侧胸腔积液，肺淤血改变

入院诊断：扩张型心肌病，心功能Ⅳ级（NYHA 分级），心房颤动，2 型糖尿病，糖尿病肾病Ⅳ期，糖尿病视网膜病变，高血压 3 级，肺部感染。

入院后予托拉塞米 40mg（每日 1 次）、呋塞米 40mg（每日 1 次）泵入、氢氯噻嗪 12.5mg（每日 1 次）、托伐普坦 15mg（每日 1 次）利尿；亚胺培南西司他丁钠 0.5g（每 12 小时 1 次）抗感染；苯磺酸氨氯地平片（络活喜）5mg（每日 1 次）降压；富马酸比索洛尔 2.5mg（每日 1 次）、卡维地洛 25mg（每日 2 次）降压及降低心肌氧耗；单硝酸异山梨酯 5mg/h 扩血管；门冬胰岛素注射液 10U—12U—10U、甘精胰岛素 12U（每晚 1 次）皮下注射控制血糖及对症处理。

2017 年 3 月 14 日患者体温正常，但其余症状未明显缓解，喘憋浮肿加重，Cr 603μmol/L，尿量 500ml/d。肾内科会诊后认为患者慢性心力衰竭急性加重，肾功能恶化伴尿量减少，符合急诊透析指征。患者拒绝透析，要求中医中药治疗。

2017 年 3 月 15 日首诊：患者诉自此次发热以来，周身皆觉不适。心前区冷甚如冰，连及后背疼痛，入夜尤甚，影响睡眠，周身畏寒，需用热水袋反复焐热。发热，无汗，胸闷，气短，乏力甚，端坐呼吸，全天大部分时间为半卧位，如下床行走 3~5 步则汗出、气喘，需立即休息。腹胀，纳差，夜寐欠安，烦躁，大便一日 3 次，每日尿量 500ml。患者面色晦暗，唇色暗淡，双下肢凹陷性水肿明显，心室率 60 次 /min。舌暗，舌苔腻，脉沉弦，左寸右尺脉弱。

西医诊断：心肾综合征Ⅰ型，慢性心衰急性加重，急性肾衰竭。

中医辨证：内外合邪，虚实夹杂，真阳虚衰。痰瘀内阻，浊毒化热。急则治其标，先从"溢饮"论治。

治法：振奋阳气，发越水湿。

予大青龙汤。

生麻黄 30g	桂枝 20g	苦杏仁 20g	生石膏 60g
生姜 15g	大枣 15g	炙甘草 15g	

3 剂，水煎服，每日 1 剂。

外用：芒硝 250g，密封储存；紫皮独瓣大蒜 125g，用时捣烂；乳香、没药各 15g，研末。上 4 味，单独保存，用时混匀调和，先以凡士林涂于皮肤，再将上药和匀后敷于两侧肾俞穴，外以保鲜膜覆盖固定，每次敷 20 分钟，每日 2 次，共 3 天。

西医治疗方案不变。

2017 年 3 月 17 日复诊：患者服药后周身微汗出，Cr 268.6μmol/L，尿量 3 000ml/d。双下肢水肿渐消，心前区冷感明显减轻，可以平卧入睡，夜可安眠，能够下地行走，发热消退，体温正常，烦躁消除，胸闷、气短、乏力改善。以真武汤合升陷祛瘀汤，温肾助阳，升陷祛瘀，活血利水。

炮附子 15g（先煎）	茯苓 30g	生白术 20g	赤芍药 15g
生黄芪 30g	桔梗 10g	柴胡 6g	升麻 6g
山萸萸 15g	知母 10g	三棱 10g	莪术 20g
益母草 15g	党参 15g		

6 剂，水煎服，每日 1 剂。

2017 年 3 月 23 日复查血 Cr 194.2μmol/L（图 1-1-2），WBC 7.88×10⁹/L，

BNP 248pg/ml。肾功能恢复至基线水平,心衰状态好转,肺部感染有效控制,病情平稳出院。

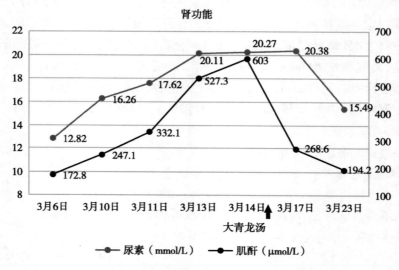

图1-1-2　治疗前后,尿素、肌酐水平的变化

2017年9月5日随访:患者一般状态可,能进行日常活动,复查Cr 185.5μmol/L,HGB 115g/L。

按:心肾综合征(cardiorenalsyndrome,CRS)于2004年由美国国立卫生研究院国家心肺和血液研究所专家会议首次提出。2008年意大利肾病学者Ronco等[1]提出CRS具体分型:Ⅰ型为心功能的急剧恶化引起急性肾损伤;Ⅱ型为慢性心功能不全使慢性肾脏病进行性恶化;Ⅲ型为肾功能急性恶化(急性肾缺血,或急性肾小球肾炎)导致的急性心力衰竭;Ⅳ型为慢性原发性肾脏疾病造成心功能减退;Ⅴ型为急性或慢性全身性疾病所致的心肾功能不全。本例患者符合Ⅰ型CRS,病情危重,部分患者需透析治疗[2]。

本例患者入院前有慢性心功能不全及糖尿病肾病、慢性肾功能不全病史。患者入院后符合急性肾功能损伤诊断标准[3]:"①48小时内SCr升高≥26.5μmol/L;②SCr升高超过基础值的1.5倍及以上,且明确或经推断上述情况发生在7天之内;③尿量<0.5ml/(kg·h),且时间持续6小时以上"。因本患者是心衰急性加重导致的肾衰加重,因此可诊断为Ⅰ型CRS。欧洲心脏病学会2012年版指南[4]建议对利尿剂治疗无效的急性心力衰竭患者应用透析超滤治疗。本例患者符合透析超滤指征,但患者拒绝透析治疗,要求采

用中医中药治疗。

Ⅰ型CRS以心肾阳虚为本，以水饮、痰湿、瘀血内阻为标，以风邪外袭为客邪，故诊治需标本兼治、祛除诱因。《金匮要略·痰饮咳嗽病脉证并治》曰："饮水流行，归于四肢，当汗出而不汗出，身体疼重，谓之溢饮""咳逆倚息，短气不得卧，其形如肿，谓之支饮""夫心下有留饮，其人背寒冷如手大"。本例患者，双侧胸腔积液，双下肢水肿，自觉心前区连及后背冷甚如冰，实为真阳虚衰，"三饮"并存。加之感受外邪，诸症加重。患者入院后心功能及肾功能急剧恶化，水饮为患，急则治其标，可取大青龙汤宣发阳气，发越水湿。大青龙汤由麻黄、桂枝、甘草、杏仁、生姜、大枣、生石膏7味药组成，实为麻黄汤与越婢汤的合方。方中重用麻黄为君，开泄腠理，透发毛窍，利小便，并直入血脉，通营分。臣以桂枝温通经脉，解肌发表，通达营卫，助麻黄发汗、温通血脉。佐以石膏清里热，又可制约麻黄辛燥峻烈之性；生姜、大枣固护胃气。使以甘草调和药性。七药寒温并用，表里同治，标本兼除，用于该患者，既有效控制了肺部感染，又使心肾功能得以恢复。

本例取效较为迅捷，用药3剂，尿量从每日500ml增加到3 000ml，血肌酐由603μmol/L下降到268μmol/L。心功能改善，由端坐呼吸、难以下地到可以平卧入睡、能够下地行走，发热消退，体温正常。关键在于重用生麻黄30g。纵观《伤寒论》《金匮要略》，书中麻黄用量最大的方子即为大青龙汤及越婢汤类方，用量皆为六两，折合成现代剂量约为80~90g。且生麻黄发越水湿之功除得力于发汗、利小便以外，其活血通滞、祛瘀浊的作用常常被忽视。麻黄归肺、膀胱经，可宣发阳气，通达三焦，开发腠理，且其中空似络，入于络脉，可活血通滞，解散寒凝，调畅血脉。《神农本草经》谓其能"破癥坚积聚"。徐灵胎《神农本草经百种录》言麻黄"能透出皮肤毛孔之外，又能深入积痰凝血之中。凡药力所不到之处，此能无微不至"。麻黄发汗、利小便、活血利水的作用恰合《素问·汤液醪醴论》治水三法："平治于权衡""去宛陈莝""开鬼门，洁净府"。其中，"去宛陈莝"之"宛"同"郁"，积也；"莝"，腐也，积久之腐秽，乃污秽之血也，"血不利则为水"。"去宛陈莝"为祛除积久之恶血之意。故此治水三法即祛瘀浊、发汗、利小便。因此，麻黄在治疗CRS中一药多能，应用得当，可收桴鼓之效。

然而大青龙汤龙腾雨降，立竿见影，实为峻烈之剂，当中病即止。患者心肾阳虚，血瘀水停之象仍明显，故以真武汤合升陷祛瘀汤善后。真武汤由附子、茯苓、芍药、生姜、白术组成，具温肾阳利水之功效。升陷祛瘀汤[5]由柴胡、升麻、桔梗、生黄芪、知母、党参、山茱萸、三棱、莪术、益母草10味药组成，适用于大气下陷之血瘀证。升陷祛瘀汤是以张锡纯升陷汤加味化裁而成。对于升陷汤，"方中黄芪补气升气，其性稍热，故以知母之凉润以济之；柴胡为少阳之药，能引大气之陷者自左上升；升麻为阳明之药，能引大气之陷者自右上升；桔梗为药中之舟楫，能载诸药之力上达胸中；党参能培气之本，山萸肉能防气之涣"[6]。已故国医大师朱良春认为[7]，益母草具有活血、利水之双重作用，对于血、水同病或血瘀水阻，堪称的对之佳品。张锡纯称三棱、莪术性近平和，能治心腹疼痛等血凝气滞之证，"若治瘀血积久过坚硬者，原非数剂所能愈，必以补药佐之，方能久服无弊"[8]。故于上述补气升陷药中，加入三棱、莪术，破血逐瘀，祛痕消癥。正如张锡纯所言："补破之力皆可相敌，不但气血不受伤损，瘀血之化亦较速。"临床应用，对于心功能不全、冠心病等证属气陷血瘀证者，效果显著。

本例患者经过中药治疗后，心衰症状明显好转，肺部感染控制，最终肾功能恢复至基线水平。患者选择单纯采用中药治疗不仅因此避免了中心静脉置管及血液透析替代治疗相关的并发症，而且使患者在较短的时间内取得了症状的恢复及病情的改善，最终使患者得以早日回归日常生活，体现了中医中药在心肾综合征等危重症中的重要治疗价值。

（朱婷婷 整理）

参 考 文 献

[1] Ronco C, Haapio M, House AA, et al. Cardiorenal syndrome[J]. J Am Coll Cardiol, 2008, 52（19）: 1527-1539.

[2] 盖鲁粤, 盖兢泾. Ronco 心肾综合征分型的病理生理学和临床意义 [J]. 中国介入心脏病学杂志, 2010, 18(3): 172-175.

[3] Kidney Disease: Improving Global Outcomes（KDIGO）Acute Kidney Injury Work Group. KDIGO clinical practice guideline for acute kidney injury[J]. Kidney Int Suppl, 2012, 2(1): 1-138.

[4] McMurray JJ, Adamopoulos S, Anker SD, et al. ESC Guidelines for the diagnosis and treatment of acute and chronic heart failure 2012: The Task Force for the Diagnosis and Treatment of Acute and Chronic Heart Failure 2012 of the European Society of Cardiology. Developed in collaboration with the Heart Failure Association（HFA）of the ESC[J]. Eur Heart J, 2012, 33(14): 1787-1847.

[5] 李春岩, 史载祥. 心血管疾病气陷血瘀病机探讨 [J]. 中医杂志, 2014, 55(20): 1715-1718.

[6] 张锡纯. 屡试屡效方 [M]. 北京：学苑出版社，2007：174-175.

[7] 朱步先，何绍奇，朱胜华，等. 朱良春用药经验集 [M]. 长沙：湖南科学技术出版社，2016：119.

[8] 张锡纯. 中药亲试记 [M]. 北京：学苑出版社，2007：143-144.

二、半夏泻心汤（心肾综合征Ⅳ型）

余某，女，78 岁。

主诉： 发现肾功能不全 7 年，胸闷喘憋 5 个月。

现病史： 患者 2008 年体检发现肾功能不全（具体数值不详）。2015 年 1 月受凉后出现喘憋，外院诊断为"心力衰竭"，给予针对心衰治疗后好转。之后反复出现喘憋在我院住院 4 次。于 2015 年 4 月 27 日因"Ⅱ型呼吸衰竭，伴感染性休克"收入肾脏病重症监护病房（KICU）治疗。后患者反复出现夜间喘憋，纳谷不馨。HGB 72g/L，Cr 690.4μmol/L，BNP 2 100pg/ml。诊断为心肾贫血综合征。超声心动图示左心功能减退，LVEF 45%。

既往史： 阵发性心房颤动、陈旧性脑梗死、高血压 3 级、甲状腺功能减退症等病史。

患者入院后，予抗休克，利尿，扩血管，改善肾功能，纠正贫血，抗心律失常及对症支持治疗，症状无明显缓解。遂求治于中医。

2015 年 5 月 13 日首诊： 患者精神萎靡，神疲乏力，喘憋明显，夜间尤甚（每夜坐起 2~3 次），纳呆痞满，每餐仅能进食 15g 主食和 20ml 能全力（肠内营养混悬液）。食后恶心，再进食即吐，肠鸣，口干不苦，咳嗽有白痰，大便 2 日 1 次。BNP 2 470pg/ml，Cr 690μmol/L，血常规示 HGB 77g/L。畏寒，脉沉弦实大长，舌嫩红润，苔边缘光滑无苔，中间舌苔黄腻。

西医诊断： 心肾综合征Ⅳ型，慢性肾脏病Ⅴ期，慢性心衰急性加重，心房颤动，高血压，陈旧性脑梗死，甲状腺功能减退症。

中医辨证： 寒热错杂之痞证。

治法： 寒热平调，消痞散结。

予半夏泻心汤加味。

姜半夏 30g	黄连 8g	黄芩 15g	干姜 15g
党参 12g	炙甘草 10g	大枣 15g	茯苓 15g

4 剂，水煎服，每日 1 剂。

患者服药后,精神好转。每餐可以进食 50g 主食和一小碗菜,同时可一次服用 200ml 营养液,且不再痞满。之后 1 周内仅喘憋坐起 1 次。复查 BNP 936pg/ml,Cr 311μmol/L,血常规示 HGB 103g/L(图 1-1-3)。病情好转,准予出院。

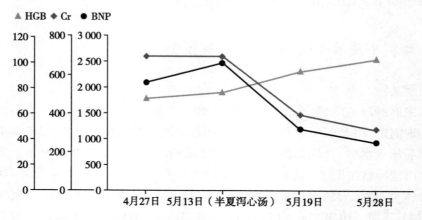

图 1-1-3 治疗前后,BNP(pg/ml)、Cr(μmol/L)、HGB(g/L)的变化

按: 患者高龄,既往肾衰竭、心功能衰竭、脑梗死。目前诸病皆已进入终末期,出现了心肾综合征。

本患者慢性肾功能不全病史 7 年,半年前出现心力衰竭表现,查体出现水肿、腹水、肝大、端坐呼吸等全心衰体征,结合辅助检查显示心力衰竭以及肾衰竭等表现可明确诊断。本病治疗困难,重症、病情复杂患者,应提倡心内科和肾内科综合治疗,改善预后。肾衰竭并发心力衰竭导致患者预后不良,死亡风险增加。

本患者同时出现心、肺、肾三脏器衰竭,为老年多器官衰竭,病死率极高,病情复杂而危重,预后凶险。目前西医治疗仅维持对症支持治疗。而中医的着眼点与西医不同,从整体调整。目前患者几乎完全不能进食。《淮南子》云:"得谷者昌,失谷者亡。"叶天士言:"有胃气则生,无胃气则死。"脾为后天之本,运化之源,若能改善患者食欲,能进食,则尚有一线生机。患者脉沉弦实大长,为牢脉,形瘦而脉盛,脉证分离,古籍记载多为死证,预后不良;舌质嫩、润、红,边缘光滑无苔,中间有黄厚腻苔,提示患者气阴两伤,治法当扶正祛邪,寒热并调。目前患者恶心,食欲差,食入即吐,中焦痞塞。《金匮要略·呕吐哕下利病脉证治》载:"呕而肠鸣,心下痞者,半夏泻心汤主之。"此方原本是小柴胡汤证误下,损伤中阳,少阳邪热乘虚内陷所致的痞证。以寒热平调,消痞散结为治疗原则。心下乃是胃脘,属脾胃病变。脾胃居中焦,为阴阳升降之枢纽，中气虚弱，寒热错杂，故为痞证。慢性肾功能不全患者，普遍会有纳呆痞满的症状，因此半夏泻心汤证也是慢性肾功能不全患者的常见证型。西医诊断时需要若干主客观症状指标作为诊断判定标准，中医治疗也是一样。本患者纳呆、痞满、肠鸣、恶心欲呕，皆符合半夏泻心汤证，方证对应，治之效验。

本案半夏用量30g，值得关注，因按当下《中华人民共和国药典》规定为6~9g，大为超量。但在严密观察下，本案用药后肾功能显著改善，且未见其他不良反应。只要方证对应，谨守病机，合理用药，即能安全有效。曹颖甫及近代多位学者研究考据《伤寒杂病论》所用半夏均为生半夏。本案所用法半夏已经经过规范炮制。此外，作为君药的半夏，在《伤寒杂病论》半夏泻心汤条文中剂量为半升，虽是容积单位，换算成现代剂量约为39~75g。而本案用至30g，但在住院严格监控下使用，应是安全的。还有清代吴仪洛谓半夏"能散血"，朱良春前辈也谓"半夏可消瘀止血"。对此，半夏改善心肾循环障碍、胃肠淤血，是取效的现代病理、生理、药理机制之一。

（柳　翼　整理）

三、防己地黄汤（射血分数保留的心衰，烦躁）

杨某，男，78岁。

主诉：胸闷气短伴下肢水肿反复发作14年，加重2周。

现病史：患者2005年无明显诱因出现胸闷气短，伴双下肢水肿，夜间不能平卧，无明显诱发及缓解因素，无发热、呕吐。于首都医科大学附属北京安贞医院行相关检查，考虑"慢性心力衰竭、胸腔积液"，予抽取胸腔积液、利尿、扩血管（具体用药不详）治疗后症状缓解出院。之后反复发作胸闷气短，均入院行心衰相关治疗后好转出院。此后规律口服倍他乐克、阿司匹林肠溶片、氯沙坦钾氢氯噻嗪片、益心舒胶囊及中药汤剂，控制症状较稳定。2019年2月20日患者胸闷气短加重，低于日常活动即出现上述症状，伴双下肢水肿，夜间不能平卧。

既往史：高血压病史35年，最高达150/100mmHg，目前口服氯沙坦钾氢氯噻嗪片25mg（每日1次）降压，血压控制可。心房颤动病史29年余，目前口服酒石酸美托洛尔早75mg、晚50mg以控制心室率，未抗凝治疗。胃穿孔修补术后49年、甲状腺腺瘤切除术后20年、膀胱癌膀胱镜手术后12年，术中输血史。曾吸烟2~3支/d，20余年，现已戒烟30余年。

辅助检查：2019 年 1 月 7 日，中日友好医院超声心动图示双房扩大，主动脉瓣硬化并反流（轻度），二尖瓣前叶脱垂并反流（重度），三尖瓣反流（重度），肺动脉压轻度增高，心包积液（少 - 中量），LVEF 68%。2019 年 3 月 5 日查 NT-proBNP 5 925pg/ml。

2019 年 3 月 7 日首诊：患者近日胸闷、乏力加重，夜间不能平卧，睡眠极差，烦躁、独语不休，语无伦次，家属疑为"精神病"发作。食欲差，大便干、排便不畅，脉参伍不调、沉细短，舌质嫩红、水滑，苔白腻。

西医诊断：慢性心力衰竭急性加重，心功能Ⅲ级（NYHA 分级）；永久性心房颤动；心包积液；双侧胸腔积液；三尖瓣反流；肺动脉高压；高血压 2 级；胃穿孔修补术后；膀胱癌术后；甲状腺腺瘤切除术后。

中医辨证：气阴两虚，寒热错杂，气陷血瘀，津亏水停。

治法：养阴凉血，祛风通络，升陷祛瘀。

予防己地黄汤合升陷祛瘀汤加味：

鲜地黄 30g	生地黄 60g	防己 10g	防风 15g
桂枝 10g	生黄芪 30g	柴胡 10g	升麻 10g
桔梗 10g	知母 15g	麦冬 15g	红参 15g
西洋参 15g	莪术 15g	山茱萸 15g	五味子 10g
香加皮 3g	红景天 30g	葶苈子 40g	生大黄 10g
附子 10g	仙鹤草 60g	白茅根 40g	

7 剂，水煎服，每日 1 剂。

2019 年 3 月 14 日二诊：胸闷改善，夜间可高枕卧位。双下肢水肿减轻 60%，睡眠仍差，不再狂叫，能清楚表达，情绪低落，表情痛苦，夜间仍独语不休，心烦躁扰，惊惕不眠，小便失禁，夜间遗尿 2~3 次，舌质光红，脉数细弦、尺弱。

鲜地黄 30g	生地黄 30g	防己 10g	防风 15g
桂枝 10g	炙甘草 15g	猪苓 30g	茯苓 30g
滑石 60g	阿胶 12g^{烊化}	泽泻 15g	红参 20g
西洋参 20g	生黄芪 30g	莪术 15g	三棱 15g
仙鹤草 60g	白茅根 40g	炮姜 10g	附子 15g
山药 15g	益智仁 10g	乌药 10g	

14 剂，水煎服，每日 1 剂。

2019 年 3 月 28 日三诊：患者夜间能够平卧，胸闷、乏力缓解。双下肢水肿基本消失，精神明显改善，不再独自乱语，头脑清醒，睡眠改善，夜可眠 6~7 小时。可以自己起夜排尿，夜尿 3~4 次，大便成形、黏滞、1~2 次 /d。脉参伍不调，沉细短滑；舌质光红、少苔。上方加香加皮 3g、红景天 30g，生地黄加至 40g，附子加至 20g。14 剂，水煎服，每日 1 剂。

2019 年 4 月 11 日四诊：头脑清醒，不再胡言乱语，面带微笑，言语从容，食欲明显改善，夜间能平卧，但多梦、噩梦。口干、纳少，夜尿 3~4 次，尿失禁改善。大便黏，脉虚大、参伍不调，舌嫩红、无苔。效不更方，生地黄加至 50g，鲜地黄加至 40g。

随访：2019 年 5 月 6 日，中日友好医院超声心动图示 LVEF 78%，双房扩大，主动脉瓣硬化并反流（轻度），二尖瓣反流（重度），三尖瓣反流（重度）。复查 NT-proBNP 3 694pg/ml。患者经过 1 个月的门诊汤药调理后，心衰症状明显改善，独语不休消失，判若两人。

按：根据患者的临床表现及辅助检查结果，认为其属于射血分数保留的心衰（HFpEF）。2016 年欧洲心脏病学会（ESC）的 HFpEF 诊断标准：心衰的体征和 / 或症状 +LVEF ≥ 50%，存在结构异常，左心房容积指数＞ 34ml/m^2，男性左心室质量指数 ≥ 115g/m^2，女性左心室质量指数 ≥ 95g/m^2。功能异常包括 E/e$^{'}$ 平均值 ≥ 13。

随着心衰治疗的进步，射血分数下降的心衰（HFrEF）患病率呈降低趋势，但 HFpEF 患病率却逐渐上升。调查显示，HFpEF 与 HFrEF 比较，两者住院率相似，但 HFrEF 生存率略高于 HFpEF。治疗上推荐对 HFpEF 患者筛查心血管和非心血管的伴随疾病，如果存在，应该提供安全有效的干预治疗，此类心衰不适用"心衰金三角"[血管紧张素转化酶抑制剂（ACEI）或血管紧张素受体阻滞药（ARB），β 受体阻滞剂，醛固酮受体拮抗剂] 治疗，除此无特殊治疗，而中医药可发挥应有优势。

对于射血分数保留的心衰，我们仍以辨病与辨证相结合，运用"气、血、水"这一理论为指导思想。患者老年男性，胸闷、乏力，夜间不能平卧，睡眠极差，烦躁、独语不休。食欲差，大便干、排便不畅，脉参伍不调、沉细短，舌质嫩红、水滑，苔白腻。辨证为"气阴两虚，寒热错杂，气陷血瘀，津亏水停"，以"养阴凉血，祛风通络，升陷祛瘀"为治疗原则。一诊以防己地黄汤合升陷祛瘀汤加减。

患者"独语不休、烦躁、睡眠极差"与"心主神明"相关。《素问·灵兰秘典论》记载："心者，君主之官也，神明出焉。"指出心主宰人的精神活动，心神是人类意识思维活动的中枢。《灵枢·邪客》说："心者，五脏六腑之大主也。"可见心因为藏神而位居五脏六腑之首，具有统帅、核心的地位，主宰人的生命活动。心在脏腑中居首要地位，"神明"是指部分高级中枢神经功能活动，并由心主持和体现，所以说"心主神明"。"心主血脉"功能障碍的同时，"心主神明"失司神无所主，而产生一系列精神的症状。

防己地黄汤出自《金匮要略·中风历节病脉证并治》："防己地黄汤，治病如狂状，妄行，独语不休，无寒热，其脉浮。防己一钱，桂枝三钱，防风三钱，甘草二钱。上四味，以酒一杯，渍之一宿，绞取汁，生地黄二斤，㕮咀，蒸之如斗米饭久，以铜器盛其汁，更绞地黄汁，和分再服。"方中生地黄用量最重，滋补真阴，清热凉血为君；防己苦寒泄降，利水清热，味辛能散，兼可祛风为臣；防风、桂枝调和营卫，解肌疏风为佐；甘草调补脾胃，调和诸药为使。配合成方，共奏滋阴凉血、祛风通络之功，使郁热得泄，神识自安。君药生地黄在原方的用法是蒸熟后绞汁用，而生地黄蒸熟后的作用主要是滋阴养血，兼有清热凉血之功，取其养血息风之意，所谓"治风先治血，血行风自灭"。在防己地黄汤原方补益气阴的基础上加升陷祛瘀汤及附子10g、仙鹤草60g、白茅根40g等，旨在宣阳济阴，活血利水。

二诊时患者胸闷有改善，夜间高枕卧位。双下肢水肿减轻60%，睡眠仍差，心烦，小便失禁，夜间遗尿2~3次。患者曾长期应用西药利尿剂，易致阴伤而水湿不化，出现所谓"利尿剂抵抗"，水肿反复；仲景制猪苓汤，以行阳明、少阴二经水热，然其旨全在益阴，不专利水。故在一诊的基础上加用猪苓汤。

《伤寒论》原文223条："若脉浮，发热，渴欲饮水，小便不利者，猪苓汤主之"；319条："少阴病，下利六七日，咳而呕、渴，心烦不得眠者，猪苓汤主之"。方中以猪苓为君，取其归肾、膀胱经，专以淡渗利水。臣以泽泻、茯苓之甘淡，益猪苓利水渗湿之力，且泽泻性寒兼可泄热，茯苓尚可健脾以助运湿。佐入滑石之甘寒，利水、清热，两彰其功；阿胶滋阴润燥，既益已伤之阴，又防诸药渗利重伤阴血。

（顾　焕　整理）

四、猪苓汤（扩张型心肌病终末期心衰）

某男，64岁。

主诉：胸闷、气短反复发作28年，加重10天。

现病史：患者1990年感冒后出现喘憋、活动后加重，就诊于北京市第六医院，行超声心动图检查，诊断为"扩张型心肌病"，经治疗后好转出院。后端喘憋间断发作，首都医科大学附属北京安贞医院诊断为"心衰"，给予地高辛0.125mg（每日 1 次）、培哚普利片 4mg（每日 1 次）、托拉塞米 20mg（每日 1 次）、倍他乐克缓释片 47.5mg（每日 1 次）、螺内酯 20mg（每日 1 次）治疗。2016 年 5 月 17 日因喘憋入我院，诊断为慢性心力衰竭、心功能Ⅲ级（NYHA 分级）、扩张型心肌病、持续性心房颤动。超声心动图示 LVEF 24%，全心扩大，以左心为著；左心收缩功能明显减退；二尖瓣反流（少量）；肺动脉增宽；肺动脉压增高；下腔静脉稍宽。24 小时动态心电图（Holter）示心房颤动；频发室性期前收缩，部分连发、多源、二联律、三联律；短阵室性心动过速；ST-T 改变。2016 年 6 月 1 日行埋藏式心脏复律除颤器（ICD）安置术。此后每年冬天慢性心衰急性发作 1 次，入院给予对症治疗好转出院。2018 年 1 月 6 日患者出现喘憋，伴汗出、恶心、呕吐，入我院急诊查 NT-proBNP 27 500pg/ml；胸部 CT 示右肺下叶感染性病变，肺气肿，肺动脉增宽，左心明显增大。超声心动图示左室壁运动弥漫性减低；全心扩大，左心为著（左房前后径 65mm，左室舒张径 82mm）；LVEF 21%；肺动脉高压。诊断为慢性心衰急性加重，心功能Ⅳ级（NYHA 分级），扩张型心肌病，肺部感染。给予吸氧，托拉塞米利尿，舒普深（注射用头孢哌酮钠舒巴坦钠）抗感染治疗。病情平稳后，于 2018 年 1 月 9 日收入我科。症见：精神不振，面色少华，形体消瘦，端坐呼吸，口唇干裂色暗，皮肤干燥，语声低微，轻度活动后喘憋加重，夜间阵发性呼吸困难，心悸，干咳无痰，口干，纳差，夜寐欠安，二便调。查体阳性体征：①颈静脉怒张；②心界向左下扩大，心律绝对不齐；③双侧中下肺可闻及湿啰音；④剑突下 3 指及右肋骨下 2 指可触及肝，质韧；⑤双下肢轻度凹陷性水肿。

既往史：持续性心房颤动病史 11 年，平素口服华法林 3mg（每日 1 次）；2 型糖尿病病史 7 年，口服二甲双胍 100mg（每日 3 次）、拜唐苹（阿卡波糖片）100mg（每日 3 次），空腹血糖控制在 7~10mmol/L，餐后血糖控制在 12mmol/L 左右。

个人史：吸烟 30 年，20 支/d，戒烟 1 年；饮酒史 20 年，平均 250ml/d，戒酒 5 年。平素性情急躁易怒。

入院予心衰规范化治疗及强化治疗 1 周后（2018 年 1 月 15 日），患者双肺湿啰音较前明显减少，血常规示白细胞正常，无发热，双侧颈静脉无充盈，双下肢水肿消退，入量保持在 2 100~2 600ml，出量保持在 2 000~3 300ml。但患者胸闷、喘憋症状无明显改善，整夜端坐呼吸，不能下床，寸步难行，床上轻度活动即喘憋加重。2018 年 1 月 15 日复查床旁超声心动图，提示左室壁运动弥漫性减低；全心扩大，左心为著（左房前后径 68mm，左室舒张径 83mm）；LVEF 16%；复查 NT-proBNP 27 213pg/ml。患者诉明显的口干、咽干、吞咽食物时咽痛难以忍受，伴胸中烦热，喜大量饮冷水，难以控制入量，纳差无食欲，夜寐欠安，基本整夜无眠。面色晦暗，无光彩，声音低微。舌暗红，苔花剥质干，水分少，四肢末梢冰凉，脉左寸重按无力、右尺不足。

2018 年 1 月 16 日首诊：全院多学科疑难病例讨论，请 KICU 及心胸外科专家会诊。KICU 专家认为患者肾功能尚接近正常，尿量可，且血压偏低，暂不考虑行超滤治疗。心胸外科专家评估后，认为此患者属扩张型心肌病终末期心衰，目前暂无法行心脏移植。

按相应指南标准化治疗后心功能未能改善，似已"山穷水尽"，此时以中医气血、阴阳、升降并调不妨一搏。

西医诊断：慢性心力衰竭急性加重，心功能Ⅳ级（NYHA 分级）；扩张型心肌病；肺部感染；短阵室性心动过速 ICD 置入术后；2 型糖尿病。

中医辨证：心衰病。阴阳两虚，气陷血瘀，孤阳上浮证。

治法：养阴利水，升陷祛瘀，引火归原。

予猪苓汤、升陷祛瘀汤合潜阳封髓丹加味：

猪苓 15g	茯苓 15g	泽泻 15g	生阿胶 10g 烊化
滑石 60g	生黄芪 80g	红参 30g	山茱萸 60g
柴胡 10g	桔梗 10g	益母草 30g	三棱 15g
莪术 15g	砂仁 10g 后下	黄柏 15g	附子 15g 先煎
炙甘草 10g	西洋参 30g	龙骨 30g 先煎	桂枝 15g

5 剂，水煎服，每日 1 剂。

2018 年 1 月 21 日二诊：患者喘憋症状明显缓解，活动耐量明显增加，轻度体力活动不受限制，可下床步行 10 余步，夜间可平卧入睡，口干、咽干、咽痛明显改善，自行控制入量在 1 500~2 000ml，出量 3 000ml，胸中热感也较前改善。前方去益母草，加用红景天 40g，继服 5 剂。

2018 年 1 月 25 日复查心肌梗死四项示 NT-proBNP 4 957pg/ml；复查床旁超声心动图示 LVEF 34%，肺动脉收缩压 39mmHg。出院带药，回家调理巩固。（图 1-1-4~ 图 1-1-6）

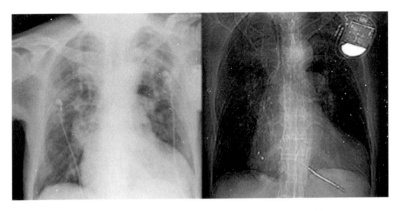

图 1-1-4　患者 2018 年 1 月 17 日胸部 X 线（左）与
2018 年 1 月 23 日胸部 CT（右）比较

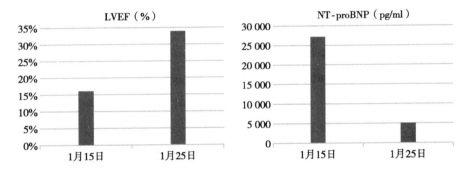

图 1-1-5　患者治疗前后 LVEF 及 NT-proBNP 变化

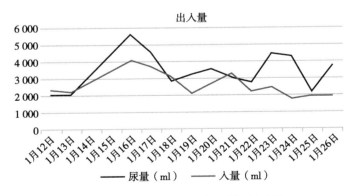

图 1-1-6　患者治疗前后出入量统计结果

按: 扩张型心肌病是一种以单侧或双侧心室扩大并伴有心室收缩功能减退,伴或不伴充血性心力衰竭为特征的原因未明的原发性心肌疾病,是冠心病、高血压外导致心衰的主要病因之一[1]。目前并无特异性的治疗方法,且其预后极差[2]。疾病晚期进展为终末期心衰。终末期心衰经积极的内科治疗休息时仍有症状,常需要心脏辅助装置或血液超滤等特殊治疗或等待心脏移植,是心衰发展的终末阶段[3,4]。本案患者扩张型心肌病、心衰病史28年,因心衰反复住院,1年半前因心房颤动伴短阵室性心动过速置入ICD。此次因肺部感染后心衰加重入院,入院后经积极抗感染、心衰规范化治疗及强化治疗后感染控制,但患者胸闷、喘憋症状无明显改善。心功能Ⅳ级(NYHA分级),NT-proBNP 27 213pg/ml,超声心动图提示左室壁运动弥漫性减低;全心扩大,左心为著;LVEF 16%,患者疾病处于心衰终末期阶段。

心衰患者在临床上常出现心悸、乏力、呼吸困难、下肢水肿、口干、多汗、尿少等症状[5]。本案患者心衰病史28年,此次入院经西药心衰规范化治疗及心衰强化治疗后症状无明显改善,仍喘憋,端坐呼吸,轻微活动亦不耐受,且口干喜冷饮,大量饮水。为减少液体潴留大量使用利尿剂,而使用利尿剂后患者口干更甚,入量更是难以控制。如此往复进入恶性循环,且静脉使用两种利尿剂后患者尿量未见显著增加考虑患者存在利尿剂抵抗[6]。中医从整体对水代谢的认识出发,调整气血阴阳,在西药利尿剂种类及剂量不变的情况下增加尿量。

本患者心阳虚衰,胸阳不展,宗气下陷,故心胸憋闷、气短;阳虚而阴寒内生,温煦失职,故见畏寒肢冷,寒凝而血行不畅,面色少华,口唇干裂色暗。君火出自命门之火。患者老年男性,长期大量利尿,损伤津液,肾阴乃伤,故见明显的口干、咽干。心阳虚衰,鼓动升提无力,胸中大气下陷,无力推动气血运行,故心悸、胸闷。肾为水火二脏,肾水亏虚致孤阳上浮,故胸中烦热,喜大量饮冷水。舌暗红质润,苔花剥质干,水分少,脉左寸重按无力、右尺不足,均为心肾阴阳两虚之象。

《金匮要略·消渴小便利淋病脉证并治》云:"脉浮发热,渴欲饮水,小便不利者,猪苓汤主之。"阴虚水停当用猪苓汤,方中以猪苓为君,取其归肾、膀胱经,专以淡渗利水;茯苓、泽泻、滑石益其利水之力[7];阿胶滋阴润燥,益已伤之阴,又防诸药渗利重伤阴血,与诸药合用而奏利水清热养阴之功[8]。升陷祛瘀汤用于大气下陷之血瘀证,方中以生黄芪为君,既善补气,又善升气,升举下陷之大气[9];原方中臣以党参补脾气,今改用温补力量更强的红参,以大补元气,复脉固脱;山茱萸补肾之先天元气,又能收敛气分之耗散,与红参合用使虚陷之大气得充；加用西洋参，补气养阴，清火生津，又可制红参太过温燥。臣以三棱、莪术活血化瘀通络；佐以柴胡升气举陷；使以桔梗引药上达胸中，与诸药合用而奏升陷祛瘀之良效[10]。潜阳丹为火神派鼻祖郑钦安所创，临床用于虚火上浮之证时多与封髓丹合用以温肾潜阳，纳气归肾，疗效卓著。后世医家将两方合用，名"潜阳封髓丹"，治疗真气上浮或虚阳上越之证疗效显著[11]。此处用以引火归原，加用龙骨温潜归肾。三方合用以养阴利水，升陷祛瘀，引火归原。此案治疗的根本在于利水养阴清热，升陷祛瘀，引火归原，使失衡的水液代谢重归平衡，从而发挥了改善心衰症状，降低NT-proBNP水平（治疗后为4 957pg/ml）及提高射血分数（治疗后为34%）的作用。终末期心衰患者长期应用利尿剂可引起肾小管上皮细胞代偿性肥大，使利尿效果钝化[12]。现代药理研究显示，猪苓汤对庆大霉素诱导的急性肾小管损伤，具有明显的修复肾小管上皮细胞损伤、促进再生，保护肾功能的作用[13]，表明猪苓汤对存在利尿剂抵抗的终末期心衰患者的利尿作用可能与修复肾小管上皮细胞损伤有关。

扩张型心肌病终末期心衰属中医学"心衰""心积""肺胀""水肿""心悸"等范畴[14, 15]。本病病机复杂多端，常常是虚实兼见，寒热错杂，临床单用温阳利水、益气养阴等治法多难以取得良效。治疗上应辨证论治，根据病因，患者的体质，证候的寒热虚实，病情的轻重缓急，灵活运用经方。阳虚水停是本病的基本病机，但阳虚日久，生化不足，阴液亦亏，加之心衰患者限制饮水，长期大量使用利尿剂易致阴液亏损，阴损及阳，因此临床多见阴阳两虚之证，故治疗中要兼顾阴阳。正如张景岳所言："善补阳者，必于阴中求阳，则阳得阴助而生化无穷；善补阴者，必于阳中求阴，则阴得阳升而泉源不竭。"从水代谢的认识出发，灵活应用经方是本案终末期心衰患者取效的关键。

（杨 蓉 整理）

参 考 文 献

[1] 崔金涛，周必. 中医治疗扩张型心肌病进展与前景[J]. 湖北中医杂志，2012，34（8）：75-77.

[2] 周冬. 中西医结合治疗扩张性心肌病心力衰竭32例[J]. 中国中医药现代远程教育，2014（8）：52-53.

[3] 邓海文. 中西医结合治疗扩张性心肌病合并心力衰竭1例[J]. 中国中医急症，2010，19（4）：690.

[4] 柯元南. 终末期心衰的管理 [C]// 中华医学会. 第 16 届中国南方国际心血管病学术会议论文集. 广州：中华医学会，2014：13-15.

[5] 邱静. 经方辨治慢性心力衰竭的文献研究 [D]. 武汉：湖北中医药大学，2017.

[6] 杨成念. 心力衰竭患者利尿剂抵抗治疗研究进展 [J]. 现代医药卫生，2017，33（22）：3432-3434，3528.

[7] 游俊梅，廖成荣，路金华. 猪苓汤临证运用发微 [J]. 河南中医，2016，36（10）：1694-1696.

[8] 李春岩，李格，侯丕华，等. 史载祥运用经方治疗顽固性心力衰竭经验 [J]. 中医杂志，2010，51（9）：783-785.

[9] 陈可冀，史载祥. 实用血瘀证学 [M]. 2 版. 北京：人民卫生出版社，2013：3-12.

[10] 顾焕，史载祥. 冠心病持续房颤二次射频消融术失败后治验 1 例报道 [J]. 中西医结合心脑血管病杂志，2018，16（1）：112-114.

[11] 李旋珠，尚云青. 潜阳封髓丹临床运用心法 [J]. 中国中医药现代远程教育，2014，12（13）：127-129.

[12] 甄宇治，邓彦东，刘坤申. 慢性心力衰竭伴利尿剂抵抗的研究进展 [J]. 中国全科医学，2012，15（11）：1290-1292.

[13] 张保国，刘庆芳. 猪苓汤的现代药理研究与临床应用 [J]. 中成药，2014，36（8）：1726-1729.

[14] 刘鹏宇，贾秀丽. 中医药治疗慢性心力衰竭的研究进展 [J]. 湖南中医杂志，2018，34（2）：151-154.

[15] 冯莉，陈波. 浅析中医对扩张型心肌病的研究 [J]. 中医临床研究，2013，5（21）：119-121.

五、己椒苈黄丸（风湿性心脏病合并心衰）

杨某，男，66 岁。

主诉： 全身水肿 6 个月余，伴胸闷喘憋 20 余天。

现病史： 患者 2016 年 10 月无明显诱因开始出现腹部、阴囊及双下肢水肿，给予常规利尿剂治疗后症状缓解不明显。2017 年 2 月底水肿进行性加重，腹部膨隆，双下肢重度水肿，小腿及足部皮肤黧黑、肌肤甲错，小腿可见部分皮肤破溃、结痂，双足皮肤如鱼鳞状，纳、夜寐欠安，小便量少，大便正常。

既往史： 风湿性心脏病 30 年，1995 年行二尖瓣置换术；高血压病史 30 年；2013 年在首都医科大学附属北京安贞医院行起搏器置入术。下肢静脉炎 10 余年。

2017年3月15日入院。入院时查:心肌肌钙蛋白I(cTNI)(-),BNP 470pg/ml↑;生化全项:丙氨酸转氨酶(ALT)12U/L,总胆红素(TBIL)44.27μmol/L↑,直接胆红素(DBIL)28.27μmol/L↑,总蛋白(TP)73g/L,白蛋白(ALB)30g/L↓,血尿素氮(BUN)12.8mmol/L↑,肌酐(Cr)179.7μmol/L↑,尿酸(UA)849μmol/L↑,K$^+$4.3mmol/L,Na$^+$137mmol/L;血常规示白细胞计数(WBC)3.23×10^9/L↓,红细胞计数(RBC)2.8×10^{12}/L↓,血红蛋白(HGB)83g/L↓,血小板计数(PLT)90×10^9/L↓;甲功五项:游离甲状腺素(FT$_4$)0.798ng/dl↓,游离三碘甲腺原氨酸(FT$_3$)1.3pg/ml↓,三碘甲腺原氨酸(T$_3$)0.499ng/ml↓,甲状腺素(T$_4$)3.64μg/dl↓,促甲状腺激素(TSH)8.98μU/ml↑。

入院时考虑患者全身严重水肿由右心衰、甲状腺功能减退、低蛋白血症3个病因所致,给予对症治疗。利尿予托拉塞米80mg、呋塞米100mg隔日分别泵入,同时改善肾血流予多巴胺4μg/(kg·min)泵入。补充甲状腺素。治疗4天后,患者出入量仍为负平衡,体重无变化、仍为入院时的115kg,水肿无明显缓解。患者喘憋明显,夜间不能平卧。3月18日加用托伐普坦15mg(每日1次),患者尿量较前增多,但体重变化不明显,且尿量增多后觉口干明显,余症状无缓解。

2017年3月20日首诊:患者颜面浮肿,面色萎黄,语声低微,怕冷,腹大如鼓,自觉胀满,四肢肿胀,双手掌如馒头厚,皮温低,关节痛,膝以下皮肤黧黑、肌肤甲错、破溃结痂,口干舌燥,口黏发苦,无汗,苔黄腻,脉短滑,左寸弱、右寸无。食欲差,因喘憋夜寐欠安,大便干、3~5天一行。

西医诊断:慢性心力衰竭急性加重,心功能Ⅳ级(NYHA分级),风湿性心脏病,二尖瓣换瓣术后,三尖瓣反流,主动脉瓣反流,肺动脉高压,心脏起搏器置入术后状态;甲状腺功能减退症,肝硬化,低蛋白血症,脾大;腹腔积液;慢性肾功能不全,高尿酸血症,肾性贫血;下肢静脉曲张伴溃疡。

中医辨证:水饮内停,郁而化热。

治法:宣肺利水,通腑泄热。

予己椒苈黄丸合大青龙汤:

防己 30g	川椒目 30g	葶苈子 30g	大黄 30g
生麻黄 30g	杏仁 15g	桂枝 15g	石膏 60g
生姜 15g	大枣 15g	炙甘草 10g	

3剂,日1剂,可多次分服。

患者服用此方后,大便通畅,第 1 天量较多,每日排便 2~5 次。汗出不明显,但身体怕冷的感觉明显缓解。排尿量较前增多(图 1-1-7),口干症状好转。体重逐渐下降(图 1-1-8),水肿明显好转(书末彩图 1),夜间可平卧,能安然入睡。

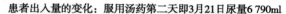

患者出入量的变化:服用汤药第二天即3月21日尿量6 790ml

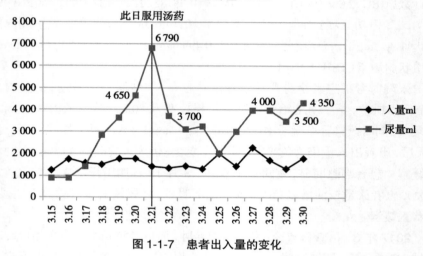

图 1-1-7 患者出入量的变化

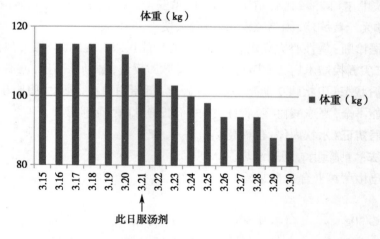

图 1-1-8 患者体重变化

按:本案以水饮内停,郁而化热,积聚肠间为主要病机。水走肠间,一则阻滞气机,使腑气不通;二则使水不化津,津不上传;三则病及肺,使肺不能通调水道，往下输送到膀胱，故腹满便秘。《金匮要略》云："腹满，口舌干燥，此肠间有水气，己椒苈黄丸主之。"方中防己、椒目、葶苈子均有利水作用。其中，防己长于清湿热，椒目消除腹中水气，葶苈子能泄降肺气、消除痰水，另外大黄能泄热通便。该患者四肢重度水肿，兼见身体痛重，肢节烦疼，胸闷、乏力等症。《金匮要略·痰饮咳嗽病脉证并治》云："饮水流行，归于四肢，当汗出而不汗出，身体疼重，谓之溢饮。"此患者利水除从二便分利外，还可以发汗治疗，即循"开鬼门、洁净府、去宛陈莝"之法。此病之饮邪主要泛溢于体表肌肤和四肢，故加用大青龙汤，温肺化饮，发汗祛邪。方中用麻黄、桂枝辛温发汗以散风寒，能使内热随汗而泄。石膏、甘草合用，甘、寒可以生津，清解除烦；无津不能作汗，又可以充汗源。生姜、大枣调和脾胃。杏仁配麻黄，一收一散，宣降肺气利于达邪外出。

（顾　焕　整理）

六、己椒苈黄丸合真武汤（风湿性心脏病合并全心衰）

张某，女，56 岁。

主诉：反复喘憋伴双下肢水肿 5 年余。

现病史：患者 2004 年开始出现气短，乏力，反复双下肢水肿，症状逐渐加重。2009 年 1 月喘憋加重，活动后胸闷、气短，夜间不能平卧，水肿加重，延及全身。胸片示普大型心，符合风湿性心脏病（简称风心病）改变，双肺纹理重，双侧胸腔积液，心衰待除外。超声心动图示符合风心病联合瓣膜病换瓣术后，全心扩大，以左房扩大最显著（89mm），肺动脉高压。

患者风湿性心脏病病史 43 年，心房颤动病史 30 年，1989 年行二尖瓣置换术，2006 年行三尖瓣置换术。入院后给予利尿、强心、抗凝及中药益气温阳利水等治疗 2 周，效果不明显。

2009 年 3 月 25 日首诊：症见喘憋，难以平卧，全身重度水肿，按之凹陷不起，腹胀如鼓，乏力，纳差，手足凉，无汗，口干，双膝关节肿痛，触之微热，小便每日约 1 000~1 600ml（使用大量利尿剂后），大便成形，舌质红，苔黄腻，脉沉细弱。查体：血压（BP）130/60mmHg，心率（HR）52 次 /min，颈静脉怒张，双肺散在湿啰音，肝脾肿大。

西医诊断：慢性心力衰竭，心功能Ⅳ级（NYHA 分级），风湿性心脏病，二尖瓣、三尖瓣置换术后，心房颤动。

中医辨证：饮邪内结，脾肾阳虚。

治法: 攻逐水饮,温阳益气。

予己椒苈黄丸合真武汤加减。

葶苈子 30g	川椒 15g	防己 15g	大黄 10g
附子 15g	茯苓 30g	白术 15g	白芍 15g
干姜 15g	黄芪 30g	大枣 10g	香加皮 3g
益母草 60g			

5 剂,水煎服,日 1 剂。

2009 年 3 月 31 日二诊:患者喘憋减轻,平卧时间延长,尿量增加至每日 3 000ml,水肿腹胀明显减轻,大便每日 1~2 次、成形。仍以原方巩固 7 剂后,喘憋明显减轻,夜间可平卧,体重由入院时的 54kg 降至 46kg,仅双下肢轻度水肿,于 2009 年 4 月 8 日出院。

按:《金匮要略·痰饮咳嗽病脉证并治》云:"腹满,口舌干燥,此肠间有水气,己椒苈黄丸主之。"论述了饮邪留于肠间的证治。水走肠间,饮邪内结,所以腹满;水气不化,津不上承,故口舌干燥。本例患者症见全身重度水肿,按之凹陷不起,腹胀如鼓,喘息不止,且伴口干,舌红,苔黄腻,关节热痛,腹胀如鼓,说明饮邪内结,上凌心肺,下走肠间,旁溢肌表,且郁而化热。究其原因,总因心脾肾阳气虚衰,不能制化水湿所致。阳气虚衰,失于温煦鼓动,则见手足厥冷,脉沉细微弱;阳虚无以温养血脉,血行艰涩,故见颈静脉怒张、肝脾肿大等瘀血内停之象。审其标本缓急,当以攻逐水饮,导邪外出为主,兼以温阳益气。选用己椒苈黄丸合真武汤加减。方中防己、川椒辛宣苦泄,配茯苓淡渗利水,导水邪从小便而出;葶苈子泻水平喘,大黄攻坚决壅,逐水邪从大便而去以前后分消。附子、干姜温肾助阳,以散水寒。方中加黄芪、益母草、大枣,配防己、白术、干姜取"防己黄芪汤"意,以益气健脾、除水湿。香加皮、益母草活血利水;白芍敛阴和营,又可制附、姜、椒温燥之性。全方祛邪与扶正兼顾,寒热并用,但以祛邪为主,使水邪自二便分消,阳气渐复,脾气转输,津液自生。张仲景己椒苈黄丸后云服后"口中有津液"即此故。

(李春岩　整理)

七、瓜蒌薤白半夏汤(心肌梗死后心衰、室壁瘤)

董某,女,59 岁。

反复胸闷 1 年半，加重月余。

患者 2015 年 8 月发作胸痛，急诊行心电图示"急性广泛前壁、高侧壁心肌梗死"，行冠状动脉造影示左前降支（LAD）远段闭塞，经皮冠状动脉介入（CAG+PCI）置入支架 1 枚；术后复查超声心动图（UCG）示 LVEF 46%，左室心尖部向外局限性略膨出，范围 31mm×31mm，呈矛盾运动。术后冠心病二级预防。2017 年 2 月开始出现胸闷、背沉，3 月 24 日就诊于西京医院，UCG 示心尖部室壁瘤形成，大小 39mm×35mm，左室前后径 37mm/48mm（收缩/舒张末径，S/D），长径 66mm/75mm（S/D），左室舒张功能、收缩功能减退，LVEF 27%。诊断为冠心病陈旧性心肌梗死，心力衰竭终末期。继续原有治疗，抗血小板、减轻前后负荷治疗，服贝那普利、美托洛尔、螺内酯、氢氯噻嗪片、阿司匹林、阿托伐他汀等。而胸闷、背沉仍不缓解，遂来求医。既往高血压 20 年，2015 年心肌梗死后开始规律服药。

2017 年 3 月 28 日首诊：患者胸闷、背沉，劳则加重，失眠，胃胀，纳差，嘴唇、手掌色青紫，双下肢无水肿。血压 130/80mmHg。舌质紫暗，苔黄厚腻，舌底静脉粗黑，脉沉细弦。

西医诊断：慢性心力衰竭急性加重，心功能 IV 级（NYHA 分级），冠状动脉粥样硬化性心脏病，不稳定型心绞痛，陈旧性广泛前壁心肌梗死，室壁瘤形成，冠状动脉支架置入术后；高血压 3 级（很高危）。

中医辨证：痰浊痹阻，气陷血瘀。

治法：通阳泄浊，升陷祛瘀。

予瓜蒌薤白半夏汤合升陷祛瘀汤加味：

全瓜蒌 30g	薤白 30g	法半夏 30g	生黄芪 30g
知母 20g	升麻 10g	北柴胡 10g	桔梗 10g
醋三棱 10g	醋莪术 15g	党参 15g	山茱萸 15g
秫米 60g	石菖蒲 10g	炙远志 8g	红景天 30g
香加皮 3g	仙鹤草 30g	黄酒 100ml	

每日 1 剂，水煎温服。

2017 年 5 月 16 日二诊：服药近 50 剂，诸症改善，舌脉如前。5 月 2 日 UCG 显示，LVEF 改善至 38%，主要指标见表 1-1-1。此后患者每 3 个月复诊 1 次，原方略作加减巩固，每日 1 剂，规律服用中药，西医治疗方案不变，2~4 个月复查 1 次 UCG，历次 UCG 相关指标汇总见表 1-1-1。

表 1-1-1 超声心动检查数据表

日期	LVEF	室壁瘤	左室前后径（S/D）	长径（S/D）
2015 年 8 月 25 日	46%	31mm × 31mm	34/50	61/70
2016 年 6 月 15 日	43%	34mm × 29mm	45/55	51/64
2017 年 3 月 24 日	27%	39mm × 35mm	37/48	66/75
2017 年 5 月 2 日	38%	39mm × 30mm	37/48	73/86
2017 年 7 月 4 日	39%	41mm × 32mm	33/49	63/70
2017 年 9 月 28 日	44%	36mm × 23mm	39/52	66/72
2018 年 1 月 25 日	48%	38mm × 25mm	39/52	66/72
2018 年 4 月 10 日	48%	38mm × 25mm	39/52	66/72
2018 年 7 月 19 日	46%	36mm × 26mm	40/52	66/72
2018 年 10 月 9 日	46%	27mm × 26mm	32/49	62/74

注：2018 年 4 份报告均为西安市第五医院同一位审核医师签发。

2017 年 8 月 15 日三诊：胸闷、背沉显减，眠 5~6 小时 / 晚，舌脉同前，血压 118/80mmHg。7 月 3 日心电图（ECG）见 V_2~V_5 导联 T 波倒置。拟参用枳实薤白桂枝汤，原方去仙鹤草、升麻，党参改红参 10g，法半夏改生半夏 15g，加益母草 30g、桂枝 15g、枳实 10g、厚朴 15g、炒白术 15g、川连 10g。

2017 年 11 月 21 日四诊：体力改善，仅背部略沉，入眠困难，舌脉同前。原方加化铁丸（威灵仙 15g、楮实子 30g）。

2018 年 1 月 30 日五诊：眠 6~7 小时 / 晚，入眠需 1 小时，舌暗有改善，脉同前，ECG 示 T 波倒置改善。原方加西洋参 10g、九香虫 10g。

2018 年 4 月 24 日六诊：偶背沉，眠可，舌质暗红苔腻，脉沉细。化验肝肾功能正常。原方加穿山龙 30g。

2018 年 7 月 31 七诊：背沉范围减小，舌质紫暗，苔腻微黄，脉沉细。原方加消瘰丸（生牡蛎 30g、浙贝母 15g、玄参 15g）。

按：该患者女性，59 岁，广泛前壁心肌梗死后室壁瘤形成，冠状动脉支架术及西医指南保守治疗，1 年半来左室和室壁瘤逐步扩大，心衰终末期，心肌缺血，心脏收缩功能减退。

在西医规范治疗无效的情况下，加用中医治疗，患者心脏的功能和结构得到逐步恢复，左心室和室壁瘤缩小，左室射血分数由 27% 增加到 48%，让西医同道惊诧。

本案从痰浊痹阻、气陷血瘀[1]的病机着眼,遣用瓜蒌薤白半夏汤合升陷祛瘀汤加味得效。瓜蒌薤白半夏汤通阳逐痹,升陷祛瘀汤益气升陷祛瘀,共同针对"阳微阴弦"之病机。因此,以瓜蒌薤白半夏汤合升陷祛瘀汤,陷者升、瘀者破、浊者降、痹者通,气、血、水之代谢得以复常。另外,纤维化、粥样斑块等均可归属于癥瘕,因此参用化铁丸、消瘰丸、生半夏等软坚消癥之品。

左心室壁瘤(LVA)是急性心肌梗死(AMI)的并发症之一,可导致恶性心律失常、心力衰竭、附壁血栓等并发症[2]。作为 AMI 的后果,包括梗死和非梗死节段的左室大小、形态和厚度发生改变,总称为心室重构[3]。患者室壁瘤的形成和扩大正是重构的表现,反过来又加重重构[4]。心室和室壁瘤的扩大可持续数月、甚至数年[5]。重构的始动机制包括原发性的心肌损害——心肌缺血和心脏负荷过重,有各种不同的继发性介导因素直接或间接作用于心肌而促进重构[6]。

除了改善心脏收缩功能外[7],我们认为取效的关键是抑制或逆转心室重构,作用靶点可能是中药抗心肌缺血,包括降低心肌耗氧、清除氧自由基、抑制钙超载、抑制细胞凋亡、调节血栓素 A_2/前列环素和一氧化氮/内皮素的比值、促血管生成等[8]。同时,益气升陷、通阳泄浊、活血化瘀等方药,通过对调控性细胞因子、氧化应激、炎性因子、内皮功能障碍、肾素-血管紧张素-醛固酮系统、细胞内钙离子等各个环节的干预调整,起到抗心肌纤维化,改善结构重构的作用[9, 10]。

瓜蒌薤白半夏汤与升陷祛瘀汤合用,可以多靶点、有针对性地改善心肌缺血损伤、改善泵血功能障碍、抗纤维化,最终改善冠心病心肌梗死后心室重构、室壁瘤、终末期心衰。

(李 进 整理)

参 考 文 献

[1] 李春岩,史载祥. 心血管疾病气陷血瘀病机探讨[J]. 中医杂志,2014,55(20):1715-1718.

[2] Bhardwaj B, Kumar V, Patel N, et al. Implications of left ventricular aneurysm in patients with acute myocardial infarction: an analysis from national inpatient sample database[J]. Journal of the American College of Cardiology, 2018, 71(11): 146.

[3] Braunwald. 心脏病学[M]. 陈灏珠,主译. 5 版. 北京:人民卫生出版社,2000.

[4] 刘永利. 急性心肌梗死后左心室壁瘤形成机制、并发症及治疗[J]. 中国心血管病研究,2012,10(10):791-794.

[5] Abernethy M, Sharpe N, Smith H, et al. Echocardiographic prediction of left ventricular

volume after myocardial infarction[J]. Journal of the American College of Cardiology, 1991, 17
（7）: 1527-1532.

[6] 黄从新, 江洪, 唐其柱. 心血管病学前沿与临床[M]. 武汉: 湖北科学技术出版社, 2007.

[7] 徐变玲, 徐学功. 中医药治疗慢性心衰临床研究进展[J]. 中医临床研究, 2011, 3(23): 27-28.

[8] 许波华, 许立. 中药抗心肌缺血作用机制的研究进展[J]. 中国实验方剂学杂志, 2011,
17(15): 265-269.

[9] 李霞, 谭元生. 中医药防治心肌纤维化作用的研究进展[J]. 中西医结合心脑血管病杂
志, 2014, 12(2): 229-231.

[10] 孙佳欢, 于琨, 刘玉, 等. 中药抗心肌纤维化的药效物质基础的研究进展[J]. 中医药导
报, 2016, 22(15): 86-90.

八、四逆汤（肺心病心衰）

朱某, 男, 86 岁。

主诉: 反复喘憋、双下肢水肿 2 年余, 加重 2 周。

现病史: 患者 2007 年开始出现反复喘憋及双下肢水肿。2009 年 4 月初
因受凉后再次出现咳嗽、咳白痰, 量多, 喘息胸闷, 难以平卧, 小便量少, 四
肢水肿。查体: BP 110/70mmHg, 双肺呼吸音低, 双下肺可闻及湿啰音, 心率
110 次/min, 心律绝对不齐, 二尖瓣及三尖瓣听诊区可闻及 3/6 级以上收缩期
吹风样杂音, 双下肢重度凹陷性水肿。血气分析: pH 7.355, 二氧化碳分压
（PCO_2）73.5mmHg, 氧分压（PO_2）71.7mmHg。胸片示双肺炎性改变, 心外形大,
主动脉结钙化, 左胸膜病变可能。超声心动图示双房明显扩大, 右室扩大, 三
尖瓣反流（重度）, 肺动脉高压（中度）, 二尖瓣反流（中度）, 心包积液（微量）。

既往史: 慢性支气管炎病史 20 余年, 高血压病史 30 余年, 冠心病病史
30 余年, 心房颤动病史 10 余年, 脑梗死病史 10 年。

入院后给予抗感染、强心、利尿、扩血管及对症支持治疗 20 余天后, 患者
症状改善不明显。

2009 年 4 月 17 日首诊: 症见精神萎靡, 倦卧思睡, 喘憋, 难以平卧, 夜间
需坐起 7~8 次, 咳嗽, 咳白黏痰, 手足厥冷, 纳差, 大便干, 尿少, 每日尿量仅
800~900ml, 四肢水肿, 腹部膨隆, 舌质淡, 苔薄白, 脉沉滑。

西医诊断: 慢性心力衰竭, 心功能 Ⅳ 级（NYHA 分级）, 慢性肺源性心脏
病, 肺部感染, Ⅱ 型呼吸衰竭, 冠状动脉粥样硬化性心脏病, 高血压 3 级（很高
危）, 心律失常, 永久性心房颤动, 陈旧性脑梗死。

中医辨证：心肾阳虚，虚阳欲脱。

治法：回阳救逆，益气固脱。

予四逆汤加味。

黑附子20g^{先煎50分钟}	干姜6g	炙甘草6g	生黄芪30g
山茱萸30g	红参10g^{单煎兑入}	益母草60g	香加皮3g
白蒺藜15g	沙苑子15g		

6剂，水煎服，日1剂。

2009年4月23日二诊： 患者精神好转，反应、对答均较前敏捷，喘憋减轻，夜间坐起3~4次，尿量增加，水肿减轻，利尿剂已经改为口服，大便软，每日一行。处方调整如下：

红参10g^{单煎兑入}	黑附子30g^{先煎50分钟}	干姜10g	炙甘草8g
益母草30g	生黄芪50g	山茱萸30g	香加皮3g
白蒺藜15g	沙苑子15g	大黄15g^{后下}	石菖蒲30g
全瓜蒌30g	泽兰15g	泽泻15g	

10剂，水煎服，每日1剂。

2009年5月4日三诊： 喘憋减轻，夜间基本可平卧，四肢水肿减轻，体重下降6kg，精神好转，可下地行走，大便每日一行。舌淡，苔转黄腻，脉沉弦滑、参伍不调。上方干姜减为8g，去泽兰、泽泻，加生熟地黄各30g、赤芍30g、防风10g、阿胶10g(烊化)，带方出院继续调养。

按： 本例患者患有慢性支气管炎、慢性肺源性心脏病，此次因感染诱发心衰加重，并发Ⅱ型呼吸衰竭，逐渐出现精神萎靡、倦卧嗜睡等神志变化，病情危重。《伤寒论》云："少阴之为病，脉微细，但欲寐也。"少阴属心肾两脏，心肾阳虚，阴寒内盛，神失所养，故见但欲寐；阳气衰微，鼓动无力，则脉微细。阳气虚衰，不能化气行水，水邪内停，故见尿少、水肿、喘憋等症。此时若不及时治疗，恐有亡阳之变。急当回阳救逆，益气固脱。方选四逆汤加味。方中附子、干姜大辛大热、回阳救逆，炙甘草温养阳气，红参益气固脱，生黄芪、山茱萸助红参益气固脱，且山茱萸可"收敛气之耗散"，益母草、香加皮活血利水，沙苑子、白蒺藜补肾疏肝利水。二诊时患者神志改善，精神好转，说明阳气渐回，在原方基础上加石菖蒲、瓜蒌化痰开窍，大黄、泽兰、泽泻加强活血利水。

三诊时患者症状进一步减轻,但出现阴伤表现,故减干姜用量,去泽兰、泽泻渗利之品,加阿胶、生熟地黄等以滋阴养血。

（李春岩　整理）

第二节　冠　心　病

一、枳实薤白桂枝汤（冠心病前降支重度狭窄）

郭某,男,62岁。

主诉: 间断胸闷胸痛心悸5年加重2个月。

现病史: 患者2012年因胸痛胸闷心悸就诊于当地医院,诊断为冠心病。2017年4月以来稍有劳累(平地步行100m或快步行走10分钟)即诱发左前胸疼痛、胸闷、心悸。当地医院行冠状动脉计算机体层血管成像(CTA)检查示前降支狭窄超过80%,右冠中段轻度狭窄。常规治疗情况:当地医院给予单硝酸异山梨酯50mg(每日1次)、氯吡格雷75mg(每日1次)、阿托伐他汀钙20mg(每晚1次),同时建议行冠状动脉支架术,患者拒绝。

既往史: 糖尿病病史10年,空腹血糖7.0mmol/L,餐后血糖16mmol/L,糖化血红蛋白6.6%,饮食控制可。

2017年6月1日首诊: 患者胸痛胸闷心悸,时有嗳气、口干、脱发、耳鸣,右胁下偶可触及条索状物,纳眠可,便干、3日1次。时测血压93/60mmHg。舌质紫暗裂纹,苔白腻根厚,脉沉细短滑。

西医诊断: 冠心病,不稳定型心绞痛,2型糖尿病。

中医辨证: 气陷血瘀,痰凝络阻。

治法: 通阳散结,升陷祛瘀。

予枳实薤白桂枝汤合升陷愈消方加减。

枳实15g	薤白30g	法半夏30g	桂枝10g
厚朴15g	全瓜蒌30g	生黄芪30g	党参15g
柴胡10g	桔梗10g	升麻10g	知母15g
山茱萸15g	三棱12g	莪术15g	益母草30g
天花粉30g	苍术30g	生鸡内金15g	僵蚕30g
水蛭10g	茵陈15g	金钱草30g	

30剂,黄酒100ml加水浸1小时后煎服。

2017 年 7 月 3 日二诊：胸痛、胸闷十去其七，快步行走 60 分钟稍有症状，右胁下条索状物消失，脱发减少，大便可日行 1 次，脉细弦滑、寸弱，余证及舌象如前。继续以原方去益母草，加仙鹤草 30g。30 剂，水煎服。

2017 年 8 月 7 日三诊：偶有胸痛、胸闷，现快步行走已无症状，无明显脱发，耳鸣减半，大便可、2 日 1 次，脉沉细弱，余证及舌象如前。继续以原方改生黄芪 40g、山茱萸 30g、全瓜蒌 60g，去党参、仙鹤草，加山药 15g、熟地黄15g、炙甘草 10g。30 剂，水煎服。

2017 年 9 月 7 日四诊至 2018 年 3 月 15 日九诊：胸痛胸闷均未作，左肩痛伴活动受限，体重增加，口干，便黏成形、日 1 次，舌淡暗有裂纹，苔薄白腻，脉沉细短滑。继续以原方加减治疗。

2018 年 4 月 26 日十诊：无胸痛胸闷，左肩痛伴活动受限改善，右侧股骨头处酸痛，口干，痰色黄量少，大便时不成形、日 1 次，睡眠改善，空腹血糖6.5mmol/L，餐后血糖 14mmol/L，糖化血红蛋白 5.6%，舌淡暗质裂，苔薄白腻，脉沉细弦滑、寸弱。原医院冠状动脉 CTA 复查示前降支狭窄约 25%，右冠中段狭窄约 25%~50%。继续以原方调整治疗。

按：冠状动脉粥样硬化性心脏病指冠状动脉发生粥样硬化引起管腔狭窄，导致心肌缺血缺氧或坏死而引起的心脏病，简称冠心病（CHD）。冠心病是动脉粥样硬化导致器官病变的最常见类型，也是严重危害人类健康的常见病，发病率和死亡率很高。前降支为冠状动脉左主干的延续，主要供应前间壁、前壁、部分前侧壁、偶有部分下壁、前上 2/3 室间隔和心尖部[1]。Moran 等[2] 对我国未来心血管病情况的研究表明，随着人口增长和老龄化的进程，预计未来 20 年后，我国心血管疾病的发病人数将增加 1 倍，主要心血管危险因素水平的上升趋势也将加速心血管疾病的流行。

冠心病属于中医"胸痹""心痛"范畴。胸痹是指以胸部闷痛，甚则胸痛彻背、喘息不得卧为主症的一种疾病，轻者仅感胸闷如窒、呼吸欠畅，重者则有胸痛，严重者心痛彻背、背痛彻心。《灵枢·五邪》云："邪在心，则病心痛。"《素问·脏气法时论》云："心病者，胸中痛，胁支满，胁下痛，膺背肩甲间痛，两臂内痛。"《金匮要略·胸痹心痛短气病脉证治》言："胸痹之病，喘息咳唾，胸背痛，短气。""夫脉当取太过不及，阳微阴弦，即胸痹而痛，所以然者，责其极虚也。今阳虚知在上焦，所以胸痹、心痛者，以其阴弦故也。"将胸痹之病机归纳为"阳微阴弦"，揭示了阴乘阳位、本虚标实之实质，进而创立了以通阳散结为主的治疗大法，为后世所宗。

本案以枳实薤白桂枝汤合升陷愈消方加减。先后经过 10 次近 1 年的复诊调服,患者已完全无胸痛胸闷,体力活动耐量明显改善,糖化血红蛋白5.6%,冠状动脉CTA复查示前降支狭窄约25%(治疗前CTA显示前降支狭窄＞80%)。继续以原方加减治疗,以升陷祛瘀、通阳散结、育阴通络。

枳实薤白桂枝汤出于《金匮要略·胸痹心痛短气病脉证治》:"胸痹心中痞,留气结在胸,胸满,胁下逆抢心,枳实薤白桂枝汤主之。"其针对痰浊上乘、胸阳痹阻之胸痹。朱光被《金匮要略正义》言:"上焦阳微,则客气动膈。厥阴经气,挟胃贯膈,布胁肋,中气一虚,则肝木遂从胁间道上逆,冲胃犯膈,故为痞为满为痛。今下焦阴邪从胁下逆抢于心,中焦绝无阻拦,由是痞结愈滋,满痛弥已,不先泻邪,何由扶正?"本患者右胁下偶可触及条索状物,便干、3日1次,则中气虚,其胸胃之阳气难以拒抗上乘之痰饮阴邪,故有胸痛、憋闷之上逆证候。是方用瓜蒌、薤白以交心肾之气,用桂枝行心气以解痞留,加枳实、厚朴以疏中焦之脉,则经脉通而胸痹解矣。

本案患者胸闷、心悸、气短、乏力、舌质紫暗,均为大气下陷之气陷血瘀证。另,该患者消渴日久,口干、乏力、怕冷,皆为"气阴两虚、痰瘀阻络"之候,合升陷愈消方以养阴通络、升陷祛瘀。升陷愈消方为升陷祛瘀汤加苍术、僵蚕、天花粉而成,临床应用于冠心病合并糖尿病或糖尿病心肌病,随证加减治疗气阴两虚、痰瘀交阻、升降失调为主导病机者也颇多见效。除症状向愈外,病理改变也见诸有关验案,值得进一步积累、发掘。

(陈 辉 整理)

参 考 文 献

[1] 陈在嘉,高润霖. 冠心病[M]. 北京:人民卫生出版社,2002:477-497.

[2] Moran A, Gu D, Zhao D, et al. Future cardiovascular disease in china: markov model and risk factor scenario projections from the coronary heart disease policy model-china[J]. Circ Cardiovasc Qual Outcomes, 2010, 3(3): 243-252.

二、瓜蒌薤白半夏汤(不稳定型心绞痛、高血压、高脂血症)

贾某,男,58岁。

主诉:反复胸闷、心前区疼痛4年,加重3个月。

现病史:患者2009年曾因急性心肌梗死于当地医院行冠状动脉造影,

显示回旋支中段严重狭窄 80%，置入支架 1 枚。术后胸痛仍然发作，2012 年 9 月 29 日在四川大学华西医院再次行冠状动脉造影（图 1-2-1），显示前降支近中段弥漫性长病变，中段狭窄 80%，远段狭窄 60%；第一对角支近中段长病变，最重狭窄 80%；回旋支全程弥漫性长病变；第一钝缘支开口、近中段长病变，狭窄 70%；第二钝缘支近段狭窄 90%；主支中段原支架通畅，支架远段内膜增生 70%，主支远段狭窄 90%；右冠状动脉全程弥漫性病变，近段狭窄 40%，远段狭窄 50%；后降支开口狭窄 80%，远段狭窄 70%。遂于前降支中段置入支架 1 枚。术后患者胸痛胸闷症状仍然存在，2012 年 11 月至今症状逐渐加重，遂来就诊。

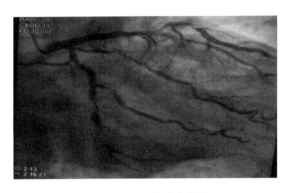

图 1-2-1　冠状动脉造影

既往史：高血压病史 20 年，高脂血症病史 10 年。

2013 年 1 月 14 日首诊：患者快速行走 20m 就出现胸闷憋气症状，心前区时有疼痛。乏力、畏寒、心烦、纳呆、失眠多梦，面色少华，口干口苦，大便调。舌暗苔薄根黄腻，脉沉细短、寸弱。

西医诊断：冠心病不稳定型心绞痛，高血压 3 级，高脂血症。

中医辨证：胸阳不振，痰气互结，气陷血瘀。

治法：通阳散结，祛痰宽胸，化瘀升陷。

予瓜蒌薤白半夏汤合升陷祛瘀汤加减：

全瓜蒌 30g	薤白 30g	半夏 30g	枳实 15g
生黄芪 30g	桔梗 30g	柴胡 6g	升麻 6g
山萸肉 15g	知母 20g	三棱 10g	莪术 20g
益母草 30g	生牡蛎 30g	生鸡内金 15g	红景天 30g

以水和黄酒各 200ml 煎服，14 剂。

2013 年 2 月 4 日二诊：患者服药后症状缓解明显。已无胸痛，运动耐量提高。脉细短滑，苔薄白腻。效不更方，原方巩固：上方加桑白皮 15g、黄芩 10g；生黄芪加至 40g，升麻加至 10g，柴胡加至 10g。继服 14 剂。

2013 年 2 月 21 日三诊：症状继续改善。胸痛未再发作，偶尔心烦，脉细短，舌质暗，苔薄腻。效不更方，原方去益母草，加仙鹤草 60g、穿山龙 30g。继服 15 剂。

随访：患者病情显著好转，可以行走 3 000m 以上而不出现胸闷胸痛症状。

按：胸痹、心痛的病名，始于《黄帝内经》。《素问·痹论》云：“心痹者，脉不通，烦则心下鼓，暴上气而喘。”又曰：“痛者寒气多也，有寒故痛也。”但均无专篇论述其病机。直到《金匮要略·胸痹心痛短气病脉证治》提出：“夫脉当取太过不及，阳微阴弦，即胸痹而痛，所以然者，责其极虚也。今阳虚知在上焦，所以胸痹、心痛者，以其阴弦故也。”首次明确提出“阳微阴弦”是形成胸痹的主要病机，并被后世医家公认为是对胸痹心痛病因病机的高度概括。

关于“阳微阴弦”，历代医家确也有许多不同的观点，但结合原文来看，应当包含两层意思：其一，本句紧接“夫脉当取太过不及”之后，从上下文顺承关系来看，其指为脉象最为合理。“阳微”即寸口脉沉而迟，“阴弦”即关上小紧数。其二，仲景先师论病常依据脉象阐述其病机，进一步引申讲，“阳微阴弦”体现了胸痹的病机。寸口脉主上焦，其脉沉而迟系指上焦阳气不足，胸阳不振。关上脉主中焦，其脉细小而紧，是中焦有寒，阴邪内盛，此处阴邪包括所有的属阴性的邪气，如寒凝、痰阻、血瘀、水饮等停聚；上泛胸中而致胸痹心痛。可见“阳微阴弦”是仲景先师对胸痹心痛病的本虚标实两层含义的总结，足见其论述之精辟简洁。

胸痹用药的最早记载是《灵枢·五味》：“心病者，宜食麦、羊肉、杏、薤。”《金匮要略》创立了“通阳法”治疗胸痹心痛，其中以瓜蒌薤白白酒汤、瓜蒌薤白半夏汤、枳实薤白桂枝汤为治胸痹心痛的主要方剂。“阳微阴弦”就是虚实夹杂，本虚标实，阳气不足而阴邪（寒凝、痰浊、瘀血、水饮）为盛，这个是胸痹心痛的核心病机。那么上述三方一则通阳散寒，二则行气化痰，共同点就是都含有瓜蒌、薤白。瓜蒌宽胸化痰，薤白辛温通阳，因此二者正好针对阳微和阴弦这两个方面，同为治疗胸痹心痛的主药。《金匮要略·胸痹心痛短气病脉证治》：“胸痹之病，喘息咳唾，胸背痛，短气，寸口脉沉而迟，关上小紧数，栝蒌薤白白酒汤主之。”此方用以治疗胸痹痰浊较轻者。同篇：“胸痹不得卧，心痛彻背者，栝蒌薤白半夏汤主之。”虽然仍然阳气不足，但较瓜蒌薤白白酒汤痰浊更盛，故配有半夏以祛痰散结，治疗胸痹痰浊较盛者。同篇：“胸痹心中痞，留气结在胸，胸满，胁下逆抢心，枳实薤白桂枝汤主之。”比瓜蒌薤白半夏汤证的气滞痰浊更进一步,出现了胸中痞满,并有胁下逆抢心的症状,故配伍枳实、桂枝、厚朴三药,加强通阳散结、消痞祛痰的作用。去掉白酒是因为酒性上升,恐其助邪上逆。从以上三方来看,是药证对应,呈递进关系:病轻药也轻,病重药也重。

然则经方治疗胸痹心痛,仍然稍显通行之力有余,而补益之功不足,治疗阴弦的内容大于治疗阳微的病机。另外,随着后世医学的进步与发展,经方对于胸痹心痛的另一个重要的病机——血瘀的治疗力度也略显欠缺,因此常需合用升陷祛瘀汤,其中生黄芪、升麻、桔梗、柴胡补气升陷,三棱、莪术祛瘀消癥,知母、山茱萸滋肾令水火既济。可在瓜蒌薤白半夏汤通阳散结、祛痰宽胸的基础上,加强益气活血、升阳举陷之力,使大气得以充足,瘀血得以除去,故胸中气血通行,而胸痹自除。

（柳　翼　整理）

三、瓜蒌薤白半夏汤（不稳定型心绞痛、糖尿病）

王某,男,47岁。

主诉: 反复发作胸痛半年。

2012年12月10日首诊: 患者2012年6月开始反复发作左胸痛,胸痛彻背,伴有胸闷、压迫感,夜间发作频繁,有夜间阵发性呼吸困难。近日发作尤其显著,近10天发作3次。2012年在当地医院做冠状动脉造影显示:前降支近段60%狭窄,回旋支中段50%狭窄,右冠状动脉不规则,无狭窄。患者乏力、牙齿酸痛,失眠(每夜睡眠少于4小时),多梦,打鼾。舌红,苔黄腻,舌下络脉迂曲结节状,脉沉细迟、寸弱。

既往史: 2型糖尿病病史,吸烟史。有烧心反酸,查胃镜显示非糜烂性胃炎。

西医诊断: 冠心病不稳定型心绞痛,2型糖尿病。

中医辨证: 痰瘀阻络,大气下陷。

治法: 通阳化痰,升陷祛瘀。

予瓜蒌薤白半夏汤合升陷祛瘀汤加味:

全瓜蒌30g	半夏30g	薤白30g	生黄芪30g
三棱15g	莪术20g	桔梗10g	柴胡10g
升麻10g	知母20g	红景天30g	香加皮3g
益母草60g			

以水和黄酒共200ml煎服,14剂。

2012年12月24日二诊：诉服药后胸痛明显好转，十去其八，原先平均10天发作3次，而服药后第3天开始就再也没有发作胸痛，胸闷在半个多月时间内也仅仅发作1次且症状轻微。失眠改善，每夜可睡8小时。再无夜间憋醒。烧心反酸、牙齿酸痛、乏力均显著好转。舌红苔黄腻，但黄腻较前次为轻，脉细短滑。上方瓜蒌加至40g，生黄芪加至40g，莪术加至25g，另加穿山龙30g，仍以水和黄酒各200ml煎服，14剂。服后诸症皆有好转。

按：本例患者为中年男性，症见胸痛彻背，伴有胸闷、压迫感。冠状动脉造影明确诊断为冠心病。发作频繁，程度剧烈，兼见舌下络脉迂曲结节状，舌红苔黄腻，均说明瘀血阻滞心脉。其脉沉细而尤见寸弱，则昭示胸中大气下陷。当此时应标本兼顾，既升补大气，又通阳化瘀。

《金匮要略·胸痹心痛短气病脉证治》云："胸痹不得卧，心痛彻背者，栝蒌薤白半夏汤主之。"故本患者当以瓜蒌薤白半夏汤合升陷祛瘀汤加减治疗。方中全瓜蒌、半夏、薤白行气解郁，通阳散结，祛痰宽胸。生黄芪补气升陷。升麻、柴胡升气举陷；三棱、莪术、益母草活血化瘀利水；知母育阴益气；红景天、香加皮活血通络，强心利尿。而黄酒为熟谷之气，必用"溶媒"（也取瓜蒌薤白白酒汤意），助其通经活络，而痹自开。诸药合用，通阳散结，益气升陷，故胸中气血通行，而胸痹自除。

（柳 翼 整理）

四、乌头赤石脂丸（介入后心绞痛）

孔某，男，56岁。

主诉：胸痛反复发作6年，加重2个月。

现病史：患者于2006年10月20日开始出现胸痛反复发作，经休息后症状能缓解，未予重视。2006年10月22日17:30左右患者在静息状态时突发胸部疼痛，较前剧烈，呈压榨性，经休息不能缓解，并持续加重，约20分钟后被送到当地医院急诊，急查心电图示I、avL、V_1~V_5导联ST段弓背向上抬高，I、avL呈QS型，窦性心动过速（125次/min）。诊断为"急性广泛前壁心肌梗死"，就诊5分钟后患者出现抽搐、牙关紧闭，呼之不应，心电图示心室颤动，予以电除颤（200J）1次，约5分钟后转为窦性心律，并于当日19:00以尿激酶150万U溶栓治疗。2006年11月8日转至首都医科大学附属北京安贞医院行冠状动脉造影，提示左冠状动脉主干、回旋支及其分支血管管壁不规则；前降支近中段节段性狭窄85%~90%，并置入支架1枚，狭窄解除；右冠状动脉管壁不规则。出院诊断"冠心病,急性前壁心肌梗死,室壁瘤形成,高血压3级,高脂血症"。

2011年2月24日心绞痛症状再次发作,冠状动脉造影:前降支原支架通畅,回旋支不规则,右冠状动脉多处斑块,远段左室后支狭窄80%,中段狭窄90%,右冠状动脉中段及远段各置入支架1枚。

2012年9月29日再次出现心绞痛,诊断为"急性心肌梗死"。冠状动脉造影:前降支原支架100%狭窄,于原支架内置入药物洗脱支架1枚。患者规范西医治疗(抗血小板聚集、ACEI、他汀类药物、β受体阻滞剂),但仍有心绞痛症状发作,6年间前后一共置入支架4枚。

2012年11月26日首诊:患者频繁胸痛,平均每周1次,含服硝酸甘油后2~3分钟可缓解。疼痛时整个前胸部(胸骨后)疼痛,发作前咽喉部先有紧缩感。伴乏力,腹胀,大便不成形(1~2次/d),五更泻,欠寐(5~6h/d),脉细弦、寸弱,舌质紫暗,苔黄厚腻。

西医诊断:冠心病陈旧心肌梗死,冠状动脉支架置入术后,室壁瘤形成,高血压3级,高脂血症。

中医辨证:阳微阴弦,气陷"极虚",阴寒痼冷,痰结瘀凝。

治法:瓜蒌薤白半夏汤合升陷祛瘀汤。

前后8诊治疗后,患者病情缓解明显。胸痛发作频次减少,仅遗留乏力、气短、自汗等症状。

但患者于2013年3月起,病情反复。胸痛剧烈,多于晨起时发作,胸痛彻背,背痛彻胸。坐长途汽车来门诊途中需下车休息才能缓解。脉细弦而寸弱,苔黄腻根厚,舌质暗。

遂予治法:温阳散寒,峻逐阴邪。

予乌头赤石脂丸加味:

制川草乌各10g^{先煎1小时}	川椒10g	干姜10g	附子10g^{先煎1小时}
薤白40g	全瓜蒌60g	半夏40g	三棱20g
莪术30g	苍术30g	全蝎末2g^{冲服}	生黄芪60g
穿山龙60g	白芥子10g	红景天30g	蜈蚣末2g^{冲服}

7剂,水煎服,日1剂。

服后患者胸痛约40天未明显发作,遂抄方继续服用。

此后患者直至2013年7月1日复诊:服药后胸痛未作,而一旦停药,则在停药 1 周后即发作胸痛,不过症状比之前要轻。遂原方巩固,制川草乌加至各 12g,加荷叶 30g。

2013 年 9 月 9 日复诊:2 个月来胸痛未发作。症状稍有乏力、气短。脉虚、左寸尤弱,苔黄腻。效不更方。

此后逐步减停服中药,症状均未发作。随访 6 年,患者病情稳定,已恢复全天工作。

按:本案以仲景方结合升陷祛瘀法,成为经方与时方相结合的验证范例。孔某较之一般心绞痛患者病情尤重,在瓜蒌薤白半夏汤合升陷祛瘀汤治疗后,可使心绞痛发作明显缓解。然一旦有诱因则随时可诱发心绞痛发作。因此在常法之上,合《金匮要略》乌头赤石脂丸方并用。乌头赤石脂丸见《金匮要略·胸痹心痛短气病脉证治》:"心痛彻背,背痛彻心,乌头赤石脂丸主之。"乌头赤石脂丸原方:蜀椒一两(一法二分),乌头一分(炮),附子半两(炮)(一法一分),干姜一两(一法一分),赤石脂一两(一法二分)。上五味,末之,蜜丸如梧子大,先食服一丸,日三服(不知,稍加服)。主治阳微阴弦中的胸痹心痛重证,具有温阳散寒、峻逐阴邪之功。正如《医宗金鉴》所云:"方中乌、附、椒、姜,一派大辛大热,别无他顾,峻逐阴邪而已。"此患者病情复杂且重,非乌、附、椒、姜不足以峻逐阴邪、散寒止痛,非此方不足以控制其症状。赤石脂涩肠止血,收敛生肌,也可缓和乌、附、椒、姜辛热之性。此方治胸痹重证,一般通阳散结已难胜任。晨起发作,脉细弦寸弱,伴五更泻,此乃阴寒痼冷,痰结瘀凝所致。非峻逐阴寒并用温涩调中难以奏效。在阳微阴弦,虚实错杂,升降失调的基础病机之上,本案突出阴寒、痰瘀、痹阻,故疗效巩固。

附子即乌头子根的加工品,与乌头同含乌头碱。本案方中川乌、草乌、附子同煎,因此嘱咐患者均先煎 1 小时以减缓其毒性。古有半夏反乌头之说,但笔者认为辨证准确则附子半夏同用亦无妨也。此外,有实验研究表明,乌头赤石脂丸能降低患者血脂、同型半胱氨酸、C 反应蛋白水平,能增加血栓素 B 的合成分泌、6-酮-前列腺 $F_{1\alpha}$ 的合成分泌,降低内皮素的合成分泌,提高一氧化氮(NO)、超氧化物歧化酶(SOD)的水平。

(柳 翼 整理)

五、乌头赤石脂丸(心肌梗死后心绞痛)

师某,男,65 岁。

主诉:阵发性心前区疼痛 10 年,加重 1 年。

现病史：患者 2007 年出现心前区疼痛伴左肩部放射痛，当时在阜外医院诊断为"冠状动脉粥样硬化性心脏病，急性心肌梗死"并置入支架 1 枚（具体位置表述不清）。规范服用西药治疗但仍然胸痛未止，每隔 2 年复查冠状动脉造影，先后置入支架总共 6 枚。2014 年开始，患者在劳累时感觉前胸、后背发凉，随即出现疼痛，含服硝酸甘油后症状稍有缓解，需继续胸前热敷后症状方能逐渐缓解。复查冠状动脉造影提示冠状动脉及置入支架均未见需要治疗的狭窄。但患者仍时有胸痛发作，因此于 2016 年再次复查冠状动脉造影，结论显示，仍无须处置。明确告知患者上述症状与冠状动脉血管狭窄程度无关，可能与神经相关，遂到首都医科大学宣武医院行 2 次"神经阻断手术"，术后胸痛仍未见好转。每次发作时只能热敷加含服硝酸甘油才能缓解症状。

既往史：糖尿病病史 30 年，高血压病史 20 年。

2017 年 5 月 8 日首诊：患者每天从早到晚 24 小时前胸、后背发凉，胸前不能离开"热宝"（局部电热器）热敷，每天发作胸痛 2~5 次，每次含服硝酸甘油 1~2 片，平均每天总量 5~7 片，丹参滴丸约 40 粒。舌胖质暗，苔黄腻白涎，脉弦滑、寸口弱。

西医诊断：冠心病心肌梗死支架术后心绞痛，高血压 3 级，2 型糖尿病。

中医辨证：阳微阴弦，宗气虚陷，阴寒痼冷，络阻瘀凝。

治法：温阳散寒、峻逐阴邪，升陷祛瘀。

予乌头赤石脂丸合升陷祛瘀汤加味：

川乌 10g^{先煎}	草乌 10g^{先煎}	附子 10g^{先煎}	干姜 10g
赤石脂 30g	生黄芪 20g	党参 15g	柴胡 10g
升麻 10g	桔梗 10g	知母 15g	三棱 12g
莪术 15g	益母草 30g	山茱萸 15g	荜茇 15g

7 剂，日 3 次，口服。

煎法：制川乌、草乌、附子加 1 小勺蜂蜜先煎 1.5 小时，余药用水和 100ml 黄酒泡 40 分钟后共煎。

2017 年 5 月 15 日二诊：患者诉胸痛程度较前减轻 30%，但发作次数未见明显减少，仍怕凉、乏力，舌体胖，苔黄腻根厚，舌尖红。中药汤剂在原方的基础上加大川草乌、附子的用量（均加大到 15g），同时加瓜蒌薤白半夏汤：全瓜蒌 30g，法半夏 30g，薤白 30g，炙甘草 10g，通草 10g。煎法同前。7 剂。

2017 年 5 月 22 日三诊：胸痛程度继续减轻，疼痛次数由每日 2~5 次，减至每日 2 次，无须服用硝酸甘油。仍觉胸前区凉，但"暖宝"热敷时间略减少（中午可取下），未出现口舌及四肢麻木等乌头碱中毒症状。舌胖大质暗，苔黄腻。方药在 5 月 15 日的基础上去益母草、通草；山茱萸加至 30g，干姜加至 15g；加仙鹤草 30g，九香虫 10g，穿山龙 60g。煎法同前，18 剂。

2017 年 6 月 12 日四诊：患者诉胸痛发作频率、程度减少 80%，现每天只发作 1 次，无须服药，能自行缓解，仍怕风、胸痛时汗出，应用热宝时间明显缩短。方药在 5 月 22 日的基础上，知母加量至 20g，生黄芪加量至 40g，去荜茇，同时加用防风 10g、葛根 30g。煎法同前，14 剂。

2017 年 6 月 26 日五诊：患者近日由于情绪因素致胸痛发作次数较上次就诊时增多，每日 4~5 次，但无须服用药物，有背部放射痛，并伴有汗出，感觉胸部发凉。脉沉弦迟弱。中药汤剂加大温阳活血的作用，具体组成如下：

川乌 18g^{先煎}	草乌 18g^{先煎}	附子 30g^{先煎}	干姜 15g
赤石脂 30g	川椒 15g	生黄芪 40g	党参 15g
柴胡 10g	升麻 10g	桔梗 10g	知母 20g
三棱 15g	莪术 15g	山茱萸 30g	穿山龙 60g
全瓜蒌 30g	法半夏 30g	薤白 30g	炙甘草 10g
全蝎面 3g^{冲服}	蜈蚣面 3g^{冲服}		

煎法同前，10 剂。

2017 年 7 月 6 日六诊：患者诉诸证均较前有所缓解，但仍存在。效不更方，加强原方益气作用，将党参 15g 换为太子参 15g，生黄芪加至 60g，炙甘草加至 15g。为继续改善患者症状，拟外用方：乳没各 10g，冰片 3g，延胡索 30g，川草乌各 20g，煎后取汤液外敷冷处，每日 2 次。

2017 年 7 月 27 日七诊：患者此次就诊诉胸痛症状几乎没有发作，之前后背、前胸发凉需整日热敷，现已明显改善，仅需晨起预防性热敷，未出现口舌及四肢麻木感。苔白腻边尖红，脉沉细短、寸弱。巩固疗效，外用方加用止痛之荜茇，活血之地鳖虫，具体组成如下：

乳香 10g	没药 10g	冰片 3g	延胡索 30g
川乌 20g	草乌 20g	荜茇 30g	地鳖虫 30g

煎后取汤液外敷，每日 2 次。

口服中药汤剂在 7 月 6 日的基础上继续加大川乌、草乌用量至各 20g，取药 14 剂。

2017 年 8 月 10 日八诊：患者复诊时诉胸痛症状完全缓解，"暖宝"在此次就诊前 2 日已经停止使用，胸冷解除。未出现口舌及四肢麻木感。

按：该患者自 10 年前急性心肌梗死（AMI）后至今共先后置入支架 6 枚，为什么患者冠状动脉血管无新发狭窄、无支架内再狭窄，阻断神经的手术也做了，而胸痛的症状仍未见缓解呢？还要从中医整体观、辨病与辨证结合来认识。2012 年，意大利比萨大学 MarioMarzilli 等从"冠状动脉微循环障碍"等方面提出冠心病的新机制——以心肌缺血为"太阳"，以严重冠状动脉狭窄、炎症、血小板和凝血、血管痉挛、微血管功能异常和内皮功能异常为"6 大行星"引起的心肌缺血是其综合的发病机制。临床实践告诉我们，不仅要重视心外膜冠状动脉血流，还应重视冠状动脉微循环的血流。冠状动脉微循环的完整性和充分组织灌注是再灌注成功的真正标准。冠状动脉微循环受损是决定 AMI 预后的独立危险因素。中西医结合在微循环研究方面有显著优势，从微循环和血瘀证入手，开展后再灌注时代冠状动脉微循环障碍的中西医结合研究，阐明活血化瘀药的疗效机制，是中西医结合的重要研究方向。对胸痹心痛的认识，核心病机应是"阳微阴弦"，从气血升降、痰瘀浊毒概括，整体把控，谨守病机，辨证施治，对冠状动脉微循环障碍改善或能有所裨益。

本例患者综合辨证为胸阳衰微、阴寒痼结、气陷血瘀，以"益气活血，温阳散寒、峻逐阴邪"为原则，首诊以乌头赤石脂丸合升陷祛瘀汤合味。服用 1 周后胸痛程度较前减轻 30%，但发作次数未见明显减少，仍怕凉、乏力，舌体胖，苔黄腻根厚，故合用瓜蒌薤白半夏汤，以通阳散结。此后多次就诊，均以乌头赤石脂丸、升陷祛瘀汤、瓜蒌薤白半夏汤为底方，在此基础上逐渐加大川乌、草乌、附子用量，活血化瘀力度逐渐加强，加用全蝎、蜈蚣祛风解痉、通络止痛。患者症状逐渐改善。在患者六诊时更加用中药外敷，效果更佳。方中川乌、草乌、附子先煎，且嘱咐患者均加 1 小勺蜂蜜先煎 1.5 小时以减缓其毒性，用量也逐步增加。只要辨证准确，炮制得法，始终未出现乌头的不良反应症状。方中合用的瓜蒌薤白半夏汤中有半夏，我在临床中并不避讳反药的使用，关键在于辨证，则附子半夏同用亦无妨也。

（顾　焕　整理）

六、橘枳姜汤合茯苓杏仁甘草汤(心肌梗死后心绞痛)

郭某,男,75岁。

主诉:胸痛反复发作4个月。

现病史:患者2012年9月因胸痛发作就诊于首都医科大学附属北京安贞医院,冠状动脉造影示三支病变,狭窄75%~90%。诊断为冠心病、前壁心肌梗死。患者拒绝搭桥手术。仅口服药物治疗,后因服阿司匹林等抗血小板聚集药物后出现上消化道出血,有间断黑便史。

2013年1月10日首诊:症见胸痛,以胸脘痞痛阵发为主,发作时需服用硝酸甘油、速效救心丸等缓解症状。伴咳嗽,气短。脉细短,舌质淡暗,苔薄。

西医诊断:心肌梗死后心绞痛。

中医辨证:胸阳不振,气机不畅,水饮上逆。

治法:开胸顺气,降逆化饮。

予橘枳姜汤合茯苓杏仁甘草汤:

橘红10g	炒枳壳10g	炮姜8g	茯苓15g
杏仁10g	炙甘草10g	三七末3g	

7剂,水煎服,每日1剂。

2013年1月17日二诊:胸脘痞感未作,未服用硝酸甘油、速效救心丸等。上二楼仍气短。口干涩,夜间症状重、需饮水。脉沉细短,苔薄质淡暗。利水行气治疗有效,口干为温燥之副作用。故合用生脉饮,原方加党参10g、麦冬10g、五味子10g、生黄芪12g。14剂。

2013年1月31日三诊:诸症缓解,胸痛未作,脘痞亦除,脉沉细短,苔薄质嫩、边有齿痕。原方生黄芪加至15g,加山茱萸15g。14剂。

2013年2月18日四诊:诸症缓解。春节时停药偶有胸痛发作,但程度较轻,无须服用硝酸甘油或速效救心丸。咳嗽(咳痰)大部分解除。脉沉细短,苔薄质紫。上方加生鸡内金15g、生牡蛎30g。14剂。

随访半年,胸痛未复发。

按:本患者冠心病、前壁心肌梗死病史明确。胸痛表现为胸脘痞痛,咳嗽、气短。辨病为胸痹,辨证为胸阳不振,气机不畅,水饮上逆。

《金匮要略·胸痹心痛短气病脉证治》云:"胸痹,胸中气塞,短气,茯苓杏仁甘草汤主之,橘枳姜汤亦主之。"《金匮要略直解》云:"气塞短气,非辛温之药不足以行之,橘皮、枳实、生姜辛温,同为下气药也。"

胸痹气塞,偏于饮邪或气滞,前者宜茯苓杏仁甘草汤,后者宜橘枳姜汤。本案二者兼有,故二方合用。二诊患者口干涩,伴咳嗽、气短,是气虚不能布津使然。又有近期上消化道出血病史,故以炮姜易生姜,取炮姜守而不走,也有甘草干姜汤意。另加三七,止血活血。取效后兼顾气阴,加生脉饮,巩固疗效。

(柳　翼　整理)

七、人参汤(急性非 ST 段抬高心肌梗死)

张某,女,76 岁。

主诉: 间断胸闷、胸痛 16 年余,加重 10 天。

现病史: 患者 1998 年始无明显诱因出现心前区疼痛,含服硝酸甘油 0.5mg 约 1 分钟后症状缓解,1999 年于我院行冠状动脉造影诊断为"冠状动脉粥样硬化性心脏病,严重三支病变",行冠状动脉搭桥术。术后患者频繁因不稳定型心绞痛和心肌梗死入院治疗,10 年间住院接近 40 次。2014 年 6 月 16 日凌晨 4 时无明显诱因出现胸闷、胸痛,含服硝酸甘油后可缓解;凌晨 6 时胸闷、胸痛再次发作,向背部、肩部放射,意识欠清、张口呼吸、四肢湿冷,伴大汗、心悸,含服硝酸甘油未能缓解,来我院急诊行心电图示 avL、avF、$V_4 \sim V_6$ 导联 ST 段压低、T 波倒置。心肌梗死三项:cTNI 0.05ng/ml,BNP 3 230pg/ml。诊断为不稳定型心绞痛。于 2014 年 6 月 16 日收入我科。

既往史: 高血压、2 型糖尿病、高脂血症、慢性支气管炎、慢性萎缩性胃炎病史。

入院后予以抗血小板聚集、扩血管、利尿、对症支持治疗等。病情不稳定。2014 年 6 月 18 日复查 cTNI 0.46ng/ml,心电图示 $V_4 \sim V_6$ 导联 ST 段压低、T 波倒置。诊断为非 ST 段抬高心肌梗死。患者每晚发作性心前区憋闷感,隐痛,咽喉下、胸上痞塞,每周仍需含服硝酸甘油约 5 片。

2014 年 6 月 26 日首诊: 患者精神不振,乏力气短。发作性心前区憋闷感,隐痛,咽下、胸上痞塞。cTNI 0.89ng/ml,BNP 1 780pg/ml。舌质紫暗、光红无苔,脉细短、尺部弱。

西医诊断: 急性非 ST 段抬高心肌梗死,高血压,2 型糖尿病,高脂血症,慢性支气管炎,慢性萎缩性胃炎,心力衰竭。

中医辨证: 气阴两虚,寒凝血瘀。

治法: 温中逐痹,益气养阴,升陷祛瘀。

予人参汤合升陷祛瘀汤加味:

红参15g	生白术60g	炙甘草15g	干姜12g
升麻10g	山茱萸30g	知母15g	生黄芪30g
桔梗10g	柴胡10g	三棱12g	莪术15g
益母草15g	生地黄30g	红景天30g	麦冬15g

7剂,水煎服,每日1剂。

患者服药后病情明显缓解,1周后胸闷胸痛完全控制,未服硝酸甘油。cTNI 0.05ng/ml,BNP下降至352pg/ml(图1-2-2)。效不更方,原方红参、生白术、炙甘草、干姜四味均调整至15g以切合原方意,加白蒺藜15g、天花粉60g。7剂。病情稳定,于7月初出院。

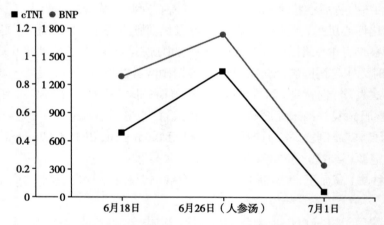

图1-2-2 患者治疗前后BNP(pg/ml)、cTNI(ng/ml)的变化

按: 本患者冠心病三支病变,15年前即行搭桥手术,近年来反复因不稳定型心绞痛和非ST段抬高心肌梗死入院。今次又因急性非ST段抬高心肌梗死入院,病情凶险。我在半年前也曾会诊治疗过此患者,当时患者胸痛每日发作数次,而且在静息状态下即可发作,范围为广泛前胸疼痛,向背部、肩部放射,疼痛剧烈,伴大汗,心悸,舌暗苔腻,脉短滑数。一派邪实正虚之象。而本次会诊,该患者精神不振,乏力气短。发作性心前区憋闷感,不痛,舌质紫暗、光红无苔,脉细短、尺部弱。此为虚寒之证。因此虽然是同一个患者,同样是

非 ST 段抬高心肌梗死后心绞痛，但时殊势易，治法不同。《金匮要略·胸痹心痛短气病脉证治》曰："胸痹心中痞，留气结在胸，胸满，胁下逆抢心，枳实薤白桂枝汤主之，人参汤亦主之。"此处体现的是异病同治，这在经方中多有出现。枳实薤白桂枝汤证的病机是胸痹实证，人参汤证的病机是胸痹虚寒。《医宗金鉴》云："胸痹病心下痞气，闷而不通者，虚也……虚者用人参汤主之（即理中汤），是以温中补气为主也。由此可知痛有补法，塞因塞用之义也。"人参汤与理中丸、理中汤同方而异名，采取温补中焦的原则来治疗胸痹心痛。《素问·平人气象论》云："胃之大络，名曰虚里，贯鬲络肺，出于左乳下，其动应衣，脉宗气也。"为从中焦入手治疗胸痹提供了理论基础，历来有医家不断实践。人参汤温中补虚，使脾胃运化如常，后天之本充盛而治本。

胸痹病机本是阳微阴弦，上焦的阳虚一定是存在的。而胸痹日久，可累及脾失健运，出现中阳不足。此时治当温补中阳，中上二焦阳气乃一气之消息。医圣在《金匮要略》中创制 9 首方剂用来治疗各种辨证类型的胸痹心痛。相比较之下，人参汤治疗胸痹心痛的机会较少。甚至历代医家对此方治疗胸痹多有异议，认为治疗上焦之病而使用治疗中焦虚寒的理中丸不可理解，是方证不符。但从本案及其他先贤的证治心得来看，当不是错简。

但本患者毕竟病情复杂，单用人参汤无法解决其阴虚血瘀等问题，因此需要合用升陷祛瘀，以及养阴之生地黄、麦冬、山茱萸、知母，也有"阴中求阳"之意。患者血压偏低，心衰明显，因此选用红参，且广为人知的理中汤在此易名人参汤，也是意在强调人参在方中的作用。《灵枢·邪客》云："五谷入于胃也，其糟粕、津液、宗气分为三隧。故宗气积于胸中，出于喉咙，以贯心脉，而行呼吸焉。"此宗气即"大气"，不但为诸气之纲领，也为周身血脉之纲领。而大气的发生之处在肾，积贮之处在胸中，培养之处在中焦（"培养于后天水谷之气"）。此案入院急救病势稍缓后，气阴两亏，虚陷血瘀渐显见，胸憋闷隐痛仍在，但中焦虚寒突出，故选人参汤合升陷祛瘀汤，当属合拍，取效亦速。

（柳 翼 整理）

第三节 心 肌 病

一、炙甘草汤（病毒性心肌炎伴二度Ⅰ型房室传导阻滞）

张某，女，6 岁。

主诉：感冒后心悸、气短 2 个月余。

2016 年 10 月 19 日首诊：患者 2 个月前感冒后心悸、气短、咳嗽、自汗，活动后加重。时有痰多色白，手心热。纳差，大便干结不畅，夜尿频 2~3 次。北京儿童医院、首都医科大学附属北京安贞医院诊为病毒性心肌炎，多次心电图及动态心电图（Holter）示二度 I 型房室传导阻滞。舌质嫩，苔白腻，脉细、寸弱。

西医诊断：病毒性心肌炎伴二度 I 型房室传导阻滞。

中医辨证：气阴两虚，血瘀络阻。

治法：益气复脉，养阴通络，升陷祛瘀。

予炙甘草汤合升陷祛瘀汤合生脉散加减。

炙甘草 15g	火麻仁 10g	生地黄 10g	鲜地黄 10g
桂枝 10g	生姜 10g	大枣 15g	阿胶 6g
太子参 10g	麦冬 10g	五味子 8g	生黄芪 15g
柴胡 8g	桔梗 10g	山茱萸 10g	三棱 8g
莪术 10g	知母 10g	蒲公英 15g	生白术 30g

14 剂，加黄酒 50ml 浸泡，水煎服。

2016 年 11 月 7 日二诊：药后食欲显增，心悸、自汗、手心热改善，咳嗽、痰多、大便干结不畅、夜尿频、舌象脉象仍如前。上方合二陈汤加减 14 剂，以加强燥湿化痰治疗。

2016 年 11 月 24 日三诊：药后 Holter 示二度 I 型房室传导阻滞消失，P-R 间期仍延长。心悸症状消失，自汗、手心热、咳嗽、痰多、大便干结不畅、夜尿频明显减轻。舌质红，苔薄腻，脉细弦。效不更方，继续以上方合消瘰丸加减巩固 14 剂。

2016 年 12 月 8 日四诊：诸症皆无，便渐畅。舌质嫩红，苔薄腻渐化，脉细弦。继续以上方加味巩固治疗。

2017 年 1 月 24 日五诊：诸症皆无，便畅，舌脉同前。Holter 示窦性心律，无房室传导阻滞。继续以上方加味巩固治疗。

按：病毒性心肌炎、房室传导阻滞在中医学系统中皆可归属"心痹""心悸""怔忡"范畴。心痹为风寒湿邪复感、内舍于心。炙甘草汤出于《伤寒论·辨太阳病脉证并治下》："伤寒，脉结代，心动悸，炙甘草汤主之。"此处"伤寒"，应注意外有外感寒邪之病因，内有阴阳两虚、心失所养之心悸。本病例"感冒"病因正应此说。《素问·举痛论》云："惊则心无所倚，神无所归，虑无所定，故气乱矣。"

张仲景《金匮要略》和《伤寒论》有"心动悸""心下悸""心中悸""惊悸"等称谓。虞抟在《医学正传·惊悸怔忡健忘证》中言："怔忡者,心中惕惕然动摇而不得安静,无时而作者是也;惊悸者,蓦然而跳跃惊动而有欲厥之状,有时而作者是也。"

本例患者自诉感冒后心悸、气短、咳嗽、自汗,伴痰多色白、手心热、纳差、大便干结不畅、夜尿频,舌质嫩,苔白腻,脉细寸弱。故综合辨证为气阴两虚、血瘀络阻,法当益气复脉、养阴通络、升陷祛瘀,首诊处方以炙甘草汤合生脉散合升陷祛瘀汤加减,可滋心阴、养心血、益心气、温心阳、补肺气、养肺阴以使气血充足、阴阳调和,升阳举陷以使胸中气血通行。服用2周后食欲显增,心悸、自汗、手心热改善,而咳嗽、痰多、大便干结不畅、夜尿频仍旧。效不更方,故二诊时原方加二陈汤加减以加强燥湿化痰等治疗,病情得以明显缓解,二度Ⅰ型房室传导阻滞消失,但是一度房室传导阻滞仍存在(P-R间期延长)。三诊后,原方再加消瘰丸加减,病情得以彻底缓解,直至五诊时房室传导阻滞完全消失。方中炙甘草、太子参、大枣补益中气、化生气血而为血脉之源,生地黄、鲜地黄、麦冬、阿胶、火麻仁补益心血、养阴通脉道,桂枝通阳气而利血脉,故本方又名"复脉汤",但该方祛瘀通络、益气升陷稍显不足,故合升陷祛瘀汤益气升陷祛瘀,且于大队补益药中佐以蒲公英清热解毒,也取《灵枢·痈疽》"营卫稽留于经脉之中,则血泣而不行,不行则卫气从之而不通,壅遏而不得行,故热"之意。另,患者自汗之力,加五味子以酸敛,合方中已有太子参、麦冬取"生脉散"强化气阴兼顾。

病毒性心肌炎合并心律失常,临床并不少见,西医学无有效治疗手段,预后不甚乐观。本例系纯中药治疗,临床症状和心律失常消失,此间未使用任何抗病毒、抗心律失常药物。宗"伤寒,脉结代,心动悸,炙甘草汤主之"经典理论基础上,结合现代认识,伍以"升陷祛瘀"等是治愈的关键。

(陈 辉 整理)

二、枳实薤白桂枝汤(心肌致密化不全)

马某,女,53岁。

主诉:间断喘憋3年,加重1周。

现病史:患者2015年无明显诱因出现夜间阵发性呼吸困难,活动耐量降低,进行性加重,半个月内进展为动则喘息,高枕卧位,呼吸困难,伴胸闷、心悸,无双下肢水肿。就诊于当地医院,诊断为"心力衰竭",应用利尿剂后好转,其后常年口服盐酸布美他尼等药物治疗。2018年4月患者就诊于我院门诊,查

NT-proBNP 1 487pg/ml，心电图示窦性心律、完全性左束支传导阻滞。超声心动图示 LVEF 41%，左室壁运动普遍减低＋节段性室壁运动异常，左室侧后壁中下段心肌呈致密化不全。收入我科予心衰对症治疗，好转出院后规律服药。

2018 年 11 月 19 日患者于我院门诊复诊，查 NT-proBNP 4 241pg/ml。血脂：胆固醇（CHO）6.06mmol/L，甘油三酯（TG）2.91mmol/L，低密度脂蛋白胆固醇（LDL-C）4.08mmol/L。肝肾功能、血常规未见明显异常。超声心动图示 LVEF 25%，左室壁运动普遍减低，全心扩大，肺动脉压增高，左室收缩功能减退，舒张功能减退，左室心肌致密化不全表现。胸部 X 线片示双肺纹理增多增厚，心影饱满。患者间断喘憋，时感心悸，步行 200m 或爬楼 2 层喘憋明显，需停下休息，夜间平卧时觉憋气，侧卧即可缓解。于 2018 年 11 月 22 日再次收入我病房。

既往史：高血压病史 5 年，口服螺内酯片 20mg（每日 1 次）、托拉塞米片 10mg（每日 1 次）、琥珀酸美托洛尔缓释片 95mg（每日 1 次）、缬沙坦分散片 80mg（每日 1 次），自诉定期监测血压为 120/80mmHg。全子宫切除术后 6 年。

2018 年 11 月 28 日首诊：患者住院后给予抗心衰治疗 6 天后，仍不能平躺，难以完成心脏磁共振成像（MRI）检查及相应辅助仪器治疗的过程。夜间仍需坐起，有胸闷、喘憋。自觉乏力，气短。口唇紫暗，脉弦滑，舌淡暗苔白腻，舌下静脉迂曲。

西医诊断：慢性心力衰竭，心功能Ⅲ级（NYHA 分级）；先天性心肌致密化不全；心律失常，完全性左束支传导阻滞；高血压 1 级（中危）；高脂血症；慢性支气管炎。

中医辨证：胸阳不振，痰浊中阻，气陷血瘀。

治法：通阳散结，化痰祛瘀。

予枳实薤白桂枝汤合升陷祛瘀汤加味：

枳实 20g	薤白 30g	瓜蒌 30g	桂枝 10g
厚朴 10g	西洋参 10g	太子参 30g	生黄芪 30g
升麻 10g	柴胡 10g	醋莪术 15g	醋三棱 15g
知母 20g	桔梗 15g	山茱萸 30g	益母草 30g
炙甘草 10g	黄连 8g		

3 剂，浓煎，每日 1 剂，早晚服。

患者服用上方 2 剂后夜间胸闷症状明显缓解，可以长时间平卧。因患者存在完全性左束支传导阻滞，QRS 时长 171 毫秒，超声可见明显双室机械化不同步。目前患者在常规西医治疗的基础上同时配合服用中药汤剂，症状明显改善,故于 2018 年 12 月 4 日行心脏再同步化治疗(CRT),过程顺利。术后心电图示 QRS 时长 117 毫秒。

2018 年 12 月 6 日二诊: 患者诉胸闷症状明显缓解,夜间能平卧。目前觉心前区不适明显好转,近日烘热、汗出症状明显。患者全子宫切除术后 6 年,考虑冲任失调,故在原方基础上加用二仙汤(仙茅、仙灵脾、当归、巴戟天、黄柏、知母)巩固。患者带 14 剂汤药出院返家。

2019 年 1 月 17 日三诊: 患者到门诊复诊,快步如飞,精神极佳,自诉目前生活质量明显提高,日常生活活动无胸闷、气短。乏力明显改善,复查 NT-proBNP 2 407pg/ml。就诊前 10 天(2019 年 1 月 7 日)查超声心动图示左室射血分数恢复至 43%。

服用二诊方药后,潮热、汗出症状亦明显改善。现为巩固疗效,再次就诊。效不更方,继续原治疗原则,药物剂量微调。

2019 年 2 月 18 日随访,患者病情平稳,诸症缓解。2019 年 4 月随访,患者复查超声心动图示 LVEF 47%,NT-proBNP 457pg/ml,无明显不适主诉。

按: 心肌致密化不全(NVM)是以心室内异常粗大的肌小梁和交错的深隐窝为特征的一种心肌病。本病起病隐匿,或出生发病,或中年发病,或终身不发病,病程进展取决于非致密化的范围及引起的缺血程度。本病无性别及年龄差异,有家族性遗传倾向,其致病基因和突变位点表现为多样性。临床症状表现多样,充血性心力衰竭、心律失常和血栓栓塞是三大常见并发症,也是主要的致死原因。该病缺乏特异性的临床表现,所以极易误诊、误治和漏诊。

本病治疗指南推荐:予利尿剂、强心、扩血管、血管紧张素转化酶抑制剂及 β 受体阻滞剂抑制心肌重塑治疗心力衰竭,应长期规律服药;心律失常患者可予药物治疗,药物反应欠佳者予起搏器置入、CRT 或 ICD 置入预防恶性心律失常。对于有血栓栓塞高危因素的患者可长期抗凝(如华法林等)。对经过抗心力衰竭优化治疗无效的终末期患者可行心脏移植。因此,应尽早诊断,对症治疗,以改善患者预后,提高生存质量。

心肌致密化不全临床较少见,可通过超声心动图或心脏 MRI 诊断。心脏 MRI 能更为准确地显示非致密化心肌的分布特征,实时动态地展示致密层及非致密层心肌在心动周期中的变化,相比于超声心动图更容易测试出隐窝内部的附壁血栓等。因患者曾经做 MRI 时受过惊吓,故对做 MRI 极其恐惧和拒绝,所以未查。但患者的超声心动图符合心肌致密化不全的表现,且冠状动脉造影排除了缺血性心肌病,因此可以明确诊断"心肌致密化不全"。患者 7 个月前于我科住院,当时左室射血分数为 41%,出院后口服螺内酯、倍他乐克、缬沙坦，以及托拉塞米、伊伐布雷定治疗。患者2018年11月查射血分数25%，此前曾有2次感冒病史，考虑是心衰加重的诱因。但在系统的西药抗心衰治疗6天后，患者胸闷气短、夜间不能平卧的症状仍未改善。

患者胸闷、气短，苔腻，脉滑，考虑为胸阳不振，痰浊中阻，气结于胸所致。《金匮要略·胸痹心痛短气病脉证治》云："胸痹心中痞，留气结在胸，胸满，胁下逆抢心，枳实薤白桂枝汤主之；人参汤亦主之。"故通阳散结予以枳实薤白桂枝汤。另，患者喘憋时日已久，且病由先天不足所致，大气起源在肾，生成在脾，贮存在胸腔。心脏扩大，心肌疏松，应为"心积"，也是血瘀的一种表现。胸闷、气短、乏力、舌质紫暗，均为气陷血瘀所致，故以升陷祛瘀汤合方复治。患者服用上方2剂后夜间胸闷症状明显缓解，可以长时间平躺，为其数日后行CRT提供了前提，如不能平卧则无法实行手术。通过中西医结合的治疗方案，患者心衰症状明显改善，可长时间平卧，顺利手术。

（顾　焕　整理）

三、真武汤（白血病化疗后心肌损害）

王某，男，52岁。

主诉： 反复胸闷、气短6年，加重伴喘憋10天。

现病史： 患者2007年在我院血液科行急性髓细胞白血病化疗，使用亚砷酸和米托蒽醌。化疗期间出现胸闷、气短，夜间难以平卧、咳嗽、少量白痰，无胸痛、发热、盗汗。超声显示胸腔积液；超声心动图示左室舒张末径65mm，左室射血分数29%，左室室壁运动普遍减弱，考虑为药源性心肌损害。此后长期服用强心、利尿、扩血管、控制心室率、抗心室重构药物，患者病情反复发作。2013年7月30日患者无明显诱因出现双下肢水肿，喘憋，夜间不能平卧。8月1日就诊于我院急诊，予利尿、抗感染、化痰平喘、保肝及对症支持治疗后，于2013年8月8日收入院。急诊查BNP 1 270pg/ml。

入院后患者于8月16日夜间剧烈咳嗽，之后诉胸闷、喘憋，端坐呼吸，呼吸浅快，听诊双肺呼吸音粗、无明显湿啰音，心率在100次/min左右，测血压为90/76mmHg，考虑为慢性心力衰竭急性加重。之后患者病情危重，喘息憋闷，夜间不能平卧，双下肢水肿。

2013年8月28日首诊： 患者神疲懒言，气短乏力，喘息不能平卧，几不可动，动则喘憋尤甚，双下肢浮肿，咳痰白黏。查BNP 1 180pg/ml。舌暗苔白，脉沉无力。

西医诊断：慢性心力衰竭急性加重，心功能Ⅳ级（NYHA分级）。药物性心肌病，急性髓细胞白血病（M3）（完全缓解），黄疸，肺部感染。

中医辨证：阳虚水泛，气陷血瘀。

治法：温肾利水，升陷祛瘀。

予真武汤合升陷祛瘀汤加味：

附子15g先煎	生白术60g	白芍15g	茯苓30g
干姜10g	生黄芪50g	桔梗10g	山茱萸30g
莪术30g	柴胡10g	升麻10g	三棱20g
知母20g	炙甘草10g	桂枝10g	红参15g
益母草60g			

5剂，水煎服，每日1剂。

患者服药后病情缓解，胸闷喘憋减轻，夜间可间断平卧。心率80次/min，血压105/80mmHg。复查BNP 779pg/ml（图1-3-1）。双下肢水肿减轻，饮食亦有恢复，可近距离行走，心功能恢复至Ⅱ级。旬余即出院。

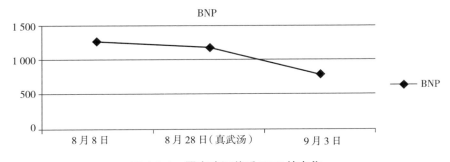

图1-3-1　服真武汤前后BNP的变化

按：化疗药物可增加肿瘤患者的心血管并发症风险，在有心脏疾病史的患者中更加显著。目前已经报道的心脏并发症有：①心律失常；②心肌坏死；③冠状动脉痉挛或阻塞导致心绞痛或心肌梗死。多数化疗药物皆有心脏毒性，而蒽环类药物的心脏毒性最常见。蒽环类药物是一组包括多柔比星、柔红霉素、伊达比星、表柔比星、米托蒽醌等在内的细胞毒性药物，主要以静脉注射形式给药。它们主要在肝脏代谢。蒽环类药物对各期细胞均有作用，尤其对S期的早期细胞最为敏感，其药理学机制是嵌入DNA碱基对之间而使DNA链裂解，同时也干扰DNA和RNA多聚酶活性，阻碍DNA和RNA的合成。随着化疗方案的改进和支持性护理的优化,心肌病和心力衰竭作为长期化疗的并发症已被愈来愈多的人所认识。化疗药物的心脏毒性,从整体认识主要是耗阴伤阳,阴伤及阳,《黄帝内经》云:"心为阳中之太阳。""阳气者若天与日,失其所则折寿而不彰,故天运当以日光明。"故阳主阴从,此时虽阴阳俱损,但以温阳为第一要务,故选真武汤温阳利水。

气、血、水互相转化互相影响。气虚推动无力则血无以生化推动,气虚则血停,血瘀则脉阻。本患者病重日久,气虚日甚而成气陷,气陷则血瘀,血不利则为水。因此是典型的本虚标实之证,单纯补气则瘀血在内无以化,单纯活血则气陷无以继续推动血液,故必然升陷祛瘀合用之。患者心肾阳虚,阳虚不能制水则水泛四肢胸胁,必得温肾阳利水之真武汤。加之患者气阳虚甚,故加人参以大补元气。诸方合用,则升已陷之气,壮已衰之阳,化已瘀之血,利已泛之水,标本兼治,虚实并调。

本案以干姜易生姜,加炙甘草,取甘草干姜汤意。症见喘咳,痰少色白,或泡沫,均为肺痿之证。《金匮要略·肺痿肺痈咳嗽上气病脉证治》云:"肺痿之病,从何得之?师曰:或从汗出,或从呕吐,或从消渴小便利数,或从便难,又被快药下利,重亡津液,故得之。"本患者白血病化疗日久,亦为广义的"快药",除心脏毒性之外,阴津亏虚之象已显。而致阴损及阳,水停血瘀,加桂枝有取苓桂术甘汤意。疑难重症,多取合方,以其病机复杂故也。

(柳 翼 整理)

四、半夏泻心汤(放射性胸腔、心包积液)

高某,女,53岁。

主诉:胸闷气短乏力22年,加重5年。

现病史:患者1995年因胸腺瘤放疗后出现胸腔、心包积液,伴气短、乏力。2012年后逐渐加重。2015年北京协和医院诊断为放射性胸腔、心包积液。治疗主要靠穿刺引流缓解症状,2016年以前每月抽胸腔心包积液1次,每次300~800ml不等;2016年以来每隔1~3个月抽胸腔心包积液1次,每次约1 000ml。

2017年6月29日首诊:患者时有胸闷、前胸连及后背时痛、动则心悸、上脘胀满痛、头晕、呃逆、纳差、烘热汗出、肢冷、口干、四肢关节痛,平地步行几十米即出现气喘。纳差,排便不畅,大便干稀不调,尿频量少。眠浅梦多,每晚睡眠2~3小时。舌质紫暗嫩胖,苔薄白,脉沉细短数、尺弱。

西医诊断：放射性胸腔、心包积液，胸腺瘤放疗后。

中医辨证：悬饮，阴阳俱虚、寒热互结、气陷血瘀。

治法：滋阴育阳，宣通上下，升陷祛瘀。

予半夏泻心汤合升陷祛瘀汤加味：

法半夏 15g	黄连 6g	黄芩 10g	党参 8g
干姜 10g	炙甘草 10g	全瓜蒌 30g	生黄芪 15g
莪术 12g	益母草 30g	山茱萸 8g	生地黄 10g
砂仁 8g			

7 剂，水煎服，每日 1 剂。

2017 年 7 月 6 日二诊至 2017 年 7 月 27 日四诊：药后怕冷明显改善，大便正常，近 5 个月未抽胸水，余证及舌脉象如前。效不更方，继续以上方合炙甘草汤 21 剂加强治疗。

2017 年 8 月 24 日五诊：药后胸闷、憋气、进食明显改善，平地可连续步行 200m，余证及舌脉象如前。效不更方，继续以上方加乌贼骨 30g，14 剂巩固。

2017 年 9 月 7 日六诊：药后胸闷、憋气、心悸、乏力、睡眠明显改善，体力增加、面色改观，平地可连续步行 200m，近 6 个月未抽胸水，每晚睡眠 5~6 小时，余证及舌脉象如前。效不更方，继续以上方合二仙汤加减治疗巩固。

按：胸腺瘤是一组来源于不同胸腺上皮细胞，具有独特临床病理特点和伴有多种副肿瘤症状的疾病。30%~60% 的胸腺瘤呈浸润性生长，可直接侵犯周围组织和器官，随着肿瘤增大或肿瘤的外侵，患者表现为局部压迫症状、全身反应及伴发疾病症状。如出现乏力、盗汗、低热、消瘦、贫血、严重的胸痛以及胸腔积液、心包积液等体征，常提示为恶性病变或伴有局部转移，也不排除放疗后所致心肌损害。

胸腔积液、心包积液在中医学系统中，皆可归属于"痰饮"范畴。痰饮是指体内水液输布、运化失常，停积于某些部位的一类病证。《素问·经脉别论》曰："饮入于胃，游溢精气，上输于脾。脾气散精，上归于肺，通调水道，下输膀胱。水精四布，五经并行。"论述了正常的水液代谢。《金匮要略·痰饮咳嗽病脉证并治》言："其人素盛今瘦，水走肠间，沥沥有声，谓之痰饮。饮后水流在胁下，咳唾引痛，谓之悬饮。饮水流行，归于四肢，当汗出而不汗出，身体疼痛，谓之溢饮。咳逆倚息，短气不得卧，其形如肿，谓之支饮。"将痰饮分为 4 类，进而创立了"用温药和之"的治疗大法，为后世所宗。《圣济总录·痰饮门·痰饮统论》云："三焦者，水谷之道路，气之所终始也。三焦调适，气脉平匀，则能宣通水液，行入于经，化而为血，灌溉周身。三焦气涩，脉道闭塞，则水饮停滞，不得宣行，聚成痰饮，为病多端。"提出三焦气化失宣是形成痰饮的主要病机。《临证指南医案·痰饮》邹滋九按语云："总之痰饮之作，必由元气亏乏及阴盛阳衰而起，以致津液凝滞，不能输布，留于胸中。水之清者，悉变为浊，水积阴则为饮，饮凝阳则为痰……阳盛阴虚则水气凝而为痰，阴盛阳虚则水气溢而为饮。"本案患者胸腺瘤放疗后出现顽固性胸腔、心包积液，即是因为放疗伤阴耗阳，成阴阳两虚之候，故有胸腔、心包之悬饮及阴虚内热、阳虚肢冷之证。

本例患者自诉胸腺瘤放疗后胸腔、心包积液，伴气短、乏力、胸闷、前胸连及后背时痛、动则心悸、上脘胀满痛、头晕、呃逆、烘热汗出、肢冷、口干、四肢关节痛，平地步行几十米即出现气喘，纳差，大便干稀不调，排便不畅，尿频量少，眠浅梦多，每晚睡眠2~3小时。每隔1~3个月抽胸腔心包积液1次，每次约1 000ml。舌质紫暗嫩胖，苔薄白，脉沉细短数、尺弱。故综合辨证为阴阳俱虚、寒热互结、气陷血瘀，法当滋阴育阳、宣通上下、升陷祛瘀。首诊处方以半夏泻心汤合升陷祛瘀汤加减。服用1周后上腹胀满缓解、食欲增进、尿量增加，余证及舌脉象如前。效不更方，故二诊、三诊时在原方基础上加味。四诊、五诊时，合炙甘草汤以加强补土生火、滋阴复脉等。六诊时，患者胸闷、憋气、心悸、乏力、睡眠明显改善，平地可连续步行200m，近6个月未抽胸水，每晚睡眠5~6小时，余证及舌脉象如前。继续以五诊原方合二仙汤加减，以调理冲任、温阳育阴。

半夏泻心汤出于《伤寒论·辨太阳病脉证并治下》："心下……但满而不痛者，此为痞，柴胡不中与之，宜半夏泻心汤。"亦出于《金匮要略·呕吐哕下利病脉证治》："呕而肠鸣，心下痞者，半夏泻心汤主之。"尤在泾曰："邪气乘虚，陷入心下，中气则痞。中气既痞，升降失常，于是阳独上逆而呕，阴独下走而肠鸣。是虽三焦俱病，而中气为上下之枢，故不必治其上下，而但治其中，黄连、黄芩苦以降阳，半夏、干姜辛以升阴，阴升阳降，痞将自解；人参、甘草则补养中气，以为交阴阳、通上下之用也。"该患者上脘胀满痛、呃逆、失眠、心悸、脉数，也是痰热互结之候，故首诊即合用全瓜蒌，与方中半夏、黄连相配，取小陷胸汤意。

炙甘草汤出于《伤寒论·辨太阳病脉证并治下》："伤寒，脉结代，心动悸，炙甘草汤主之。"其针对阴阳两虚、心失所养之证。黄元御云："少阳甲木化气于相火，其经自头走足，循胃口而下两胁，病则经气上逆，冲逼戊土，胃口填塞，碍厥阴风木升达之路，木郁风作，是以心下悸动。其动在胃之大络，虚里之分，正当心下。经络壅塞，营血不得畅流，相火升炎，经络渐而燥涩，是以经脉结代，相火上燔，必刑辛金，甲木上郁，必克戊土，土金俱负，则病转阳明，而中气伤矣。甲木之升，缘胃气之逆，胃土之逆，缘中气之虚。参、甘、大枣益胃气而补脾精，胶、地、麻仁滋经脉而泽枯槁，姜、桂行营血之瘀涩，麦冬清肺家之燥热也。"五诊加乌贼骨，与方中甘草相配，取乌甘散意，以加强化瘀血、补中气之效。

本案患者胸闷、心悸、气短、乏力、舌质紫暗，均为大气下陷、升降失调、气陷血瘀证，选用升陷祛瘀汤化瘀升陷。

（陈　辉　整理）

第四节　心律失常

一、炙甘草汤（心房颤动二次射频消融术失败）

李某，男，65岁。

主诉：心慌、气短发复发作2年，加重半年。

现病史：患者2015年9月劳累后出现心慌、气短，查心电图示"心房颤动"，至中国医学科学院阜外医院行射频消融治疗后恢复窦性心律，术后10个月心房颤动复发。于2016年9月再次到中国医学科学院阜外医院行射频消融术，术后15天复发。患者诉当时主管医师告之2次射频消融术失败，不宜行第3次射频消融术，建议行外科迷宫术，但患者拒绝。采用内科药物保守治疗，即口服华法林抗凝，倍他乐克控制心室率。第2次射频消融治疗后，心房颤动复发至今已持续9个月，多次复查心电图皆为心房颤动。

既往史：2007年诊断为冠心病，前降支狭窄80%并置入支架1枚。

2017年6月19日首诊：近半年患者心慌、气短伴有乏力，活动后尤甚，劳累后胸痛、胸闷，夜寐欠安，入睡困难，眠浅，多梦，纳谷尚可，大便1~2次/d，不成形，脉短滑、参伍不调，双寸脉弱，舌暗苔白稍腻。

西医诊断：永久性心房颤动，射频消融术后复发，冠状动脉粥样硬化性心脏病，稳定型心绞痛，支架置入术后。

中医辨证：阴阳两虚，气陷血瘀证。

该患者老年男性，体形肥胖，嗜食肥甘厚味，脾失健运，气血运化失调，且工作劳累，思虑伤脾，过劳则气血生化不足，心失所养，引发心悸；气虚升提无力，胸中大气下陷，无力推动气血运行，心失所养，扰乱心神，可见夜寐欠安；气虚四肢肌肉失养，可见周身倦怠乏力。舌暗苔白稍腻，脉短滑结代、参伍不调、双寸脉弱。故辨证为"阴阳两虚,气陷血瘀"证。

治法:育阴逐痹,升陷祛瘀。

予炙甘草汤合升陷祛瘀汤加味:

炙甘草 30g	红参 10g	生姜 15g	桂枝 15g
生地黄 40g	鲜地黄 20g	火麻仁 10g	大枣 15g
麦冬 15g	阿胶 12g烊化	法半夏 30g	炒薏苡仁 60g
黄芪 20g	党参 15g	柴胡 10g	升麻 10g
桔梗 10g	知母 15g	三棱 12g	莪术 15g
益母草 30g	山茱萸 15g		

黄酒 100ml,泡煎,7 剂,日 3 次,口服。

2017 年 6 月 26 日二诊:患者家住外地,路途遥远,服用 7 剂中药后自觉症状有减轻,按方抓药,又续服 14 剂后心慌症状显著好转,反复检查心电图均为窦性心律,自诉"堪称奇迹"。患者仍稍觉乏力,睡眠欠佳,大便日 1 次,不成形,舌胖大,苔白腻,舌下静脉迂曲,脉沉细滑。效不更法,在原方的基础上去益母草,加仙鹤草 30g、秦皮 10g、苍术 15g。

随访 4 个月:患者无心慌症状发作,复查心电图仍为窦性心律。

按:心房颤动是指快速无序的颤动波代替了规则有序的心房电活动,从而使心房无序地颤动,进一步失去了心房有效的收缩与舒张。心房颤动是一种常见的心律失常。60 岁以上的人有 1% 出现心房颤动,随着年龄增长发生率成倍增加。其中,无器质性心脏病患者占 3%~11%。目前,西医治疗心房颤动的措施主要包括电复律、射频消融、药物复律及控制心室率、抗凝等。射频消融已作为一线疗法。短期及中期的随访结果均已证实,射频消融对于心房颤动的节律控制效果优于抗心律失常药物。尽管如此,导频消融心房颤动的成功率一直并不理想,尤其在老年人远期疗效方面,复发率在 50%~60%。中医药治疗侧重于整体气血、阴阳、升降调节。老年人心房颤动多伴有器质性心脏病,如心肌缺血、纤维化、传导系统退行性改变。单一的射频消融成功率低、复发率高。炙甘草汤育阴逐痹,燮理阴阳,可从整体调节,但对气陷血瘀,略难以顾及,故加以升陷祛瘀法往往可获佳效。况从卫生经济学角度考虑,射频消融每次费用昂贵,价格不菲,而中医中药简便廉验,不失为治疗心房颤动的又一选择。

炙甘草汤出于《伤寒论·辨太阳病脉证并治下》:"伤寒,脉结代,心动悸,炙甘草汤主之。"其针对阴阳两虚、心失所养之心悸。方中炙甘草、党参、大枣补中益气、化生气血而为血脉之源,鲜地黄、麦冬、阿胶、火麻仁滋养心阴、补益心血以充血脉,桂枝、生姜、黄酒温阳通脉。该方经后世发挥,临床上用于治疗各种心律失常。我遵仲景原意重用"生地黄一斤",在临床中使用生地黄的用量需大于炙甘草量,起始30~60g,据病情需要,还可更大至80~150g,如有鲜地黄,则疗效更佳。另外,在煎煮过程中,原方为"以清酒七升,水八升"煎煮,所以应酌加50~200ml黄酒泡煎,以利于有效成分溶解。服用亦应遵古法"日三服",这样方药的疗效才能更好发挥。

心房颤动多有阴阳、气血、升降失调,复方合治奏效可更捷。当然,煎法、服法以及经方药量比例,更不可忽视,也谓"细节决定疗效"。

(顾 焕 整理)

二、炙甘草汤(慢快综合征)

白某,女,61岁。

主诉: 心悸胸痛20年,加重1个月。

2011年12月26日首诊: 患者风湿性心脏病病史20余年,永久性心房颤动。因心悸胸痛加重而来诊。超声心动图示左房扩大,二尖瓣中度狭窄,伴中等量反流。Holter提示房颤律,大于2.0秒的长间歇350次/24h,最长3.97秒,伴室性期前收缩。1个月前住院建议行二尖瓣换瓣手术及安置起搏器,但手术风险较大。患者拒绝,希望中药治疗。现心悸、胸痛、气短、乏力,步履维艰,纳呆,脉参伍不调、细短,苔薄白腻,舌质暗。

西医诊断: 风湿性心脏病,永久性心房颤动,慢快综合征。

中医辨证: 阴阳两虚,气陷络阻。

治法: 育阴逐痹,升陷祛瘀。

予炙甘草汤合升陷祛瘀汤加味:

炙甘草20g	生地黄30g	桂枝10g	党参15g
火麻仁15g	麦冬15g	干姜6g	阿胶10g^{烊化}
大枣15g	生黄芪50g	柴胡10g	升麻10g
桔梗10g	知母10g	三棱20g	莪术30g
鸡内金15g	生牡蛎30g	远志10g	石菖蒲10g
红景天30g	香加皮3g		

另加黄酒100ml入煎,14剂。

后胸痛未作,诸症皆减,偶自觉心悸,劳累后心悸气短明显。脉细短弱、参伍不调,苔薄质淡暗、有齿痕。考虑气短、乏力、难于行走等大气下陷证候明显改善,仍偶有心悸发作。于 2012 年 3 月 25 日后仍以炙甘草汤合升陷祛瘀汤益气养血复脉、升陷活血祛瘀。

守前方微作加减服半年,患者胸痛未作,偶心悸,程度较前减轻,乏力明显改善,可处理日常部分工作。脉细缓,参伍不调。炙甘草加至 30g,干姜易炮姜,加西洋参 10g,另加黄酒 100ml 入煎。

连续治疗近 1 年,患者乏力、自汗减,感左胸部憋闷、不适感加重,轻度盗汗,便溏。脉细微,苔腻微黄。上方去火麻仁,炮姜加至 8g 以温脾胃止泻,加瓜蒌 30g、薤白 30g、半夏 30g 宽胸散结。

改服上方后盗汗减,左胸痛、不适感消除,偶感胸中懊侬,莫可名状,偶心悸。脉细微,苔薄腻质暗。原方巩固,加栀子豉汤(栀子 15g,淡豆豉 4g)以清热除烦。

14 剂后懊侬止,去栀子豉汤,守原方继服。

2013 年 2 月 25 日二十六诊时诸症缓解。胸痛未作,阵发心悸明显减少,乏力改善(原举步维艰,出行需坐轮椅,现可步行 1km,平时可处理部分家庭事务及工作)。复查 Holter 示房颤律,部分伴差传,室性期前收缩 0 次,大于 2.0 秒的长间歇共 0 次。

随访 8 年,患者间断服用汤药,目前可正常工作及日常生活,未再发作胸痛,心悸症状不显。活动耐力增强,生活质量改善。

按:本案例为老年女性,有风湿性心脏病病史,首诊时阵发性心房颤动,伴多个大于 2 秒的长间歇(350 次 /24h,其中最长 R-R 间隔近 4 秒),西医用药颇为棘手,建议安置起搏器,否则有心跳骤停之虞;当时患者心悸、乏力症状俱显,甚至寸步难移,其证不可谓不急、不可谓不险。但经过 14 个月的中药治疗,不仅没有出现令人担心的心跳骤停,复查 Holter 提示心律平稳,长间歇消失,患者心悸、胸痛症状明显减轻,精力、体力也得到很大程度改善,基本恢复了日常生活和工作。

炙甘草汤见于《伤寒论》原文第 177 条:"伤寒,脉结代,心动悸,炙甘草汤主之。"气血素虚,又感寒邪,正虚邪扰。心阴不足,则心失所养;心阳不振则鼓动无力,为心阴心阳两虚。后世发展用于气虚血少之心悸气短、虚劳失眠诸证。合用升陷祛瘀汤,调节升降、祛瘀通络,症状稳步改善。此患者患风心病 20 余年,之前未正规治疗,又因工作紧张繁忙、过度操劳,耗伤气血,虚疲至极而胸中大气下陷,以致心悸、胸痛、乏力诸症群生。气为血帅,气虚则无力推动血行,脉络瘀滞;气陷则血瘀益重,加用升陷祛瘀汤。另加香加皮祛风湿活血通脉、红景天益气化瘀。故患者服药数剂即感诸症减轻,体力改善。

其间,病情略有起伏,如患者曾因家事烦扰,觉胸闷痛、左胸不适,苔腻微黄,考虑患者有气郁痰阻之象,加用瓜蒌薤白半夏汤。瓜蒌薤白半夏汤出自《金匮要略》,主症心痛彻背,不能安卧。行气解郁、通阳散结、祛痰宽胸,正符合患者新的病情波动,服数剂后胸部不适感消失。然又见胸中懊恼,莫可名状。"胸中懊恼"症状,《伤寒论》有两处述及,均治以栀子豉汤。"阳明病,脉浮而紧,咽燥口苦,腹满而喘,发热汗出,不恶寒,反恶热,身重。若发汗则躁,心愤愤反谵语;若加温针,必怵惕烦躁不得眠;若下之,则胃中空虚,客气动膈,心中懊恼,舌上胎者,栀子豉汤主之。"(221条)"阳明病,下之,其外有热,手足温,不结胸,心中懊恼,饥不能食,但头汗出者,栀子豉汤主之。"(228条)可见此两证均因热邪扰动胸膈而致。观患者胸中痞塞已开,痰浊去其大半,而郁热未尽,故出现胸中懊恼,莫可名状,偶发心悸症状,给予栀子豉汤。

《素问·至真要大论》就有大方、小方、复方、奇方、偶方之分。本案虚实、升降、气血、寒热复杂,故以复方治疗。炙甘草汤是治脉结代、心动悸的基础常用方,对燮理阴阳、两益气血有余,但调节升降、祛瘀通络则略显不足,加之患者时有夹痰(瓜蒌薤白半夏汤证),时有夹热(栀子豉汤证),应随证化裁。

（贺　琳　整理）

三、炙甘草汤（频发室性期前收缩）

某女,56岁。

主诉:心悸气短乏力4年。

2011年12月26日首诊:患者近4年来心悸阵发,伴气短乏力,自汗。Holter显示24小时室性期前收缩7 000次,房性期前收缩10 000次。曾在国外服抗心律失常药(不详),效不显。

另头痛40年,平均每周发作1~3次。每次需服止痛片(2片)。失眠多年,每晚仅睡3小时左右。便秘,2~3日一行。血压120/80mmHg,脉沉细尺弱,苔薄质暗。

西医诊断:心律失常,频发房性期前收缩、室性期前收缩。

中医辨证:气阴两虚,络瘀脉阻。

治法:育阴逐痹,升陷祛瘀。

予炙甘草汤合升陷祛瘀汤加味。

炙甘草 60g	桂枝 15g	党参 15g	生地黄 60g
麦冬 15g	生姜 15g	大枣 15g	阿胶 15g
火麻仁 15g	生黄芪 30g	知母 15g	黄柏 15g
淫羊藿 10g	山茱萸 15g	柴胡 10g	桔梗 10g
川芎 30g	三棱 15g	莪术 20g	半夏 30g
生牡蛎 30g	苦参 15g		

30 剂，加黄酒 100ml，浸煎，日 3 服。

2014 年 10 月 25 日复诊：心悸已罢，体力增加，气短消失。Holter 显示 24 小时室性期前收缩 51 次，房性期前收缩 89 次。头痛发作次数显减，平均每月 1 次。头痛程度亦减轻，可不服止痛片。失眠大为改善，夜寐可达 8h/d。便秘仍然。原方调整，加济川煎意巩固。

按：炙甘草汤，又名"复脉汤"。方中重用炙甘草，甘温益气，《本草经集注》言其"通经脉，利血气"，为本方君药。大量炙甘草在本案消除心悸、控制期前收缩方面可见到明显疗效。本案持续用药数年，但并未见浮肿、血压升高等副作用，不过在用药前应排除高血压或体质不合者（如痰湿蕴中等）。炙甘草汤与升陷祛瘀汤两方组意在气阴兼顾，复脉通络。另，该案既有瘀血、痰凝、癥积伴病理改变，亦有络脉虚陷的病理生理基础。虚陷可有整体水平，亦有脏腑（器官）水平，经脉水平（当然亦属器官）；甚至微观、细胞、分子水平，如能量代谢、神经递质、信号传导等。中医治疗心律失常，侧重于整体气血、阴阳、升降调节。与现行 4 大类抗心律失常药精准作用于动作电位靶点、通路相比，更着重整体辨证施治，且其确切有效而无明显副作用，值得深入观察。抗心律失常药多有不良反应，且本身又往往是致心律失常的因素，应予关注。

四、麻黄细辛附子汤（二度Ⅱ型房室传导阻滞）

张某，男，49 岁。

主诉：头晕、黑蒙 3 天。

现病史：患者于 2014 年 1 月 3 日由坐位改为立位时出现头晕、黑蒙，持续 3 秒后自行缓解，无视物旋转、晕厥及意识障碍，自测血压 130/70mmHg，心率 38 次 /min 左右。遂于 1 月 6 日在我院心内科门诊，行心电图示心率 36 次 /min，二度Ⅱ型房室传导阻滞（2∶1 传导），完全性右束支传导阻滞。医师建议行起搏器治疗，患者拒绝。1 月 6 日门诊予桂枝甘草汤合升陷祛瘀汤加减。后收入院。

患者入院后，2014 年 1 月 8 日 Holter 显示阵发二度 Ⅱ 型房室传导阻滞（一天发作 2 次），完全性右束支传导阻滞。平均心率 56 次 /min，最小心率 37 次 /min。曾请心内科会诊，仍考虑其有器质性病变，建议行心脏起搏器手术，患者签字拒绝。服桂枝甘草汤后，未再发作黑蒙，头晕症状减轻，但复查的 Holter 仍然有短阵二度 Ⅱ 型房室传导阻滞。

2014 年 2 月 6 日首诊：患者发作性眩晕，活动后偶见胸闷憋气，有黑蒙，气短，乏力。夜寐欠安、梦多，大便 3 次 /d。面色暗黑，脉细沉迟，或有结脉。舌苔白腻质紫。

西医诊断：二度 Ⅱ 型房室传导阻滞（2∶1 传导），完全性右束支传导阻滞。
中医辨证：晕厥。阳虚寒凝，气陷瘀阻。
治法：温阳散寒，升陷祛瘀。
予麻黄细辛附子汤合升陷祛瘀汤加味：

生麻黄 5g	附子 10g	细辛 3g	生黄芪 30g
知母 20g	升麻 6g	柴胡 6g	桔梗 10g
水蛭 10g	莪术 15g	三棱 10g	山茱萸 20g
炙甘草 10g	桂枝 10g	黄精 15g	

14 剂，水煎服，每日 1 剂。

2014 年 2 月 24 日二诊：药后诸症减，黑蒙未作。脉细弦、时有一止，苔薄白，舌质暗。原方合炙甘草汤加减：加炙甘草 15g，鲜地黄 20g，麦冬 15g，火麻仁 10g，炮姜 10g。生黄芪加至 60g。14 剂。

2014 年 3 月 10 日三诊：患者症状减轻，自觉体力有所恢复。原方炙甘草加至 30g，麻黄加至 6g，附子加至 15g，细辛加至 5g。14 剂。

2014 年 3 月 24 日四诊：诸症好转，原方生黄芪加至 80g，细辛加至 6g，加阿胶 12g。14 剂。

2014 年 4 月 10 日五诊：患者于 4 月 2 日复查 Holter，显示恢复窦性心律，已无二度 Ⅱ 型房室传导阻滞，平均心率为 75 次 /min，且无室性期前收缩、房性期前收缩。脉细寸弱，苔薄质暗。仍有轻度气短乏力，于原方加党参 15g 巩固。

继续随访，病情无反复。

按：二度房室传导阻滞是电激动自心房传至心室过程中有部分传导中断，即有心室脱漏现象，可同时伴有房室传导延迟。二度Ⅱ型房室传导阻滞的心电图表现为 PR 间期固定，每隔 1 个或数个心动周期出现 1 个或数个心室漏搏，下传心动周期的 PR 间期可正常或延长。心室漏搏次数越多，心室率越慢，预后越差。虽然一些抗心律失常药物和电解质紊乱也可能导致二度Ⅱ型房室传导阻滞，但二度Ⅱ型房室传导阻滞的主要病因仍然是以心脏器质性病变为主。况且本例患者同时合并完全性右束支传导阻滞，因此整个心室传导系统有器质性病变作为病因，可以引起心悸、胸闷、气短、头晕、乏力等一系列症状，甚至可以出现阿 - 斯综合征、心脏骤停、心脏性猝死等。这也是心内科医师反复要求其行心脏起搏器手术的原因。对此，西医学除安装人工心脏起搏器及应用阿托品、异丙肾上腺素等缓解症状外，尚无理想的治疗药物。中医临床上，本病可以出现各种证候，但脉迟是必具的。迟而无力为虚寒。《诸病源候论》曰："寒气客于五脏六腑，因虚而发。"治疗上应紧紧抓住"虚寒"这个核心，虚则补之，寒则温之，以温阳散寒为基本治则。《伤寒论·辨少阴病脉证并治》："少阴病，始得之，反发热，脉沉者，麻黄细辛附子汤主之。"麻黄细辛附子汤是仲景治疗少阴阳虚，复感外邪的少阴兼表证，即"脉微细、但欲寐""脉沉者"的主要方剂。临床报道，麻黄细辛附子汤是中医治疗缓慢性心律失常的常用方剂，且仍然以窦房结病变为主，而房室传导阻滞的报道鲜见。方中麻黄温经升阳，附子温里散寒，细辛温通散寒，三药相须为用。药理学研究也证实，麻黄细辛附子汤具有抗心律失常，增快心率，兴奋窦房结，增加传导功能等作用。本患者同时有胸闷憋气、黑蒙、气短、乏力、脉结代、舌质紫暗等气陷血瘀表现，因此非麻黄细辛附子汤单方可胜任，必须在气机升降调畅，活血化瘀之处着力，以符合《金匮要略》"大气一转，其气乃散"之意。因此需要合用升陷祛瘀汤以升阳举陷，以使气机升降平衡，气、血、水关系和谐。

综上所述，本案主诉头晕、黑蒙、胸闷、气短。脉沉细、迟、结，苔白质紫。面色暗黑。证属心肾阳虚，寒凝瘀阻。选用麻黄细辛附子汤，不可拘泥于"太少两感"。符合上述病机，多种杂病均有应用机会。尤其头、胸等上部病变，如《医贯》所载"有头痛连脑者，此系少阴伤寒，宜本方，不可不知"。然此案气陷血瘀，胸痹之证已显。故合用升陷祛瘀法，后期治疗从阴阳互根出发，合炙甘草汤（复脉汤）加强育阴逐痹、通阳复脉之意，以巩固善后为旨。

本患者未行起搏器安装，而抗心律失常药（治疗传导阻滞）阿托品、肾上腺素等治疗副作用大且几乎无效，因此也未应用。纯以中医治疗显效。尤其本案患者治疗心律失常的同时心功能也改善，值得探索。

（柳　翼　整理）

五、小柴胡汤（心房颤动、便秘）

张某，女，81岁。

主诉：心悸胸闷，便秘10年。

现病史：患者2005年开始出现心悸胸闷，外院诊断为冠心病、阵发性心房颤动，伴有顽固便秘，大便平均4~6日一行，近日更重，干结难解，排便时常虚坐努责，甚至引起胸闷不适。曾因便秘遍尝麻子仁丸、补中益气汤、济川煎等方及成药若干，均无效。

既往史：高血压、糖尿病病史。

2015年5月14日首诊：头晕心悸阵发，心房颤动平均每周发作1次，发作时持续1~2小时可自行转复。近日便秘反复且加重，5~6日一行，大便干结难解，胸闷胁胀，尿频，反酸，血压110/60mmHg，脉细弦、左尺弱，苔薄腻质暗。

西医诊断：阵发性心房颤动，冠心病，高血压，2型糖尿病。

中医辨证：表里不和，枢机不利。

治法：疏少阳枢机，通阳气，和表里。

予小柴胡汤加味：

柴胡12g	黄芩15g	姜半夏15g	党参10g
炙甘草10g	大枣15g	生姜15g	白蒺藜15g
蒲公英15g	浙贝母15g		

7剂，水煎服，每日1剂。

2015年6月1日复诊：患者诉心房颤动发作减少，原每周1次，近1个月来仅5月8日发作1次，上次药后至来诊时（半个月）未发作。胸闷头晕、反酸、尿频等症状亦减。唯感乏力、视昏。便秘好转，现2~3日排便1次，不费力。舌淡暗，苔薄微腻，脉细弦。效不更方，半夏加至30g，去蒲公英、浙贝母，加生白术60g、火麻仁10g。14剂，巩固疗效。

按：患者年高体弱，罹患多种疾病，长期顽固便秘，当属虚人便秘，常法多从健脾补气、滋阴润燥、泄热通便着手。但数年间患者曾遍尝通便诸方而取效甚微。小柴胡汤是治疗少阳病的经典方剂。在《伤寒论》中，涉及小柴胡汤证的条文有17条；在《金匮要略》中，涉及小柴胡汤证的条文有3条。小柴胡汤不仅出现在少阳病脉证并治条文中，在太阳病、阳明病、少阴病、厥阴病、寒病、温病、妇人病篇均有涉及，因此不能将此方狭隘地解读为和解少阳专方。

《伤寒论》第148条："伤寒五六日，头汗出，微恶寒，手足冷，心下满，口不欲食，大便硬，脉细者，此为阳微结，必有表，复有里也。脉沉，亦在里也。……脉虽沉紧，不得为少阴病，所以然者，阴不得有汗，今头汗出，故知非少阴也。可与小柴胡汤。设不了了者，得屎而解。"第230条："阳明病，胁下硬满，不大便而呕，舌上白苔者，可与小柴胡汤。上焦得通，津液得下，胃气因和，身濈然汗出而解。"以上两条，都涉及便秘症状（大便硬、不大便），其中156条为太阳病变证，既有汗出恶寒等表证，又有大便硬、心下满、脉沉等里证，表里不和，枢机不利，故予小柴胡汤以疏少阳枢机，使得阳气通达，表里相和，气血通畅，则诸症得解。不大便为阳邪郁结于内，胃肠有热而致，当胃肠积滞数日不大便，越发加重里热郁结，使阳气不能外达。故不大便的症状既为果，又为因。阳微结、里热郁轻者，疏利少阳、和解表里可愈，重者则内热郁结，需肠腑通利，方能使气机通畅、表里相和而解。230条为用和法治疗阳明少阳并病不大便。既有胁下硬满、呕吐等少阳证症状，又有阳明证症状不大便。但舌苔白，表明并非里实热证，故不应使用下法。本案患者老年女性，身患多种内科疾病，平素思虑较多，久而肝胆之气郁结，三焦不畅。其不大便为肝胆之气郁结、三焦不通所致。

小柴胡汤中柴胡"主心腹，去肠胃中结气，饮食积聚，寒热邪气，推陈致新"（《神农本草经》），能解表清里，畅利三焦。黄芩"主诸热，黄疸，肠澼，泄利，逐水，下血闭"（《神农本草经》），能清泄阳明邪热，特别是胸腹蕴热。半夏"主伤寒，寒热，心下坚，下气……头眩，胸胀，咳逆，肠鸣，止汗"（《神农本草经》），既可助柴胡以清少阳寒热，又可降逆气，祛除三焦积聚的水饮痰浊之邪。人参"主补五脏……除邪气"（《神农本草经》），大枣"主心腹邪气……平胃气，通九窍，补少气，少津液，身中不足……和百药"（《神农本草经》），甘草"主五脏六腑寒热邪气"（《神农本草经》），此三味药相配伍，能益胃气，补津液，以扶正祛邪。生姜"主胸满，咳逆上气"（《神农本草经》），能调和胃气，解表逐饮，降逆止呕。诸药合用，共奏和解表里、通利三焦、益胃降逆之功。三焦通利，气机顺畅，津液得下，则大便随之而解。上焦气机通畅，气血调和，则心悸胸闷胁胀症状亦减，心房颤动发作较前明显减少。以调升降治心房颤动似风马牛不相及，但整体观念，正是该案取效的关键。

（贺　琳　总结）

第五节 主动脉夹层

枳实薤白桂枝汤（慢性Ⅲ型主动脉夹层动脉瘤）

冯某,男,45岁。

主诉: 持续性右胸痛,阵发性后背疼痛月余。

现病史: 患者 2016 年 5 月出现持续性右胸痛及阵发性后背疼痛,伴乏力、神疲。食欲可,二便调,因胸背疼痛而影响睡眠。有高血压、糖尿病病史,有烟酒嗜好,时测血压 145/97mmHg。2016 年 5 月 31 日中国医科大学附属第一医院鞍山医院胸部 CT 示(图 1-5-1)胸腹主动脉夹层动脉瘤,右肺上叶占位?建议主动脉覆膜支架治疗,患者拒绝。

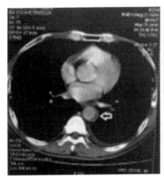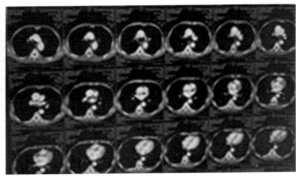

图 1-5-1 治疗前

2016 年 6 月 16 日首诊: 患者胸痛背痛,乏力气短神疲。舌质紫暗,苔白腻,脉细弦。

西医诊断: 慢性Ⅲ型主动脉夹层动脉瘤。

中医辨证: 胸阳不振,气陷血瘀,痰气互结。

治法: 通阳散结,祛痰宽胸,化瘀升陷。

予枳实薤白桂枝汤合升陷祛瘀汤加味。

枳实 15g	薤白 30g	桂枝 10g	全瓜蒌 30g
柴胡 10g	升麻 10g	桔梗 10g	生黄芪 15g
知母 15g	党参 15g	山茱萸 15g	三棱 15g

莪术 15g   益母草 15g   白蒺藜 15g   荜茇 10g

延胡索 15g

14 剂,水煎服,每日 1 剂。

2016 年 8 月 8 日复诊:胸背痛完全消失,乏力、神疲明显改善,体重增加 2kg。时有咽痒而咳,有少量白稀痰。时测血压 131/91mmHg。2016 年 7 月 7 日中国医科大学附属第一医院鞍山医院胸部 CT 示(图 1-5-2)胸腹主动脉夹层动脉瘤消失,右肺上叶结核?舌质稍暗,苔白根厚腻,脉细弦滑。效不更方,继续以枳实薤白桂枝汤合升陷祛瘀汤加减治疗,去白蒺藜、荜茇,加麻黄 4g、楮实子 30g、威灵仙 10g、枳椇子 30g、水蛭 10g、浙贝母 15g、蛤壳 30g、玄参 10g。14 剂,水煎服。

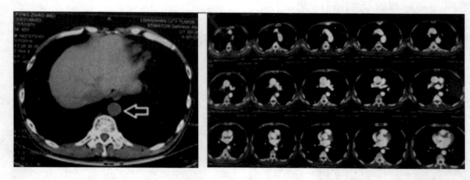

图 1-5-2 治疗后

按:主动脉夹层动脉瘤是高血压等病因导致动脉粥样硬化,主动脉中层变性、弹性减退或丧失,主动脉内膜撕裂,动脉压力驱使血液经此缺口进入主动脉壁,破坏中层并将中层纵行剥离而形成的夹层血肿。根据夹层累及主动脉的部位分为Ⅰ型(累及主动脉全程)、Ⅱ型(累及升主动脉)、Ⅲ型(累及胸腹主动脉)。根据夹层发病时间分为急性、亚急性、慢性。此例患者为慢性Ⅲ型主动脉夹层动脉瘤。

主动脉夹层动脉瘤在中医学中,可以归属于"厥心痛""真心痛""胸痹"范畴。《灵枢·厥病》就有"厥心痛,与背相控,善瘛,如从后触其心"及"真心痛,手足青至节,心痛甚,旦发夕死,夕发旦死"之描述,可见此病之凶险(可见"真心痛"并不仅见于急性心肌梗死)。《金匮要略·胸痹心痛短气病脉证治》言"胸痹之病,喘息咳唾,胸背痛,短气"及"胸痹不得卧,心痛彻背",其心痛牵引背部与《灵枢》厥心痛描述一致,同时指出其脉为"阳微阴弦",揭示了阴乘阳位的病机，进而创立了以通阳散结为主的治疗大法，为后世所宗。

本例患者自诉胸痛累及后背伴乏力、神疲，舌质紫暗，苔白腻，脉细弦，尚有高血压、糖尿病病史。故综合辨证为胸阳不振、气陷血瘀、痰气互结，法当通阳散结、祛痰宽胸、化瘀升陷治疗，处方予枳实薤白桂枝汤合升陷祛瘀汤，可通阳化瘀而使气行，祛痰宽胸而使血行，升阳举陷而使大气得以充足、瘀血得以祛除，故胸中气血畅行、胸痹可除。

枳实薤白桂枝汤针对痰浊上乘、胸阳痹阻之胸痹。方中枳实消痰除满，桂枝通阳散瘀，瓜蒌宽胸化痰，薤白辛温通阳而豁痰，以苹莨易厚朴而宽中下气。方中加白蒺藜疏肝通滞，延胡索活血行气止痛。以药测证：枳实薤白桂枝汤其实包括瓜蒌薤白白酒汤，方中瓜蒌、薤白的用量与后者完全相同，唯临证较瓜蒌薤白白酒汤病变范围更广、病情更重，有"留气结在胸，胸满，胁下逆抢心"，而瓜蒌薤白白酒汤之"胸背痛，短气"病证常见，这是近代忽略枳实薤白桂枝汤而更重视瓜蒌薤白白酒汤的一个原因。

另外，胸腹主动脉夹层动脉瘤除从气血瘀滞理解外，更应从"升降出入、无器不有"来认识。《灵枢·邪客》说："宗气积于胸中，出于喉咙，以贯心脉而行呼吸焉。"说明宗气不但上走呼吸之道以司呼吸，而且内贯心脉以行血气，即心血的运行要靠宗气的通贯。《灵枢·五味》云："其大气之抟而不行者，积于胸中，命曰气海，出于肺，循喉咽，故呼则出，吸则入。"可以看出，大气与宗气实为一体。《灵枢·刺节真邪》说："宗气留于海，其下者注于气街，其上者走于息道，故厥在于足，宗气不下，脉中之血，凝而留止。"宗气的走注运行，有赖于肺气的宣降布达。肺气宣发，宗气上达，走息道以司呼吸；肺气肃降，宗气下注，贯心脉而运全身。若肺失宣降，宗气积郁胸中，不得布达，则导致胸膈满闷、呼吸不利，甚则心脉瘀阻等病理变化。本例主动脉夹层即为心脉瘀阻之典型，其血气不通，脉中之血，凝而留止，故进而引起宗气下陷，即宗气积郁胸中、不得布达矣。《素问·六微旨大论》有："是以升降出入，无器不有。故器者生化之宇，器散则分之，生化息矣。故无不出入，无不升降。化有小大，期有近远，四者之有，而贵常守，反常则灾害至矣。"张景岳曰："凡万物之成形者，皆神机气立之器也。是以升降出入，无器不有。"而动脉等血管也为"器"，也都有升降出入，动脉夹层也为"气陷"之故。方中去厚朴，加生黄芪、升麻、柴胡、桔梗等以升下陷之宗气，所以调服2周疼痛控制，复诊时胸背痛完全消失、胸部CT示胸腹主动脉夹层动脉瘤消失。

此亦应"阴阳相得，其气乃行，大气一转，其气乃散"之旨（《金匮要略·水气病脉证并治》）。诚如喻嘉言在《医门法律》中曰："五脏六腑，大经小络，昼夜循环不息,必赖胸中大气,斡旋其间。大气一衰,则出入废,升降息,神机化灭,气立孤危矣。"

(陈 辉 整理)

第六节 外周血管病

一、当归四逆加吴茱萸生姜汤(胸廓出口综合征)

王某,女,39岁。

主诉: 右侧上肢乏力,发冷6年,加重2个月。

现病史: 患者2005年开始出现右上肢乏力,发冷。2010年12月病情加重,严重时穿衣困难,右手无力。指端疼痛、麻木、发冷,写字受限,最多写20个字左右(1~2行)即无力继续书写。颈肩不适,向右上肢放射。辗转神经内科和骨科,诊断为胸廓出口综合征,西药治疗鲜效,动员其手术,但告知手术创伤较大,术后效果也难保证,故转而求治于中医。

右上肢动脉造影(图1-6-1)显示右锁骨下动脉近段及右椎动脉、右胸廓内动脉通畅,但右锁骨下动脉在穿过斜角肌孔处闭塞,通过右侧肩胛动脉网形成侧支循环满足右上肢血供。

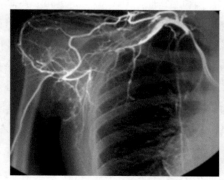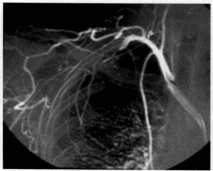

图1-6-1 右上肢动脉造影

患者双侧第7颈椎颈肋,其中左侧颈肋末端游离。右侧颈肋末端通过关节面与第1胸肋关节(图1-6-2)。从解剖关系来看,右锁骨下动脉和右侧臂丛神经必须经过颈肋与第1胸肋附着处上方,并易于在此必经之路受损。本例患者就导致右锁骨下动脉闭塞和右臂丛神经受压迫。

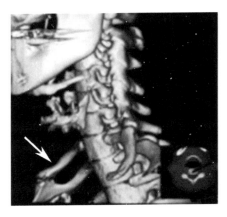

图 1-6-2　患者颈椎 CT 三维成像

2011 年 2 月 21 日首诊：脉左沉细短涩，右无脉。舌苔薄白质紫，颤动。

西医诊断：胸廓出口综合征（颈肋综合征）。

中医辨证：无脉症（脉痹）。寒凝血瘀脉阻。

治法：温通益气，散寒祛瘀。

予当归四逆加吴茱萸生姜汤加味：

当归 15g	桂枝 10g	白芍 15g	细辛 9g
炙甘草 10g	通草 8g	吴茱萸 6g	生姜 15g
生黄芪 30g	三棱 15g	莪术 15g	炮甲片 10g
红景天 30g			

7 剂，水煎服，每日 1 剂。

2011 年 3 月 3 日二诊：服后指端麻痛、冷感稍有好转，余大致如前。原方巩固。后续治疗当归加至 30g，细辛渐加至 15g，生黄芪渐加至 80g，偶加皂角刺 15g，川芎 15g，穿山龙 30g。

服上方 3 个月后，症状逐步好转。

2013 年 2 月 4 日随访：右手乏力显著改善，穿衣写字可如常人。指端痛麻消失，发冷改善。右颈肩不适瘥。左脉仍沉细短，但右脉已可触及。血压左侧 118/75mmHg，右侧在 70mmHg 可闻及科罗特科夫音（科氏音）。

按：Peet 在 1956 年首次提出了胸廓出口综合征的概念。其中，颈肋综合征是其中重要的一个类型。颈肋综合征属先天发育异常，指正常颈椎出现肋骨或第 7 颈椎横突过长引起的一系列临床症状，颈肋将臂丛神经和锁骨下动脉顶起，使胸廓出口缩小，增加了对血管、神经的牵张。本病好发年龄为20~40 岁，小于 12 岁者很少见。可出现上肢疼痛、麻木、肌肉萎缩或血运障碍等症状，严重者上肢疼痛剧烈、麻木，甚至上肢功能障碍。其发生率约为0.5%~1%，男女之比为 1∶2。颈肋中有神经血管受压症状者不足 10%，临床容易和神经根型颈椎病混淆，引起漏诊。临床对于有颈肋畸形但无任何症状者，不予特殊处理；对于症状持续、严重影响工作而保守治疗无效者，西医多需手术切除颈肋或过长的横突，并应切除纤维韧带和颈肋的骨膜。目前，本病尚无系统的中医药治疗文献报道。

《伤寒论》351 条："手足厥寒，脉细欲绝者，当归四逆汤主之。"以及 352 条："若其人内有久寒者，宜当归四逆加吴茱萸生姜汤主之。"似为本证而设。《素问·六微旨大论》云："升降出入，无器不有。"东汉许慎《说文解字》："器，皿也。"当下，器也常表示人体中的器官。脏器为器官，脉管（动脉、静脉）也为器官。寒凝脉阻，经脉下陷日久，亦当升陷祛瘀。"形不足者，温之以气"（《素问·阴阳应象大论》），重用黄芪，配桂枝、细辛以益气、升陷、温通。"经陷下者，火则当之"（《灵枢·官能》）。火者温热也，大气下陷、气陷血瘀，既可见于脏腑（整体），也可见于经脉（局部）。

（柳　翼　参与整理）

二、当归四逆加吴茱萸生姜汤（上肢腋动脉急性闭塞）

张某，女，74 岁。

主诉：左上肢持续冷痛、发白、麻木 8 天。

现病史：2013 年 6 月 19 日患者无诱因突然出现左上肢疼痛，肢体冷，发白。随后出现患肢及左肩麻痛，头晕、气短。急送中日友好医院急诊：心电图提示窦性心律，完全性右束支传导阻滞。B 超显示左上肢腋动脉起始处可见血流信号，血流方向正常，充盈尚可，血流速度 71cm/s；腋动脉、肱动脉、桡动脉血管管腔未见明显血流信号，频谱未引出；提示左上肢动脉急性闭塞。即刻给予阿司匹林 0.3g 嚼服，低分子肝素钙注射液（速碧林）0.4ml 皮下注射、每 12 小时 1 次。治疗 2 天后，21 日复查上肢血管超声，示左上肢腋动脉可见线状血流信号，血流方向正常，起始处血流速度 33cm/s，中段血流速度 40cm/s，远端血流速度 36cm/s；左上肢肱动脉血流速度 11cm/s，桡动脉血流速度 10cm/s。又静脉滴注丹参酮Ⅱ A6ml/d 及马来酸桂哌齐特注射液 6ml/d，前列地尔 10μg/d 入壶，治疗 5 天，口服阿托伐他汀 20 mg（每晚 1 次）。患者左上肢疼痛稍有缓解,仍麻木、肢冷,色白。

2013 年 6 月 27 日首诊:症见左上肢麻木、疼痛,色白,头晕,气短。右侧血压 130/60mmHg,左侧血压 0mmHg。左脉不及,右脉沉细弦。苔薄质淡暗。

西医诊断:左上肢腋动脉急性闭塞,高血压 3 级,冠心病,2 型糖尿病。

中医辨证:无脉症。寒凝血瘀,经脉阻滞。

治法:温经散寒,化瘀通络。

予当归四逆加吴茱萸生姜汤加味:

当归 30g	桂枝 10g	白芍 15g	细辛 6g
炙甘草 10g	通草 8g	吴茱萸 6g	生姜 10g
羌活 6g	威灵仙 30g	附子 10g	

7 剂,水煎服,每日 1 剂。

2013 年 7 月 4 日二诊:服上方 7 剂后,肩痛、麻减,但持重时症状明显;左手仍冷,右脉弦沉细,左脉不出,苔薄质暗。血压右侧 125/70mmHg,左侧 0mmHg。原方巩固。上方细辛加至 9g,另加生黄芪 30g、知母 15g、三棱 15g、莪术 20g。14 剂。

2013 年 7 月 18 日三诊:上方初服时感口麻、头沉,续服 2 天后症状消失,服至 11 剂时,患者自己能清晰摸到左手桡动脉搏动。服完 14 剂,肩痛减 95%,左手已暖,左脉初显。右侧血压 135/80mmHg,左侧 110/70mmHg。纳眠可,大便干结不畅。脉沉细短,舌暗,苔薄腻。效不更方,前方调整:炙甘草、通草均加至 12g,生姜加至 15g,羌活加至 10g,吴茱萸减至 4g。另加川牛膝 15g。

服用上方 14 剂,患者诸症状完全消失,左上肢情况无反复,一切活动自如,脉搏复出,肢冷肤白已消失,双手皮温相同。8 月 30 日左上肢动脉 B 超示左上肢腋动脉内壁可探及多个低回声斑块形成,中远段血流速度增快,约 220cm/s,肱动脉流速 67cm/s,桡动脉流速 48cm/s。

按:《伤寒论》第 351 条:"手足厥寒,脉细欲绝者,当归四逆汤主之。"第 352 条:"若其人内有久寒者,宜当归四逆加吴茱萸生姜汤主之。"素体血虚,又感寒邪,致气血凝滞,运行不畅。以手足厥寒,脉细欲绝为辨证要点。故治拟温经散寒、养血通脉。《伤寒贯珠集》云:"手足厥寒,脉微欲绝者,阳之虚也,宜四逆辈。脉细欲绝者,血虚不能温于四末,并不能荣于脉中也。夫脉为血之府,而阳为阴之先,故欲续其脉,必益其血,欲益其血,必温其经。方用当归、芍药之润以滋之;甘草、大枣之甘以养之;桂枝、细辛之温以行之;而尤借通草之入经通脉，以续其绝而止其厥。若其人内有久寒者，必加吴茱萸、生姜之辛以散之，而尤借清酒之濡经浃脉，以散其久伏之寒也。"

　　本案患者老年女性，有高血压、冠心病、糖尿病病史，突发单侧上肢冷痛，脉搏消失，结合发病及恢复后多普勒血管超声结果，考虑急性左侧腋动脉闭塞。闭塞的血栓可能来自心脏、近端动脉，或在局部原有粥样斑块上出现的急性血栓形成。而心脏血栓多来自左心房，常伴有心房颤动或心房扑动，但本患者病史及心电图不支持，故考虑局部斑块血栓急性形成可能性大。药物治疗中，血管扩张剂和钙离子拮抗剂可能有效；有创治疗包括经皮腔内血管成形术（PTA）和血管重建术。

　　本病属于中医寒厥脉痹范畴。患者首诊时肢冷，脉沉细，苔薄质淡暗，素有下肢关节肿痛，水肿。故予当归四逆加吴茱萸生姜汤为主方，并在原方基础上，重用细辛，加附子、威灵仙，增加辛温之品，行药之势。其中，威灵仙功能祛风湿、通经络、消骨鲠，《药品化义》谓之"性猛急，盖走而不守，宣通十二经络"。方中细辛最高用至9g，因寒凝痹阻至深，非大剂温阳辛散药不能除。获效后见患者有轻微不良反应（口麻、头沉），又虑其年过七旬、气血虚弱，恐耗气伤正，故加益气养阴之生黄芪、知母等以防伤正。二诊加入生黄芪、三棱、莪术，益气逐瘀；知母补益且制约方中诸辛燥药物伤阴之性。从肢体厥逆、疼痛开始，二诊方用药11剂脉出，手复温，18日后脉搏已清晰显现，血压基本恢复，功于客寒除、阳气复、阴血充、脉道利而诸症消。

（张雪芹　贺　琳　整理）

三、瓜蒌薤白半夏汤（下肢动脉闭塞）

　　陈某，男，57岁。

　　主诉：双下肢间歇性跛行6年，加重伴胸闷2年。

　　现病史：患者2011年出现间歇性跛行，未予系统治疗。2015年3月跛行加重，右下肢明显，步行500m即出现疼痛伴双下肢麻胀感和胸闷，需停下休息。就诊于北京大学第一医院，查双下肢动脉B超示双下肢动脉粥样硬化，右下肢动脉近心段重度狭窄。诊断为"下肢动脉闭塞症"。2015年4月9日行右下肢动脉球囊扩张成形术。术后2个月复发。

　　既往史：冠心病病史10年，共置入支架7枚。高血压15年，口服酒石酸美托洛尔50mg（每日2次），血压控制在150/60mmHg左右。脑梗死病史20余年，无明显后遗症。否认糖尿病病史。

2017 年 5 月 11 日首诊：患者间歇性跛行，步行 500m 即双下肢胀麻无力，伴有活动后胸闷，经休息后症状能缓解。入睡困难，每晚睡眠时间 4~5 小时，大便偏干，每日 1 次，尿量正常，夜尿 3 次。患者面色晦暗，语声低微，舌质暗，苔薄白，脉细尺弱。

西医诊断：下肢动脉闭塞，冠心病支架术后，高血压 3 级，陈旧性脑梗死。

中医辨证：痰瘀互结，气虚血瘀。

治法：化痰通痹，升陷祛瘀。

予瓜蒌薤白半夏汤合升陷祛瘀汤加味。

全瓜蒌 40g	薤白 30g	法半夏 10g	党参 15g
生黄芪 30g	柴胡 6g	升麻 8g	桔梗 10g
知母 15g	三棱 12g	莪术 15g	山茱萸 15g
红景天 30g	香加皮 2g	水蛭面 3g^{冲服}	炮甲面 3g^{冲服}

黄酒 100ml 泡煎，14 剂，每日 1 剂。

2017 年 6 月 1 日二诊：患者诉间歇性跛行症状略有好转，现步行约 700m 出现症状，入睡仍困难。大便干燥，舌质淡暗、胖大，脉沉细。上方有效，在原方基础上加行气通腑的枳实 15g、生大黄 8g，活血利水的仙鹤草 30g，黄酒 100ml 泡煎，14 剂。

2017 年 6 月 15 日三诊：患者诉服用二诊方药 10 日后双下肢跛行症状基本缓解，但复诊前 2 日因生气后症状再次出现。睡眠略有改善，每天早 5 点起床后，还能入睡 1 小时。舌质淡暗，苔薄白，脉沉细短。中药在原方基础上加用活血通络之王不留行 15g、路路通 10g，平肝解郁之白蒺藜 10g，14 剂。

2017 年 7 月 27 日四诊：患者诉现可步行 4km，未出现下肢疼痛、麻木，体力较前明显改善，无胸闷，自觉精力较服药前充沛，面色红润。睡眠时间每晚亦增加至 9 小时，二便正常。口干，舌胖大，苔白腻，脉沉细弱。效不更方，加生牡蛎 30g、浙贝母 15g、玄参 10g，黄酒 100ml 泡煎，30 剂。

2017 年 10 月 31 日随访：患者在我院复查，双下肢动脉超声示双下肢动脉粥样硬化伴斑块形成；右下肢动脉未见明显狭窄，左侧股总动脉后壁可见混合斑块，大小约 3.82cm×0.34cm，局部管腔狭窄率约为 50%，血流频谱及血流动力学参数未见明显异常。间歇性跛行症状未再出现。

按：动脉粥样硬化是全身系统性的血管疾病，主要发生在冠状动脉和脑动脉，是最常见和最严重的动脉粥样硬化病变，同时还累及上肢或下肢等外周动脉。狭义的外周动脉疾病（PAD）主要指下肢动脉粥样硬化性狭窄或闭塞病变，使下肢出现慢性或急性缺血症状的疾病，包括无症状性下肢动脉硬化性疾病、间歇性跛行、严重肢体缺血和急性肢体缺血。血运重建术和腔内介入治疗是外周动脉疾病的重要治疗方法。随着日益增多的老年人口，外周动脉疾病的发病率也和心脑血管疾病一样，将会成为危害我国人民的重大公共卫生问题之一。

本案就是一个典型的全身动脉粥样硬化严重的病例，脑血管动脉粥样硬化致脑梗死病史 20 余年，冠状动脉粥样硬化致冠心病病史 10 年，3 次冠状动脉造影术共置入支架 7 枚。2 年前出现双下肢动脉粥样硬化，右下肢动脉近段重度狭窄。行右下肢动脉球囊扩张成形术后，间歇性跛行旋又复发，可能与动脉回弹相关。

下肢动脉粥样硬化性闭塞属于中医"脉痹"范畴，文献中多有记载。如《外科正宗》认为，其发病主要是"因平昔厚味膏粱熏蒸脏腑，丹石补药消烁肾水，房劳过度，气竭精伤"，致使经络阻塞，气血痰湿凝滞而发病。本病的发生与膏粱厚味、过食甘肥有关。甘肥则损脾，脾失健运，使水谷之精微无以输布，积滞内壅脉络。该患者年老体弱，中气渐衰，则推动、温养、气化等作用减弱。气陷脉凝、痰瘀交阻，肢体气血运行不畅。故治疗以"豁痰祛瘀通脉"为总原则，方药以瓜蒌薤白半夏汤合升陷祛瘀汤为主加味。选瓜蒌薤白半夏汤，取瓜蒌甘寒气清，润肺祛痰、利气宽胸；薤白理气宽胸，通阳散结；半夏燥湿化痰；黄酒入中土而使脉中气血营内荣外。合升陷祛瘀汤，使大气得充，气陷得举，气血通行，通则不痛。二方合用，相得益彰。患者服药 4 周后即可见疗效显著。整体而言仍是"阳微阴弦"，虚实夹杂，"经脉虚陷"，故以复方合治。

（顾　焕　整理）

四、麻黄细辛附子汤（直立性低血压）

唐某，男，93 岁。

主诉： 发作性头晕 1 个月。

2018 年 10 月 11 日首诊： 患者 2018 年 9 月 15 日开始出现起床后头晕，数秒缓解，每次发作均在体位改变后出现，无视物旋转、恶心、呕吐。服用地芬尼多 25mg（每日 3 次）头晕可稍缓解，就诊于我院神经内科，查坐、立位血压变化明显。患者自发病以来，纳谷尚可，便稍干，偶有咳嗽、白痰，夜寐欠安。既往有高血压病史，曾有晕厥史（具体不详）。现服用阿司匹林 100mg（每日

1次),瑞舒伐他汀 10mg(每日 1 次)。

查体:卧位血压 140/110mmHg,坐位血压 110/90mmHg,立位血压110/80mmHg。心率 55 次 /min。神清语利,脑神经(-),四肢肌力 4 级,双侧共济失调(-),余神经查体(-)。辅助检查:血常规示 HGB 115g/L,RBC 3.17×10^{12}/L。头颅 CT 示脑干、双侧基底节区,放射冠区、半卵圆中心多发腔隙性脑梗死;脑白质变性;脑萎缩。心电图示窦性心动过缓,HR 55 次 /min。脉沉细迟短、寸弱,苔薄,质暗红。

西医诊断:直立性低血压,窦性心动过缓。

中医辨证:眩晕。少阴虚寒,气阴两衰。

治法:温补心肾,益气养阴。

予麻黄细辛附子汤合生脉饮加味:

生麻黄 6g	附子 10g	细辛 5g	红参 15g
西洋参 15g	麦冬 30g	五味子 10g	天麻 20g
炒白术 15g	法半夏 30g	炙甘草 30g	桂枝 15g

7 剂,水煎服,日 1 剂,早晚分服。

2018 年 10 月 18 日二诊:患者头晕较前改善明显,眠可。血压卧位 130/65mmHg、坐位 115/55mmHg、立位 128/60mmHg(表 1-6-1),心率 60 次 /min。脉沉细缓,苔少,质嫩红。上方改细辛 6g。

表 1-6-1 治疗前后血压

	治疗前(mmHg)		治疗后(mmHg)	
	收缩压	舒张压	收缩压	舒张压
卧位	140	110	130	65
坐位	110	90	115	55
立位	110	80	128	60

按:直立性低血压指患者在仰卧休息 5 分钟后,静态站立 2~5 分钟,收缩压下降 ≥ 20mmHg(1mmHg ≈ 0.1333kPa)和 / 或舒张压下降 ≥ 10mmHg[1]。在病理生理基础上,直立性低血压可以分成结构性(神经源性)和功能性所致的自主神经系统障碍 2 类。中枢神经系统调控血压稳态主要通过短期与长期两种机制,其中短期调节机制是通过压力感受器和化学感受器的信号变化以负

反馈方式调节血管舒缩；长期调节依赖更加复杂的机制对心血管系统进行调控，涉及交感神经活性、肾脏对体液的调节、尿钠的排泄、肾素-血管紧张素-醛固酮系统的激活等途径调控血压[2]。直立性低血压的治疗主要以非药物治疗为主，包括患者健康教育、停用相关药物、佩戴弹性长袜和腹部加压甚至心脏起搏器等。一般而言，药物治疗建立在非药物治疗的基础上，目前治疗直立性低血压的药物很少，已用过多种不同药理机制类别的药物，但任何一种的支持证据都很有限[3,4]。以α-受体激动剂（米多君）为主，但效果欠佳，且毒副作用较多。非药物治疗和药物治疗两种方案的疗效都不能令人满意。

本病虽无中医病名，但可归属于中医"眩晕""厥证"范畴，且多为虚证。《灵枢·海论》载："脑为髓之海……髓海有余，则轻劲多力，自过其度；髓海不足，则脑转耳鸣，胫酸眩冒，目无所见，懈怠安卧。"该患者超高龄，CT示脑萎缩、多发腔隙性脑梗死、脑白质变性，均为髓海不足表现。《景岳全书·杂证谟·眩运》载："眩运一证，虚者居其八九。"强调无虚不作眩。此外，《金匮要略·水气病脉证并治》云："寸口脉迟而涩，迟则为寒，涩为血不足；趺阳脉微而迟，微则为气，迟则为寒，寒气不足，则手足逆冷……"本患者脉沉细迟短，寸脉不足，心阳不足、心阴亦虚。心主血脉，阴阳互根，可见本病以阳气虚寒、气血不足为本，治当以麻黄细辛附子汤合生脉饮为基本方。

麻黄细辛附子汤出自《伤寒论·辨少阴病脉证并治》："少阴病，始得之，反发热，脉沉者，麻黄细辛附子汤主之。"麻黄细辛附子汤是仲景治疗少阴阳虚，复感外邪的少阴兼表证，即"脉微细、但欲寐""脉沉者"的主要方剂。源于《内外伤辨惑论》之生脉饮具有益气固脱、养阴生津、扶正复脉、大补元气之功效。以麻黄细辛附子汤鼓舞阳气为主，生脉饮益气养阴为辅，如此阴阳既济，气血兼顾。现代药理研究证明，麻黄含麻黄碱，有拟肾上腺素作用，可增强心肌收缩力、增加心输出量、兴奋中枢神经系统及增快心率，且作用和缓而持久；附子有强心作用，可使心肌收缩力加强，心率加快，冠状动脉血流量和心肌耗氧量增加，并能增加窦房结自律性，改善窦房传导；细辛对心脏有明显的兴奋作用，表现为用药后迅速出现心脏收缩力增强，心率加快，且可呈现正性肌力和正性频率等作用；生脉饮有效成分为人参皂苷、麦冬皂苷、麦冬黄酮及微量人参多糖和麦冬多糖[5,6]，具有激活网状内皮系统、兴奋垂体-肾上腺皮质系统、促进糖皮质激素分泌、改善大脑皮质血管运动中枢环境等作用，能提高心肌对缺氧的耐受力，减少心肌对氧的消耗，恰好弥补了附子增加心肌耗氧量之不足，并调节血管内皮功能，从而稳定温和升高血压。辅以桂枝甘草汤补助心阳，生阳化气；半夏白术天麻汤化痰息风，健脾祛湿。诸方合用，温补心肾,益气养阴,化痰息风,升降并调,以达阴阳燮理,眩晕渐平之功。

(王 燕 整理)

参 考 文 献

[1] Freeman R, Wieling W, Axelrod FB, et al. Consensus statement on the definition of orthostatic hypotension, neurally mediated syncope and the postural tachycardia syndrome[J]. Clin Auton Res, 2011, 21(2): 69-72.

[2] Zanutto BS, Valentinuzzi ME, Segura ET. Neural set point for the control of arterial pressure: role of the nucleus tractus solitarius[J]. Biomed Eng Online, 2010, 9(1): 1-13.

[3] Logan IC, Witham MD. Efficacy of treatments for orthostatic hypotension: a systematic review[J]. Age Ageing, 2012, 41(5): 587-594.

[4] Schoffer KL, Henderson RD, O' Maley K, et al. Nonpharmacological treatment, fludrocortisone, and domperidone for orthostatic hypotension in Parkinson's disease[J]. Mov Disord, 2007, 22(11): 1543-1549.

[5] 张圣塨, 白玉, 王良荣, 等. 参麦注射液对外伤性脑损伤大鼠血清神经元烯醇化酶 一氧化氮 内皮素水平的影响[J]. 中华中医药学刊, 2010, 28(3): 583-585.

[6] 余健, 辛艳飞, 宣尧仙, 等. 参麦注射液药理作用的物质基础研究进展[J]. 医药导报, 2013, 32(4): 497-500.

五、通脉四逆汤(肠系膜动脉栓塞)

某女,60 岁。

主诉: 左侧偏瘫伴右腹痛 5 天。

现病史: 患者于 1987 年 2 月 10 日在睡眠中从床上摔到地上,并出现左侧肢体偏瘫,言语不清,当地医院诊断为脑栓塞,转来我院。

1987 年 2 月 15 日首诊: 症见左侧肢体偏瘫,言语不清。右腹部牵引痛及右腰部持续疼痛,阵发性加剧,同时伴发热、呕吐、脓血样便、四肢逆冷。虽反复应用罂粟碱、强痛定(布桂嗪)等注射治疗,疼痛仍不缓解。

既往史: 5 年前诊为风湿性心脏病、心房颤动。

查体: T 38.6℃, P 100 次 /min, BP 94/60mmHg, 高枕卧位, 二尖瓣面容, 唇甲发绀, 左侧鼻唇沟变浅, 心界向两侧扩大, 心率 115 次 /min, 心律绝对不齐, 心前区可闻及舒张期隆隆样杂音。腹软, 右腹压痛明显, 反跳痛(−), 肠鸣音减弱,双下肢不肿,左上下肢肌力2级,腱反射减退,左下肢巴宾斯基(Babinski)征(+)、查多克(Chaddock)征(+),伸舌右偏,苔白腻质紫,脉沉细涩、参伍不调。

查血常规示WBC $11.5×10^9$/L,中性粒细胞百分比(N%)89%。尿常规示尿蛋白(+),WBC 0~2/HP。便常规示脓血便,潜血(++++)。心电图示心房颤动。超声心动图示符合风湿性心脏病,二尖瓣狭窄(重度),左房重度扩大,内见"云雾"状回声,为血液滞留现象,左室扩大,右室稍大,肺动脉高压。头颅CT示右侧基底节及外束区急性脑梗死(低密度区约3cm×4cm,轻度水肿,右侧脑室受压移位)。

西医诊断:肠系膜动脉栓塞,脑栓塞,风湿性心脏病,二尖瓣狭窄,心脏扩大,心功能Ⅲ级,心房颤动。

中医辨证:寒邪直中少阴,肠脉痹阻。

治法:温里逐寒,活血通脉。

予通脉四逆汤合赤丸加味:

附子15g	干姜15g	甘草10g	胆南星10g
细辛5g	当归30g		

6剂,水煎服,每日1剂。

同时配合静脉滴注大蒜素60mg加入10%葡萄糖注射液500ml,每日1次。

服中药后2小时疼痛缓解,恶心、呕吐渐止。服药2剂后腰痛消失,体温降至正常,肢冷发绀改善,呕止,可以进食,苔腻稍退,舌紫,脉沉细涩,但较前有力,仍参伍不调。效不更方,前方共进6剂。大便潜血(-)。后以益气温阳、化痰消瘀善后。2周后言语清楚,步行出院。

按:肠系膜动脉栓塞起病急骤,预后险恶,死亡率高,至今仍达80%~90%。临床以暴发性肠绞痛、发热、呕吐、虚脱、便血为主要表现。本案与《伤寒论》317条"少阴病……手足厥逆,脉微欲绝,身反不恶寒,其人面色赤,或腹痛,或干呕……通脉四逆汤主之",以及315条"少阴病……厥逆无脉,干呕烦者,白通加猪胆汁汤主之"所述方证对应。驱阴复阳,取通脉四逆,恐辛热太甚,仿通脉四逆加猪胆汁汤意,无猪胆可取,改以胆南星代之。

另《金匮要略·腹满寒疝宿食病脉证治》云:"寒气厥逆,赤丸主之。"本案乌头易附子,半夏改胆南星,合细辛,亦有赤丸之意。本案病机的重心是寒凝血瘀,治疗取温阳逐寒,通脉开痹。虽患者发热,面色赤,血象增高,仍以姜、附、细辛等,是"热因热用"、逆者从之的反治法。

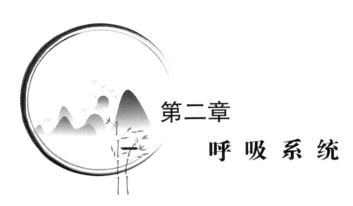

第二章
呼 吸 系 统

第一节　感 冒 咳 嗽

一、麻黄汤（上呼吸道感染）

王某,女,30岁。

主诉:恶寒流涕头痛3天。

现病史:2014年4月1日患者外感,至4月4日首诊。症见恶寒、无汗、咽痛、鼻塞流涕,伴头痛,腰、身疼痛,脉紧,苔薄罩黄。

西医诊断:上呼吸道感染。

中医辨证:风寒束表,卫阳被遏。

治法:发汗解表。

予麻黄汤。

麻黄 15g	桂枝 10g	杏仁 15g	炙甘草 10g

2剂,水煎服,每日1剂。

药后得微汗,而诸恙悉平。

患者同办公室女性蔡某,症状类似,也已感冒数日,见其效速而价廉,原方未动,自购服用2剂,竟也霍然。闻后,劝其慎重,药剂非同饮品,脉证、体质各异,责任重大,此乃偶然,尤其麻黄用量颇大,更当注意。

按:麻黄汤组方严谨,法度不二,君臣佐使各有专司,发汗力量峻猛,《伤寒论》为之立禁森然，后学者顾虑良多，以致渐寂湮沉，如用之合拍，也功效卓显，且简便廉验。

二、柴胡桂枝干姜汤（上呼吸道感染）

苏某，男，43岁。

主诉：发热4天。

2016年4月7日首诊：患者4天前于非洲出差回京后，出现每日2次规律性发热，分别为晨起及夜间。首先恶寒，随后体温升高，最高可达40℃，随后寒战，汗出，热退。发热期间自觉以恶寒为重，寒多热少，大便2日未行，伴肛门疼痛，已于肛肠科就诊，考虑肛裂、混合痔。既往乙肝病史20余年，肾穿刺病理诊断乙肝相关性肾炎5年，高脂血症5年，糖尿病4年。

查体：血压120/80mmHg，心率92次/min。身高173cm，体重121kg，体重指数（BMI）40.4。神志清楚，全身无皮疹及皮下出血，无淋巴结肿大，无扁桃体肿大，心、肺、腹查体未见明显异常，肾区无叩击痛，双下肢浮肿。舌红，苔白腻，脉弦数。

2016年4月7日血常规示WBC 8.79×10^9/L，N% 87.5%，RBC 5.57×10^{12}/L，HGB 161g/L，PLT 136×10^9/L，C反应蛋白（CRP）36mg/L。血涂片：中性粒细胞可见中毒颗粒及空泡变性，偶见异型淋巴细胞；红细胞形态大致正常；血小板正常范围，寄生虫未见，排除疟疾。

西医诊断：上呼吸道感染，病毒性感冒？

中医辨证：邪入少阳，寒多热少。

治法：和解少阳，温化寒饮。

予柴胡桂枝干姜汤加味。

柴胡20g	桂枝15g	干姜15g	黄芩15g
天花粉40g	生牡蛎30g	炙甘草10g	生地榆15g
生槐花10g	荆芥10g	防风10g	

3剂，水煎服，每日1剂。

2016年4月12日二诊：患者服上药1剂后，发热即止，体温正常（36.4℃）。无恶寒、寒战及大汗出，纳佳，眠安，大便畅，小便正常。当日复查血常规示WBC 8.5×10^9/L，N% 49.5%，RBC 5.42×10^{12}/L，HGB 152g/L，PLT 136×10^9/L，

CRP 8mg/L。继续予柴胡桂枝汤调理善后。

柴胡 15g	桂枝 15g	白芍 15g	清半夏 15g
党参 10g	黄芩 15g	炙甘草 10g	生姜 15g
大枣 15g			

10 剂,水煎服,每日 1 剂。

2016 年 7 月 4 日家人来诊,诉未再发热。2019 年 4 月 15 日随访,未再有发热。

按:患者因发热 4 天就诊,发热具有规律性,寒热往来,寒多热少,一日 2 次,晨起夜间各 1 次,发作过程为恶寒、发热、寒战、汗出、热退,颇合中医学邪入少阳,寒多热少的特点。

从西医学角度来看,患者有非洲居住史,因非洲蚊虫叮咬传播疟原虫比较多见,所以首先需要排除疟疾。但是疟疾确诊需要病原学支持,需在患者寒战发作时采血反复查找,而该患者服药 1 剂后翌日体温即正常,故仅有 1 次阴性血涂片结果,不能确诊疟疾。结合患者各方面症状、体征、理化检查,以及治疗前 N% 87.5%,CRP 36mg/L,服柴胡桂枝干姜汤 1 剂后 N% 49.5%,CRP 8mg/L,细菌感染似可排除,病毒性感冒可能性大。

邪居少阳半表半里之间,出入营卫,正邪交争,阴阳相移,故致发病。邪与卫气相搏,入与阴争,阴实阳虚,以致恶寒战栗;出与阳争,阳盛阴虚,内外皆热,以致壮热、头痛、口渴。邪与卫气相离,则遍身汗出,热退身凉,发作停止。因其阴盛而阳虚,卫气郁闭不能透发,寒多而热少。故以柴胡桂枝干姜汤,和解少阳,温寒化饮,从而使病邪转归,一剂而热退。

柴胡桂枝干姜汤出自《伤寒论》147 条:"伤寒五六日,已发汗而复下之,胸胁满微结,小便不利,渴而不呕,但头汗出,往来寒热,心烦者,此为未解也,柴胡桂枝干姜汤主之。"亦见于《金匮要略·疟病脉证并治》:"治疟寒多微有热,或但寒不热。"以柴胡、黄芩合用,解少阳腑热,舒少阳气郁为方中主药;瓜蒌根生津胜热以止烦渴;牡蛎软坚散结,平肝潜阳;桂枝配干姜通阳化阴以畅三焦;干姜配甘草辛甘化阳以温补脾阳,而甘草又有调和诸药、护胃气的作用。

柴胡桂枝干姜汤虽然在临床中应用广泛,但是历代医家对应用此方治疗高热却少有重视。即使仲景在原文中,也未提及与高热相关的任何记述。该例患者高热 40℃,应用本方 1 剂热退,原因在于该方能和解少阳半表半里之邪，畅通三焦，待脾阳得温，肝郁得舒，可使气机条达，而高热也平。

（朱婷婷　整理）

第二节　肺　部　感　染

一、射干麻黄汤（肺炎克雷伯菌感染）

魏某，男，83 岁。

主诉：反复发热 20 余天。

现病史：患者 2015 年 7 月 31 日因中暑引起急性肾功能不全，入 KICU 治疗，肾功能好转后转入我科。患者入院后出现发热（体温最高 39.2℃），发作性呼吸急促，喉中痰鸣，无力咳出，经吸痰器吸出大量白色黏痰，多发于午后及夜间。发作时 2L/min 鼻导管吸氧，血氧饱和度 86%~93%，心率 96 次 /min，血压 160/80mmHg。血气分析示 pH 7.5，PaO_2 51.9mmHg，$PaCO_2$ 27.1mmHg。予以吸痰，应用解痉平喘药物后症状可缓解，血氧饱和度可升至 95%~99%。查体：双肺广泛湿啰音。血常规示 WBC 25.01×10^9/L，N% 90.1%，CRP 57mg/L。胸部 CT 提示慢性支气管炎 - 肺气肿改变，双下肺感染。血培养示肺炎克雷伯菌，对抗菌药复方新诺明敏感，余均耐药。依检查结果予复方新诺明治疗，症状仍未见缓解。既往患帕金森病、阿尔茨海默病。

2015 年 8 月 19 日首诊：喉中痰鸣，张口呼吸，面色无华，双颊发红，形体消瘦，伴潮热，大汗，腹部胀满，大便 1 周 1 次，小便正常。舌红、苔白腻有裂痕，脉浮大、沉取无力、右尺弱。

西医诊断：肺炎克雷伯菌感染，帕金森病，阿尔茨海默病。

中医辨证：哮病。外寒内饮，肺肾两虚。

治法：宣肺平喘，益肾固脱。

予射干麻黄汤加味：

射干 10g	麻黄 10g	干姜炭 10g	细辛 6g
紫菀 15g	款冬花 15g	法半夏 15g	炙五味子 10g
生龙骨 30g	生牡蛎 30g	山茱萸 30g	附子 15g
酒大黄 30g	炙甘草 10g	金荞麦 100g	

3 剂，水煎服，每日 1 剂。

同时予以补液及原发病治疗。

2015 年 8 月 21 日二诊：3 剂后，患者体温降至正常（36.8℃），呼吸喘促发作次数减少，血氧饱和度维持在 96% 左右，心率 87 次 /min，血压 112/62mmHg。复查血常规示 WBC 5.07×10^9/L，N% 64.3%，CRP 6.19mg/L。原方继服 5 剂。

2015 年 8 月 26 日三诊：患者精神较前好转，吸痰量较前减少，吸痰后喘促明显缓解。发作呼吸喘促 1 次，发作时血氧饱和度 98%，心率 109 次 /min，血压 150/90mmHg。血气分析示 pH 7.383，PaO_2 67.6mmHg，$PaCO_2$ 41.8mmHg。查体：双肺呼吸音较前转清，但仍可闻及双下肺湿啰音。复查血常规示 WBC 5.63×10^9/L，N% 63.1%，CRP 8mg/L。床旁胸片示双肺纹理粗，渗出较前明显减少（图 2-2-1）。调方如下：

麻黄 10g	炒苦杏仁 12g	生石膏 60g	炙甘草 10g
法半夏 15g	姜厚朴 20g	生姜 15g	金荞麦 100g
党参 30g			

12 剂，水煎服，日 1 剂，分 2 次温服。

药后病情好转，于 9 月 8 日出院。出院后继续予二陈汤合三子养亲汤加减调理。随访 3 个月病情平稳，未再次入院。

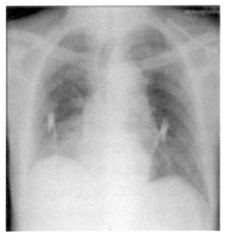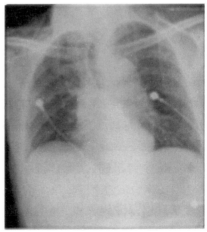

图 2-2-1 治疗前后胸片对比

按：帕金森病（PD）是一种慢性进行性神经系统变性病，好发于老年人，全球发病率约为0.3%。该病临床主要特征为运动障碍，包括进行性运动迟缓、肌强直，而当患者的主动呼吸功能受限、咽喉部的肌张力升高、排痰无力时，常导致误吸，加之整个呼吸道功能退化，因此受到病原微生物侵袭而出现呼吸道感染的风险增加。本患者感染肺炎克雷伯菌，在长期使用抗生素后，细菌培养结果常呈多重耐药，病情进展迅速，抗生素疗效欠佳，治疗棘手。

该案例患者因中暑引发急性肾功能不全、肺部感染，进而导致全身炎症反应综合征（SIRS），为危急重症范畴，中医辨证属"哮病""痰饮"。《金匮要略·肺痿肺痈咳嗽上气病脉证治》云："咳而上气，喉中水鸡声，射干麻黄汤主之。"射干麻黄汤由小青龙汤化裁而来，以喘迫、痰壅、喉鸣为主症，除治伤寒咳而上气、喉中水鸡声外，还用于哮喘及急性肺炎。栗原广三谓："咳嗽甚剧，气上逆，喉鸣，涎沫不出者，以此治之，有良效。又曰：喉鸣者，寒气侵肺，外邪包内热之结果也。"有学者用小青龙汤和四逆汤治疗帕金森病合并耐甲氧西林金黄色葡萄球菌及热带假丝酵母菌肺部感染亦取得良效。该患者首方以射干麻黄汤化裁，方中麻黄辛温行散，同细辛共同宣畅三焦；射干宣肺涤痰，气痰交阻时尤为显效，可消喉中痰鸣水鸡声。半夏、细辛温化寒饮，涤痰降气。紫菀、款冬花性情平润，是温化寒痰常用对药。紫菀专开泄肺郁，蜜紫菀祛痰之效更优，款冬花润肺消痰，治疗喘满痰嗽。五味子敛肺滋肾，一则与麻黄、干姜、细辛同用，有宣散和收敛并举之功，二则可防药物辛散太过，耗阴伤阳。

肺与大肠相表里。患者病情虚实夹杂，日久耗伤津液，且大便1周1次，在射干麻黄汤宣发肺气的基础上，用酒大黄30g泻下存阴，以挽生机，也有釜底抽薪、急下存阴之意。然该患者疾病日久，年老体虚，故不可久用，需时刻观察排便情况，中病即止。金荞麦苦、平，入肺脾胃经，清热解毒，清肺化痰，治疗肺部感染类疾病常用到100g，可起到化痰止咳的功效。该患者形体消瘦，病邪日久，应注意扶正祛邪。患者每日张口呼吸，大汗，消耗大量津液，应用静脉补液平衡阴阳，固护津液。同时患者龙雷之火，现为真阳外越之象，肾不纳气，应加些温潜之药，予龙骨、牡蛎配以附子、山茱萸益肾纳气治疗。另予炙甘草甘温以守中扶正。

本病案患者病情日久，又复感外邪，真阳外越，呈现一派热象。病情较为复杂，很容易失治误治，延误病机，需针对主证，辨表里虚实。其基础疾病为帕金森病、阿尔茨海默病，属中医"颤证""痴呆"范畴，但该患者当下的主证属"喘证""痰饮",急当治其标,故用射干麻黄汤开痰平喘,后期缓则治其本,用二陈汤合三子养亲汤健脾化痰化裁。辨证论治,核心是谨守病机。

（石皓月　整理）

二、麻杏甘石汤（肺部感染、全身炎症反应综合征）

章某,男,80岁。

主诉: 右上腹疼痛伴发热18天。

现病史: 患者于2013年7月21日无明显诱因出现右上腹疼痛,呈持续性胀痛;伴纳差、恶心,呕吐数次,呕吐物为少量黄绿色胃内容物,未见鲜血;并伴有发热,体温最高至39.5℃,发热前寒战;同时伴有腹泻,约8次/d,呈水样便。行腹部超声检查示脂肪肝、胆囊增大、胆囊炎。查血常规示WBC 2.32×10^9/L,N% 82.3%,RBC 4.66×10^{12}/L,HGB 149g/L,PLT 81×10^9/L。血液生化示ALT 40U/L,TBIL 28.58μmol/L,DBIL 8.7μmol/L,K^+3.3mmol/L,Na^+134mmol/L,淀粉酶(AMY)74U/L。诊断为急性胆囊炎,胆源性胰腺炎。给予静脉滴注"泰能(注射用亚胺培南西司他丁钠)、奥硝唑、奥曲肽"等,并行数字减影血管造影(DSA)引导下经皮经肝胆囊穿刺置管引流术。于2013年7月23日收入我院呼吸重症监护病房(RICU)。

既往高血压、慢性肾功能不全、2型糖尿病病史。

2013年7月22日血常规示WBC 33.15×10^9/L、RBC 4.64×10^{12}/L。腹部超声示脂肪肝、胆囊增大,胆囊炎。腹部CT示肝内小囊肿可能,胆囊结石,胆囊炎。胸部CT示右肺下叶大片实变,考虑炎症病变;肝囊肿、胆囊结石。

入院后,予泰能联合奥硝唑抗感染治疗,还原型谷胱甘肽保肝治疗,以及对症处理后,胆系症状趋于平稳,但仍发热,咳痰不停,咳甚而喘,昼夜不止,肺部感染仍然显著。

2013年8月8日首诊: 患者咳痰夜甚而喘,声隆连续,影响同病室其他患者休息。血常规示WBC 25.14×10^9/L,N% 92.3%。体温38.9℃,呼吸22次/min,心率110次/min。抗生素治疗效果不显。身痛,尿不畅(已导尿),便秘。痰白黏、泡沫状、难咳。脉细数、尺弱,苔薄白根厚,质淡暗。

西医诊断: 全身炎症反应综合征,肺部感染,胆囊结石伴急性化脓性胆囊炎,胆源性胰腺炎,低蛋白血症,低钾血症,肾功能不全,心力衰竭,2型糖尿病,高血压3级。

中医辨证:风寒化热,邪热迫肺,肺热壅盛。

治法:宣泄肺热,清肺镇咳平喘。

予麻杏甘石汤加味:

麻黄 5g	杏仁 10g	炙甘草 10g	生石膏 80g
橘红 10g	桔梗 10g	炮姜 10g	当归 15g
茵陈 15g	金钱草 30g	金荞麦 80g	酒大黄 8g
生黄芪 30g	柴胡 10g	莪术 20g	山茱萸 15g

5剂,水煎服,每日1剂。

另:金荞麦片每次5片,每日3次。

2013年8月13日二诊:患者服上方2剂后,咳嗽即较前明显减轻,痰量减少,现有午后及夜间少量咳嗽,咳白色泡沫痰(上次白痰,本次稍黄)。血常规示 WBC 7.12×10^9/L, N% 79.2%。伴身痛,失眠,纳食可,大便2日一行,成形软便。脉弦滑,苔薄腻渐化。效不更方。上方去山茱萸,炮姜加至15g,加桑白皮15g、黛蛤散(包)30g、全瓜蒌30g、浙贝母15g。5剂。

2013年8月19日三诊:患者服上方后咳痰基本控制,偶咳少许泡沫痰,纳增,唯肠鸣不已,便黏不畅,或有黏液渗出,寐可,体力渐复。血常规示 WBC 4.56×10^9/L, N% 48.3%(图2-2-2)。体温36.8℃,呼吸17次/min,心率75次/min。脉弦滑,苔腻微黄。改拟温阳健脾、利水消肿之茯苓桂枝白术甘草汤。

茯苓 15g	桂枝 10g	炒白术 10g	炙甘草 10g
炮姜 8g	桔梗 10g	仙鹤草 30g	当归 10g
橘红 10g	法半夏 15g	生黄芪 30g	莪术 20g
茵陈 15g	金钱草 30g		

7剂,水煎服,每日1剂。

服后患者咳嗽基本消失,诸症缓解而出院。

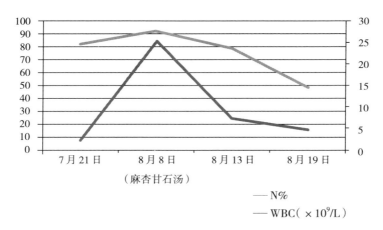

（麻杏甘石汤）

—— N%

—— WBC（×10⁹/L）

图2-2-2 患者治疗前后白细胞计数和中性粒细胞百分比变化

按：全身炎症反应综合征（SIRS）指全身的炎症反应（身体对多种细胞因子、炎症介质的反应），确诊须具备以下4点中的至少2点；①肛温＞38℃或＜36℃；②心率＞90次/min；③呼吸＞20次/min或PCO_2＜32.33mmHg；④血白细胞计数＞$12×10^9$/L或＜$4×10^9$/L，或未成熟粒细胞百分比＞10%。本患者全部符合，可以诊断SIRS。目前没有特效西药治疗。近年来，对SIRS的研究不断深入，由于其发病机制复杂，环节较多，因而单一的某种治疗措施如拮抗某种炎症介质均不能取得预期的治疗效果。中医药强调调整机体的阴阳平衡，辨证施治个体化治疗和中药多环节多靶点整体调节的特点，或许可以弥补以上的不足。随着中西医结合危重症临床的发展，中医辨证论治的深入，系统性运用中医理论防治SIRS日趋完善，也是中医药治疗SIRS取得突破性进展的关键。本案患者经治疗后，心率、呼吸、体温、白细胞、CRP等都在用药后恢复正常，说明单纯的抗生素治疗无效，加用中药可有效治疗SIRS。

本案为经方复合治疗，包括麻杏甘石汤、甘草干姜汤、桔梗汤（又名甘桔汤）、茵陈蒿汤。《伤寒论》63条："发汗后，不可更行桂枝汤。汗出而喘，无大热者，可与麻黄杏仁甘草石膏汤。"162条方证与63条相同，唯"下后"易"发汗后"。本患者始于腹泻、外感。麻杏甘石汤原治太阳病，发汗未愈，风寒入里化热，"汗出而喘"者，为表邪不解而入里，或风寒之邪郁而化热入里而致热壅于肺，肺失宣降。本方宣泄肺热，清肺镇咳平喘，多用于风寒化热，或风热犯肺，以及内热外寒诸证的治疗。

本患者高龄，呼吸系统和消化系统同时有炎症，使用广谱抗生素多日，外邪已然入里,内热蕴于肺,故用麻杏甘石汤。但患者高龄,年老体弱,咳嗽迁延日久,痰白呈泡沫状,肺中阳气不足,肺气虚衰,萎弱不振,"上虚不能制下",故加炮姜,亦有取甘草干姜汤之意。复诊之时,患者咳嗽好转但脉转弦而身痛,便秘。故加桑白皮、黛蛤散、瓜蒌、浙贝母,清热利肺、通腑化痰,以竟全功。另,病延二旬,又经手术及高热不退,八十老翁,正气虚衰,故加生黄芪、山茱萸以益气升陷,扶正祛邪。全身炎症反应综合征只有从整体调治,抑制机体的过度反应,改善内环境,才能使"经方"发挥更充分。

金荞麦虽是治肺痈(肺脓肿)的专药,清化痰热、排痰解毒的功效卓越,但此药当宜酒煎,在住院病区难以调剂,故加酒大黄,也取大黄泄热化瘀之功。金荞麦是针对肺热壅盛,尤其化脓成痈的特效药,也是对经方治疗肺痈的又一创新,临床对邪热壅肺诸症颇验。正如曹颖甫评恽铁樵治王鹿萍子脑膜炎,用羚羊角奏效案曰:"足见治危急之证,原有经方所不备,而借力于后贤之发明者,故治病贵具通识也。"

(柳　翼　整理)

三、麻杏甘石汤合大柴胡汤(喉麻痹合并肺炎)

王某,女,57岁。

主诉:甲状旁腺功能亢进症术后反复发热、声音嘶哑7个月。

现病史:患者 2011 年 12 月 22 日因水肿、夜间憋气、便秘、骨痛等收入院。诊断为尿毒症,甲状旁腺功能亢进症,甲状旁腺功能亢进性骨病。于 2011 年 12 月 28 日行甲状旁腺全切术。术后出现饮水呛咳、声音嘶哑。电子喉镜检查提示双侧完全性喉麻痹。此后患者反复出现发热伴咳嗽,胸片及胸部 CT 提示双侧多发肺炎,以右侧为主。2012 年 1 月 12 日痰培养提示睾丸酮丛毛单胞菌生长,此后痰培养和痰涂片主要是念珠菌和革兰氏阳性球菌。在鼻饲、营养支持、透析等治疗基础上,给予左氧氟沙星静脉滴注。患者肺部感染初期尚能控制。2012 年 5 月中旬患者病情加重,开始出现持续中度发热,午后热甚,体温最高达 38.9℃,痰多,色黄,黏稠。血常规示 WBC 波动在 8.67×10^9/L~27.6×10^9/L,N% 波动在 74.9%~91.5%。多次复查血培养,未培养出病原菌。又先后给予哌拉西林钠他唑巴坦、奥硝唑、舒普深、伏立康唑、氟康唑和万古霉素、美罗培南、莫西沙星等静脉滴注抗感染治疗,效果不佳。仍发热、咳嗽、痰多,且出现腹胀、稀便。便细菌学检查提示全片细菌减少,革兰氏阴性杆菌偏少，革兰氏阳性球菌少量，成对、成堆。给予质子泵抑制剂抑酸，蒙脱石散止泻，双歧杆菌、枯草杆菌二联活菌颗粒等口服调节胃肠菌群无效。

既往史：患者慢性肾功能不全病史 13 年，肾性贫血。11 年前开始血液透析，每周 3 次；2 年前出现全身瘙痒、骨痛；1 年前化验全段甲状旁腺激素（PTH）> 200 000pg/ml，予口服骨化三醇冲击治疗，效果不佳。

辅助检查：2011 年 6 月，全段甲状旁腺激素 924.3pg/ml；甲状腺 B 超示甲状腺左叶囊实性肿块（2.5cm × 1.2cm）。甲状旁腺断层显像示位于甲状腺左叶下极后方的甲状旁腺功能增强；位于甲状腺右叶上、下极后方的甲状旁腺可疑功能增强。2012 年 6 月 7 日腹部 CT 示脾增大约 8 个肋单元，质均匀；双肾体积缩小，见类圆形低密度灶，右肾实质内见点状钙化灶。2012 年 6 月 8 日胸部 CT 示双肺散在多发斑片状密度增高影，右侧重，右肺见多发实变影并见空气支气管征，双侧胸膜增厚，少量胸腔积液。

2012 年 7 月 9 日首诊：患者近 7 个月反复发热，休作有时，午后热甚，发热前或有恶寒（T38.5℃左右），自汗，口干而苦，咳痰黄稠，声低音哑，语言难出，乏力嗜睡，胸腹胁肋胀满，下肢微肿，大便干结、间日行。脉弦而滑，舌尖红，苔黄腻。

西医诊断：肺炎（细菌、真菌混合感染），慢性肾功能不全（尿毒症期），继发性甲状旁腺功能亢进症，甲状旁腺切除术后，甲状旁腺功能亢进性骨病，肾性贫血，胸腔积液。

中医辨证：邪热壅肺，肺失宣肃，少阳枢机不利，里实已成。

治法：清宣肺热，和解少阳，通下里实。

予麻杏甘石汤合大柴胡汤加味。

麻黄 6g	杏仁 10g	炙甘草 10g	生石膏 120g
柴胡 15g	黄芩 15g	姜半夏 15g	枳实 15g
白芍 12g	酒大黄 10g	大枣 15g	生姜 3 片
金荞麦 80g			

3 剂，日 1 剂，水煎 200ml，分 2 次鼻饲入。

2012 年 7 月 12 日二诊：患者服上方 1 剂后即热退身凉，体温 37℃。咳痰均减，口干心烦，脘痞、呃逆欲呕，腹胀，缓解未除。便不成形，日 3~4 次。脉细弦，舌尖红，苔黄腻根厚。辨证为虚痞为患。拟半夏泻心汤合枳术汤，以善其后。

法半夏 15g　　　干姜 10g　　　黄芩 15g　　　川黄连 10g

党参 8g　　　　炙甘草 10g　　　大枣 15g　　　炒白术 6g

枳壳 10g

7 剂，日 1 剂，水煎服，鼻饲入。

随访：患者诸症渐消，未再发热，病情稳定。

图 2-2-3、图 2-2-4 为患者治疗前后胸片。

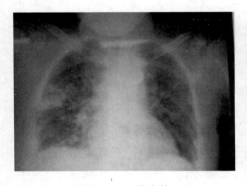

图 2-2-3　治疗前

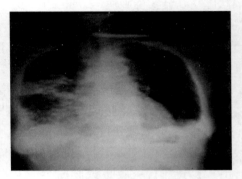

图 2-2-4　治疗后

按：本案为一中年女性，罹患慢性肾功能不全多年，尿毒症期，长期透析治疗。因甲状旁腺功能亢进行切除术后双侧完全喉麻痹，误吸致双侧肺部感染，病情加重求诊。长期使用多种抗生素及西药对症治疗，仍反复发热、咳痰、肺部阴影吸收不好，且出现腹胀、腹泻，肠道菌群紊乱。

患者肺中热盛，身热喘急，口渴脉数。"发汗后，不可更行桂枝汤，汗出而喘，无大热者，可与麻黄杏仁甘草石膏汤。"（《伤寒论》63 条）此时当重用石膏。石膏质重泻火，气轻透热，易达肌表。麻黄宣肺而泄邪热，但其性温，故配伍辛甘大寒之石膏为臣药。杏仁降肺气，助麻黄、石膏清肺平喘。炙甘草既能益气和中，又与石膏合而生津止渴。另，患者柴胡证具，邪入阳明，用大柴胡汤。"太阳病，过经十余日，反二三下之，后四五日，柴胡证仍在者，先与小柴胡汤；呕不止，心下急，郁郁微烦者，为未解也，与大柴胡汤，下之则愈。"（《伤寒论》103 条）少阳阳明合病，仍以少阳为主。症见往来寒热、胸胁苦满，表明病变部位仍未离少阳；呕不止、心下痞硬、下利、舌苔黄、脉弦滑等合参，说明病邪已进入阳明，有化热成实的热结之象。《伤寒论》136 条："伤寒十余日，热结在里，复往来寒热者，与大柴胡汤。"本案苔黄腻、脉弦滑，大便干结，均为"热结在里"之征。方中柴胡配黄芩和解清热，以除少阳之邪；轻用大黄配枳实以内泻阳明热结，行气消痞；芍药柔肝缓急止痛，与大黄相配可治腹中实痛，与枳实相伍以理气和血，以除心下满痛；半夏和胃降逆，配伍大量生姜，以治呕逆不止。大枣与生姜相配，能和营卫而行津液，并调和脾胃。

再者，本案口苦、胸胁满、便秘，虽大柴胡证悉具，然病延半年，方中大黄改用酒大黄。另，金荞麦泄热排脓（痰），酒煎效可倍增，与酒大黄同用可加强疗效。

（张雪芹　整理）

四、桂枝去芍药加麻黄细辛附子汤（社区获得性肺炎）

张某，男，43岁。

主诉：咳嗽半月余。

现病史：患者于2016年1月底受凉感冒后出现咳嗽，夜重，影响睡眠，伴喘息，咳痰清稀，自汗肢冷，同时有胃脘冷痛，偶有痉挛性痛，范围直径10cm。自服藿香正气水无效。之后，时逢春节，患者又于春节期间反复受寒、饮酒、劳累后，上述症状加重，彻夜咳喘，咳痰清稀，冷汗，脘腹冷痛，日间活动后咳嗽气短，恶风。曾自服橘红丸，咳嗽略有缓解，2天后再度反复，胃脘冷痛症状于嚼服附子理中丸及局部热敷后无缓解。

既往史：患者否认慢性咳喘病史。近半年来，患者因劳倦，体重下降约5kg。

查体：神清，精神弱，多汗，咽无充血，双扁桃体不大，双肺呼吸音粗，未闻及干湿性啰音，心率80次/min，律齐，各瓣膜听诊区未闻及杂音，腹软，肝脾肋下未及，双下肢不肿。

辅助检查：2月14日查胸片示右下肺可见斑片状阴影（图2-2-5）；血常规示WBC 14.1×10^9/L，N% 78%。CRP 1.0mg/L（0~8mg/L）。

2016年2月14日首诊：咳喘畏寒，活动及夜间加重，咳痰白稀，痰中带血，脘冷，冷汗。纳谷尚可，二便调。舌质紫暗、有齿痕，苔白腻；脉弦滑。肺部听诊呼吸音粗，未闻及干湿性啰音。

西医诊断：社区获得性肺炎（CAP）。

中医辨证：气分喘咳。

治法：温阳散寒，通利化饮。

予桂枝去芍药加麻黄细辛附子汤合小青龙汤加减：

桂枝 15g	炙甘草 10g	生姜 15g	大枣 15g
麻黄 8g	附子 15g	细辛 6g	干姜 10g
五味子 10g	法半夏 15g	化橘红 15g	

3 剂，水煎服，每日 1 剂。

另：莫西沙星 0.4g，每日 1 次，口服。

2016 年 2 月 17 日复诊：患者当晚服药后，自觉脘腹有热感，咳喘若失，是夜安眠。此后脘腹不再冷痛，服药亦无热感。3 剂后，偶有咳嗽，少量痰，仍痰中带血丝。无冷汗及脘冷，唯大便偏溏，完谷不化。舌淡红，苔薄白、根偏腻，脉略弦。

予香砂六君子汤善后：

党参 10g	茯苓 15g	炒白术 12g	炙甘草 10g
橘红 15g	法半夏 10g	木香 8g	砂仁 10g

3 剂，水煎服，每日 1 剂。

药后诸症消失，肺部听诊未见异常。复查胸片示右下肺可见斑片状阴影消失，右下肺纹理稍重（图 2-2-5）。血常规示 WBC 7.7×10^9/L，N% 61.2%。CRP 0mg/L。

随访：患者饮食恢复，体力增加。

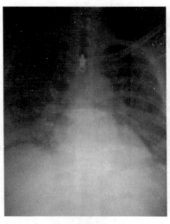 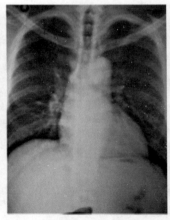

2016年2月14日胸片（治疗前）　　2016年2月21日胸片（治疗后）

图 2-2-5　治疗前后胸部 X 线片

按：本案患者中年男性，彻夜咳嗽，遇风气短，迁延旬余，查体肺部未闻及啰音，胸片示右下肺渗出性斑片影，炎症指标 WBC 升高，社区获得性肺炎（CAP）诊断成立。CAP 一旦发展成为重症社区获得性肺炎，病死率会从 1% 左右飙升至 30%~50%。治疗上，患者曾服用附子理中丸治疗胃脘冷痛，然单纯温中健脾不能有效控制症状。实因患者表里同病，故需表里双解，方能奏效。

考虑患者平素劳倦，近半年来体重下降约 5kg，脾主肌肉四肢，过劳伤气，故脾气已虚。此次反复感受风寒、饮酒后咳嗽，咳痰清稀，冷汗。"诸病水液，澄彻清冷，皆属于寒。"患者舌质紫暗，是为寒象，而脉弦滑，苔白腻，为寒饮的表现；脘冷肢冷为脾肾阳虚表现，恶风为表证未解。自觉脘冷可诱发咳喘为心下水寒射肺，肺失宣降。脾主升，肺主降，肾主水，脾肺肾功能失司，升降失调，上喘下痞。故病在太阳、阳明、太阴、少阴，法当温中散寒，表里双解。寒饮突出，单以小青龙汤势单力孤，合用桂枝去芍药加麻黄细辛附子汤，峻逐寒饮。

桂枝去芍药加麻黄细辛附子汤出自《金匮要略·水气病脉证并治》第 29 条："气分，心下坚，大如盘，边如旋杯，水饮所作，桂枝去芍药加麻辛附子汤主之。"本方是桂枝汤去苦酸微寒之芍药，合助阳解表之麻黄细辛附子汤而成。专取辛甘发散，温热通阳之品于一炉，功专温阳散寒，化饮解凝，通阳利气，宣肺解表。故用于阳虚感寒，风寒痹痛，肺气失宣，水气互结等所变生之诸疾。

小青龙汤出自《伤寒论》第 40 条："伤寒表不解，心下有水气，干呕发热而咳，或渴，或利，或噎，或小便不利、少腹满，或喘者，小青龙汤主之。"本案合用小青龙汤，取患者脾肺本虚，若纯用辛温发散，恐耗伤肺气，故佐以五味子敛肺止咳；法半夏燥湿化痰，和胃降逆；炙甘草益气健脾，化痰和胃，既可益气和中，又能调和辛散酸收之品。

两方合用，共奏温阳散寒、宣肺解表、化饮解凝、健脾和胃之功。3 剂药后，症状即十去八九，改香砂六君子汤益气健脾，燥湿化痰。患者药后便溏、完谷不化、鼻塞明显，为药物调动自身调节机制，驱邪外出，乃肺合大肠之旨。

本案所示，要善于抓主证，方证对应，遣方用药，才能迅速取效。本案除患者口服莫西沙星外，并未使用一味常规所谓有抗菌、抗病毒作用的中草药，而是温阳解表，既有效缓解症状，减轻患者痛苦，又调动人体自身免疫机制而达治愈肺炎的目的。

（张雪芹　整理）

第三节　胸腔积液

一、十枣汤（大叶性肺炎包裹性胸腔积液）

顾某，男，42岁。

主诉：发热、咳嗽伴胸痛2周。

1977年4月16日首诊：患者2周前受凉后出现恶寒、发热，以午后为甚，最高可达39℃以上。曾在外院诊断为"上呼吸道感染"，服病毒灵及抗生素（口服四环素等）治疗，未见缓解。1周前出现胸痛伴咳铁锈色痰，数日来发热加剧，持续在39.5~40℃，无明显恶寒，胸痛以右侧为甚，身热汗出不解，口干黏而苦，大便5日未行。脉弦滑而数，苔黄厚。

查体：T 40.5℃，P 106次/min，R 24次/min，BP 120/80mmHg。重病面容，面色潮红，精神疲惫，浅表淋巴结不肿大，咽充血，扁桃体不大，胸廓对称，右侧呼吸运动受限，右后下部叩之呈浊音，肝肺浊音界居右胸第6肋间，右下呼吸音消失，语颤减弱，可闻及细水泡音，心界不大，未闻及明显杂音，肝脾未及，双下肢不肿。血常规示WBC 21.8×10^9/L，N% 87%，淋巴细胞百分比（L%）10%。胸片报告：左肺清晰，右肺见片状阴影，边缘较清晰；右下肺外侧胸壁上有一弧形致密阴影向肺内突出，右膈光滑，右膈运动尚好。结论：右侧包裹性胸膜炎伴右中肺炎。胸水常规示黎氏试验（+），细胞数18 000个/mm，分类示多核90%、单核10%。

西医诊断：大叶性肺炎，浆液纤维性渗出性（包裹性）胸膜炎。

中医诊断：悬饮。

治法：逐水消饮。

予十枣汤。

大戟1.1g　　　芫花1.1g　　　甘遂1.1g。
　　　1剂。共研为极细末，装胶囊，以大枣10枚煎汤浓缩，分2次送服。

服上药1剂后，腹泻4次，稀水样便，腹痛不显，右肺底啰音明显减少，呼吸音仍低，体温已趋正常，咳减，痰少，苔黄腻，脉滑数。服用十枣汤后胸片报告：双肺野清晰，右下膈胸膜肥厚。

续服上方半剂，自午后起改葶苈大枣泻肺汤合千金苇茎汤加减：

| 冬瓜仁 30g | 芦根 30g | 葶苈子 10g | 鱼腥草 30g |
| 蒲公英 30g | 全瓜蒌 15g | 一见喜 15g | 甘草 10g |

继进 3 剂,体温已降至正常,咳痰胸痛均好转。右下肺呼吸音仍低,湿啰音消失,舌质偏红,苔薄腻,脉滑数。复查血常规示 WBC 9.7×10^9/L,N% 70%,L% 28%。原方加败酱草 30g、薏苡仁 30g。再进 4 剂。

其后患者体温一直正常(图 2-3-1),症状逐步减轻,胸片复查示逐步吸收,乃至完全吸收。

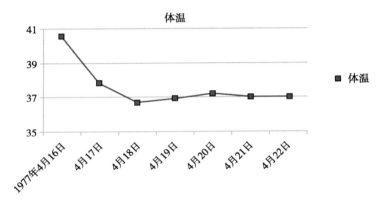

图 2-3-1　服用十枣汤治疗后体温变化图

按: 患者感受外邪,而见寒热。继之邪郁肺卫,水道失于通调,水饮壅盛于里,留于胸胁,而成悬饮之变。水停气阻,故胸胁作痛;肺不主气,肺气不利,则气短、咳促;邪郁化热,故见高热汗出,口干黏而苦,便结;虽汗出,邪未祛,水未退。舌红,苔黄厚,脉弦滑数,均为一派实证、热证之象。水饮壅盛,随气攻窜,又于体格壮实之人,当以峻剂攻逐,一般化饮渗利之品恐难胜任。

另颇合《伤寒论》第 152 条:"太阳中风,下利呕逆,表解者,乃可攻之。其人漐漐汗出,发作有时,头痛,心下痞硬满,引胁下痛,干呕短气,汗出不恶寒者,此表解里未和也,十枣汤主之。"《金匮要略·痰饮咳嗽病脉证治》:"病悬饮者,十枣汤主之。"此案初起寒热表证已解,高热汗出,胸胁引痛,无恶寒而大便秘结,是为"此表解里未和",结合胸片,已显现"悬饮"(包裹性积液),故用十枣汤之甘遂行经隧水湿,大戟泄脏腑水湿,芫花消胸胁伏饮。三药同用,共奏逐水饮、除积聚、消肿满之功。但其药性峻烈,易伤正气,故以大枣 10 枚煎汤,送服三药之胶囊,益气护胃,甘缓其毒。1 剂后,得快利,邪去大半,病势骤减，热势大退。再改葶苈大枣泻肺汤、苇茎汤加减，以清热解毒、泻肺利水而收功。

二、柴胡桂枝干姜汤（难治性发热、胸腔心包积液）

单某，女，69岁。

主诉： 发热、咳嗽3个月余。

现病史： 患者2012年4月开始无明显诱因出现发热，多发生于18—21时。体温最高39.2℃，多波动在38℃上下。恶寒汗出，伴双腿肌肉疼痛、咳嗽，咳少量白色泡沫样痰，不能平卧入睡。就诊于当地医院，查WBC、CRP、血沉（ESR）等炎症指标偏高，先后给予多种抗生素抗感染以及非甾体类解热镇痛剂退热治疗，并口服"阿桔片"镇咳治疗，中药从清解、温通等法服用数十剂，效果不显。后至北京协和医院多次检查，未明确发热原因。自发病以来，患者口干欲吐，纳呆，大便干结，3~4日一行。夜不能寐，消瘦，体重较前减轻5kg余。

既往史： 高血压病史20年；糖尿病病史20年，现注射胰岛素治疗。

查体： BP 160/90mmHg，神情，精神弱，双肺呼吸音清晰，未闻及干湿啰音，心律齐，腹软，肝脾肋下未及，双下肢不肿。

辅助检查： 2012年6月25日血常规示WBC $12.5×10^9$/L，N% 63.5%，HGB 125g/L；ESR 40mm/h；超敏C反应蛋白（hCRP）158mg/L；肝功能示TBIL 26.8μmol/L↑，DBIL 7.7μmol/L↑，间接胆红素（IBIL）19.1μmol/L↑，AST 55U/L↑；电解质 Na^+ 131mmol/L，Cl^- 90mmol/L；血糖（Glu）6.4mmol/L。

甲状腺功能正常。腹部彩超未见明显异常；超声心动图示LA42mm，提示左房偏大，余未见明显异常。胸片示双肺纹理增多。

2012年7月9日，胸部CT示双肺纹理增重，双侧胸腔及心包少量积液（图2-3-2）。

2012年7月23日（北京协和医院）：血常规示WBC $10.3×10^9$/L，N% 71.3%，HGB 119g/L；ESR 83mm/h；肝功能示ALB 34g/L，前白蛋白（PA）

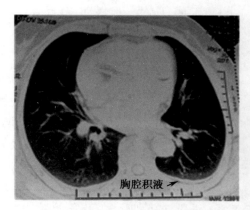

胸腔积液

图2-3-2　2012年7月9日胸部CT

47mg/L，余项正常；FBG 8.17mmol/L，电解质正常；TB-spot 阴性；结核抗体阴性；PPD 试验阴性；梅毒特异性抗体、艾滋病抗体及抗原、乙型肝炎表面抗原（HBsAg）、丙型肝炎病毒抗体（HCV-Ab）均阴性；类风湿因子（RF）、抗核抗体谱、抗 ENA 抗体谱、抗中性粒细胞胞质抗体（ANCA）、抗心磷脂 IgG 抗体均阴性；肺功能示通气及弥散功能正常。用力呼气量（FEV）12.29L（122.8%），用力肺活量（FVC）2.83L（125.8%），FEV_1/FVC 80.69%，一氧化碳弥散量（DLCO）84.6%，DLCO/VA 84.5%。

2012 年 7 月 30 日首诊：发热近 3 个月余，咳嗽，傍晚加重，恶寒汗出，腰腿肌痛，口干欲吐，纳呆，大便干结。脉弦滑，舌质暗、有齿痕，苔白腻。

西医诊断：不明原因发热。

中医辨证：少阳病兼水饮内结。

治法：和解少阳，温化寒饮。

予柴胡桂枝干姜汤：

柴胡 15g	桂枝 10g	炮姜 12g	天花粉 60g
生牡蛎 30g	黄芩 20g	炙甘草 15g	

5 剂，水煎服，日 1 剂，早晚分服。

2012 年 8 月 13 日二诊：患者服用上药 3 剂后即退热，体温低于 37℃。咳嗽显减，夜可成寐。停药后体温稍有反复（为 37.1~37.5℃），仍恶寒，腿酸痛，纳呆，便畅。脉沉细、弦滑，苔白腻罩黄。

改拟甘草干姜汤合桂枝芍药知母汤加减：

炙甘草 15g	炮姜 10g	桂枝 10g	白芍 15g
知母 15g	麻黄 4g	炒白术 15g	附子 10g
防风 10g	生石膏 60g		

7 剂，水煎服，日 1 剂，早晚分服。

2012 年 8 月 23 日三诊：家属代诉，热退已 2 周，体温最高 37.1℃，咳痰渐止，足冷恶寒腿疼缓解，食欲仍差，便仍 3 天 1 次、不干。体重由 55kg 增至 60kg。复查 ESR 83mm/h，CRP 158mg/L。

效不更方，原方加减：上方附子加至 30g（先煎 2 小时），麻黄加至 6g，桂枝加至 15g，生石膏加至 100g，白芍加至 20g。7 剂。

随访 4 个月,体温正常,咳痰止,无反复。

按: 本案患者老年女性,慢性病程,发热、恶寒、汗出近 4 个月,查炎症指标偏高,结核相关检查、病毒学检查、自身免疫性抗体均阴性。使用多种抗生素抗感染、非甾体类解热镇痛药退热治疗无效,且影像学改变从单纯支气管炎发展到双侧少量胸水、心包积液,咳少量白色泡沫样痰,夜不能寐。患者病程发展符合《伤寒论》第 147 条:"伤寒五六日,已发汗而复下之,胸胁满微结,小便不利,渴而不呕,但头汗出,往来寒热,心烦者,此为未解也,柴胡桂枝干姜汤主之。"原方组成:柴胡半斤,桂枝三两(去皮),干姜二两,瓜蒌根四两,黄芩三两,牡蛎二两(熬),甘草二两(炙)。

本案解热镇痛剂的使用可视为"已发汗";抗生素多为苦寒折下之品,多种抗生素的使用可视为"复下之"。CT 检查示少量双侧胸腔积液、少量心包积液可视为"胸胁满微结"。对于伤寒五六日的理解,不能拘泥句下,五六日可以泛指一段时间甚至日久。患者"口干欲吐,纳呆,大便干结,3~4 日一行"表明少阳证在。但患者咳嗽重,吐白色泡沫样稀痰,以及少量胸腔积液和少量心包积液,苔白腻,脉弦滑,提示饮邪存在。故此证阳微结已从寒化,夹饮微结,胸中之阳不振,饮邪上犯,证见咳重欲吐。

对于 147 条"微结"的理解,可结合《伤寒论》第 148 条:"伤寒五六日,头汗出,微恶寒,手足冷,心下满,口不欲食,大便硬,脉细者,此为阳微结,必有表,复有里也;脉沉,亦在里也;汗出为阳微,假令纯阴结,不得复有外证,悉入在里,此为半在里半在外也;脉虽沉紧,不得为少阴病,所以然者,阴不得有汗,今头汗出,故知非少阴也。"此条阐述了阳微结与纯阴结之鉴别。阳微,不能驱邪外出,头为诸阳之会,故可能仅仅头汗出;阳气郁结,不能达于四末,故手足冷;心下满,口不欲食;可能是长期使用汗法(发汗药)、寒凉药(抗生素)所致阳气衰减,津液内竭又致使大便硬结。本例大便干结与此条相符。

本案方中重用甘草、炮姜,取甘草干姜汤方意。此方在《伤寒论》和《金匮要略》中均有应用。《伤寒论》第 29 条:"伤寒脉浮,自汗出,小便数,心烦,微恶寒,脚挛急,反与桂枝,欲攻其表,此误也。得之便厥,咽中干,烦躁吐逆者,作甘草干姜汤与之,以复其阳。"

《金匮要略·肺痿肺痈咳嗽上气病脉证治》:"肺痿吐涎沫而不咳者,其人不渴,必遗尿,小便数,所以然者,以上虚不能制下故也。此为肺中冷,必眩,多涎唾,甘草干姜汤以温之。"本案病程 3 个月余,主诉发热、咳嗽。基本病机虽为少阳挟饮,但患者年近七旬,患消渴已 20 余年,肝肾已虚,结合咳吐白色泡沫样痰,应考虑兼有肺痿为患。肺冷气虚,上虚不能制下,致肾与膀胱气虚阳微,气化失司,津液不能温布,故频吐涎沫;少阳枢机不利,水饮停于胸膈,故有胸腔及心包积液。《素问·至真要大论》云:"诸病水液,澄彻清冷,皆属于寒。"本例患者咳吐涎沫色白清稀,属寒,为阳微水停。另,甘草干姜汤也为"伤寒挟虚误治变证"而设。本案反复使用发汗退热剂,与"反与桂枝"有相近之处。

有别于原方,方中重用了甘草,改干姜为炮姜。甘草,《神农本草经》谓"主五脏六腑寒热邪气";《别录》称"温中下气";《药性论》谓"主腹中冷痛"。可知甘草有补中益气,峻补脾土的作用。改干姜为炮姜,炮姜的辛燥之性较干姜弱,温里之力不如干姜迅猛,但作用缓和持久,性守而不走,以温肺涤痰。甘草、干姜合用,辛甘化阳,以扶阳化饮(补土制水)。

此案病机中除少阳夹饮外还有津伤水停,寒热错杂,枢机不利,上虚不能制下,气化失司等。而柴胡桂枝干姜汤、甘草干姜汤能化解上述矛盾,用法中不但要注意方药对证,还要深刻理解疾病发展、转归的过程,谨守病机,方能获效。

(张雪芹　整理)

第四节　慢性阻塞性肺疾病

皂　荚　丸

吕某,男,75岁。

主诉:喘憋30年,加重4天。

现病史:患者1972年开始反复咳喘憋闷,秋冬多发。诊断为慢性阻塞性肺疾病(COPD),肺源性心脏病,心力衰竭。曾用竹沥水、祛痰止咳药,以及多种抗生素、雾化吸入西药排痰治疗,均效果不明显,长期反复住院。2002年8月5日再次出现喘憋加重,于8月7日由急诊以"慢性阻塞性肺疾病,肺源性心脏病,慢性支气管炎"收入院。查胸部CT示肺气肿,慢性支气管炎,肺大疱形成。

2002年8月9日首诊:患者喘憋重,不能平卧,呼吸困难,已持续半年无力行走,基本卧床。轻度体力活动可诱发喘憋加重,动则汗出。痰黏白、不易咳出,口干咽痛,夜尿多,大便正常,舌红少苔,脉滑数。BP 135/60mmHg。

西医诊断:慢性阻塞性肺疾病,肺源性心脏病,心力衰竭。

中医辨证:痰浊壅肺,升降失司。

治法:涤痰化浊。予皂荚丸。

用皂荚500g委托北京同仁堂遵古法(刮去皮,酥炙,研细末,和蜜为丸如梧子大),加工成蜜丸,每次3g,每日2次。其他治疗不变。

2002年9月27日复诊：喘息减轻，发作次数减少。咳痰量减少，痰易咳出，喘憋明显减轻。共坚持服完500g皂荚制成的蜜丸，可扶轮椅行走50多米不需休息。欣悦之情溢于言表。

按：《金匮要略·肺痿肺痈咳嗽上气病脉证治》第7条："咳逆上气，时时吐浊，但坐不得眠，皂荚丸主之。皂荚丸方：皂荚八两（刮去皮，用酥炙）。上一味，末之，蜜丸梧子大，以枣膏和汤服三丸，日三夜一服。"其主要适应证是咳嗽喘息，胸部憋满，痰多黏稠如胶，咳唾不爽，但坐不得卧，大便难，苔腻及脉滑等，属于"痰浊壅肺"的咳喘实证。徐灵胎言："稠痰黏肺，不能清涤，非此不可。"上述以"咳、痰、喘"为中心的症状，在慢性阻塞性肺疾病中最为常见。

本案患者有30余年的慢性阻塞性肺疾病、肺心病病史，其喘憋、呼吸困难、不能平卧等症与皂荚丸方证相符，在常规治疗仍不满意时，辅以皂荚丸，能明显改善"咳、痰、喘"症状以及呼吸功能。从"时时吐浊，但坐不得眠"来看，顽痰阻膈，胶固难拔，非涤痰峻剂难以胜任。皂荚辛咸，利窍涤痰，其性峻猛，病程已30年，年迈体虚，不任攻伐，宜峻剂缓用，故酥炙蜜丸为膏和服，以缓峻烈之性，兼顾脾胃之意。

现代药理实验研究也证明，皂荚有良好的祛痰作用，特别是在给药后第1小时为最强，说明其起效迅速。皂荚中所含的皂苷能刺激胃黏膜而反射性地促进呼吸道黏液的分泌，从而产生祛痰作用。服药应根据患者体质，于3~6g之间掌握剂量（体弱者少用），儿童酌情用0.5~3g。皂荚有小毒，其毒性与剂量有关。《中华人民共和国药典》规定，单味内服1~1.5g（生用），以研末服用为主。

第五节 肺 栓 塞

枳实薤白桂枝汤

李某，女，78岁。

主诉：胸背痛月余。

现病史：患者2001年因胆囊炎行胆囊全切术，术后多发粘连，之后14年间断出现右上腹疼痛，多为胀痛。2015年10月初患者觉胸背痛，痛甚时不能转侧，仰俯需要人协助，舌下含服硝酸甘油无效，持续不缓解，急诊收入消化科治疗。入科检查后疑为肺栓塞，于是转入呼吸内科。胸部X线、放射性核素肺通气灌注/显影提示右肺下叶栓塞，遂于2015年11月11日住中西医结合心内科。

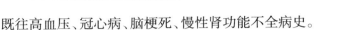

既往高血压、冠心病、脑梗死、慢性肾功能不全病史。

患者入院后，给予抗凝、对症治疗，但胸闷、气短、疼痛缓解不明显。

2015 年 11 月 18 日首诊：患者胸憋、气短、行动受限，只能上一层楼。胁下胀痛上顶，右上腹胀痛，进食后更明显，反酸，后背疼痛，纳呆，畏寒，自汗，口干，夜寐不安，大便干，每日必须服用大柴胡汤才能有大便。舌质暗，苔黄腻，舌下脉络淤曲。脉沉短，尺寸皆弱。

西医诊断：肺栓塞，高血压，冠心病，脑梗死，慢性肾功能不全。

中医辨证：痰瘀痹阻，气结在胸。

治法：化痰祛瘀，升陷降浊。

予枳实薤白桂枝汤合升陷祛瘀汤加味：

枳实 20g	薤白 40g	桂枝 10g	瓜蒌 60g
姜厚朴 20g	生黄芪 30g	桔梗 10g	知母 20g
党参 30g	山茱萸 15g	柴胡 10g	醋莪术 15g
醋三棱 12g	仙鹤草 60g		

7 剂，水煎服，每日 1 剂。

患者服药后，病情大为好转。胸憋气短明显改善，无胸痛腹胀，药后 1 天大便 4 次、成形。舌苔退。夜寐转安。原方加附子 15g、红景天 30g。好转出院。

按：肺栓塞（PE）是以各种栓子阻塞肺动脉系统为其发病原因的一组疾病或临床综合征的总称。肺血栓栓塞症（PTE）为来自静脉系统或右心的血栓阻塞肺动脉或其分支所致的疾病，以循环和呼吸功能障碍为其主要特征。PTE 为 PE 的最常见类型，通常所称 PE 即指 PTE。近年来，国内 PTE 已成为一种危害严重的多发病和常见病，确诊率低而死亡率高。西医内科治疗以抗凝和对症（解痉、镇痛）为主；外科治疗可以采取肺栓子切除术，但此方法死亡率高，而腔静脉阻断术主要预防栓塞的复发，对肺栓塞本身无治疗意义。总之，手段有限，效果不佳。而中医在肺栓塞治疗方面存在许多可发挥的空间。

根据患者的胸闷疼痛、气短、腹胀、纳呆、畏寒，自汗，口干，夜寐不安等临床表现，以及舌质暗，苔黄腻，舌下脉络淤曲，脉沉短、尺寸皆弱等，中医辨证为痰瘀痹阻，气结在胸。患者主症为胸憋，气短，胁下胀痛上顶（胁下逆抢心）。《金匮要略·胸痹心痛短气病脉证治》曰："胸痹心中痞，留气结在胸，胸满，胁下逆抢心，枳实薤白桂枝汤主之，人参汤亦主之。"该条下本有虚实两证，但本患者显然是虚实夹杂。患者大便秘结，原用大柴胡汤，虽有暂效,但大黄等耗气且加重虚陷。此便秘乃气陷推动无力所致,合用升陷益气之法,乃"塞因塞用"之意。结合胆囊摘除病史,以及肺通气灌注显影等结果,辨证为痰瘀痹阻,升降失司,故合用枳实薤白桂枝汤和升陷祛瘀汤当属合拍。

(柳 翼 整理)

第六节 肺 脓 肿

一、大青龙汤合葛根芩连汤(间质性肺炎合并急性胃肠炎)

李某,男,77岁。

主诉:发热、腹痛7天。

现病史:患者于2012年3月26日夜间受凉后出现流涕、鼻塞等症状,3月27日晨,体温38.5℃,伴咽痛,咳嗽,咳白黏痰,自服泰诺(酚麻美敏片)后体温可降至37.5℃;17:30时出现发热,寒战,体温40℃,伴腹痛、恶心、呕吐1次,为胃内容物,收入急诊留观。

既往史:肺炎、肾功能不全氮质血症期病史。吸烟30余年。

查体:面色㿠白无华,眼结膜略苍白,双肺呼吸音粗,可闻及大气道哮鸣音及湿啰音,脐周轻压痛,无反跳痛,T 38.7℃,P 142次/min,R 24次/min,BP 80~90/50~60mmHg。3月28日查血常规示 WBC 10.05×10^9/L,N% 89.1%,HGB 75g/L;肾功能示 Cr 99.9μmol/L。3月30日床旁胸片示双肺间质性炎症改变,主动脉型心、主动脉结钙化(图2-6-1)。

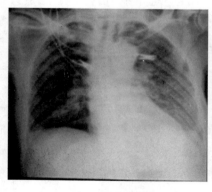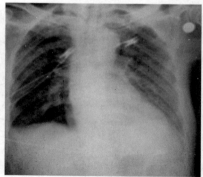

图2-6-1 3月30日床旁胸片

2012 年 3 月 29 日 14 时查动脉血气：PO_2 62.1mmHg，PCO_2 19.2mmHg，动脉血氧饱和度（SaO_2）92%。患者于当日 18 时突现血氧饱和度下降至 70% 左右，伴有呼吸困难加重，转入抢救室，行气管插管接呼吸机辅助呼吸后血氧饱和度 100%，体温反复不退（38~39℃）。先后予莫西沙星、哌拉西林舒巴坦钠、氟康唑、阿奇霉素等抗生素治疗，效果不佳。

2012 年 4 月 2 日首诊：发热 1 周，体温 39℃，恶寒，无汗，烦躁，腹痛，腹泻，不断排出稀便，持续气管插管，在气管插管中吸出黄色黏痰，脉紧数。

西医诊断：间质性肺炎合并感染，急性肠胃炎，肾功能不全氮质血症期。

中医辨证：表寒里热，太阳阳明合病。

治法：发汗解表，兼清里热。

予大青龙汤合葛根芩连汤加味。

生麻黄 6g	桂枝 10g	杏仁 10g	生石膏 100g 先煎
炙甘草 10g	葛根 20g	黄芩 15g	黄连 10g
金荞麦 80g			

共 3 剂，浓煎 100ml，每日分 4 次，鼻饲。

2012 年 4 月 5 日二诊：服中药第 2 天，体温恢复正常，腹泻止，脉弦滑。改从风湿论治法，以巩固疗效，予麻黄杏仁薏苡甘草汤加减。

生麻黄 6g	杏仁 10g	炙甘草 10g	生薏苡仁 30g
金荞麦 80g	鱼腥草 60g	黄芩 15g	生黄芪 30g
莪术 15g	知母 15g		

3 剂，水煎服，每日 1 剂。

2012 年 4 月 9 日三诊：自 4 月 3 日 20 时至今，体温一直维持在正常范围。患者自行将气管插管拔出，后改为面罩吸氧。复查动脉血气分析：PCO_2 33.1mmHg，PO_2 73.1mmHg，SaO_2 96.2%。有间断咳嗽，咳痰减少，脉略弦细，舌红略暗、少苔。

按：本例患者持续发热 7 天，主症为发热、恶寒、无汗、烦躁，伴腹泻。使用多种抗生素治疗效果不佳，改用中药大青龙汤合葛根芩连汤后，热退泻止。会诊时患者发热 1 周，恶寒，无汗，烦躁，伴有腹泻、排出稀便等症，可见太阳表证未解，邪入阳明，湿热下注大肠所致。故辨为太阳阳明合病，方用大青龙汤合葛根芩连汤加减。"太阳中风,脉浮紧,发热恶寒,身疼痛,不汗出而烦躁者,大青龙汤主之。"(《伤寒论》)大青龙汤的组成为麻黄、桂枝、甘草、杏仁、生姜、大枣、石膏。以杏仁甘苦、甘草甘平,佐麻黄以发表;姜、枣佐桂枝解肌;石膏质重泻火,气轻易达肌表。此方治法:发汗解表、兼清里热,专在泻卫。

"太阳病,桂枝证,医反下之,利遂不止,脉促者,表未解也,喘而汗出者,葛根黄芩黄连汤主之。"(《伤寒论》)葛根黄芩黄连汤由葛根、黄芩、黄连、甘草组成。此方为表里双解之剂,然从药物配伍作用来看,以清里热为主。方中葛根内清阳明之热,外解肌表之邪,升发脾胃清阳之气而止泻生津,并以苦寒之黄连、黄芩,清热燥湿、厚肠止泻,甘草甘缓和中、调和诸药。

另,太阳伤寒合阳明下利,应也可予葛根汤。"太阳与阳明合病者,必自下利,葛根汤主之。"(《伤寒论》)葛根汤的组成为葛根、麻黄、桂枝、生姜、甘草、芍药、大枣。葛根汤由桂枝汤加葛根、麻黄所组成;而大青龙汤实为麻黄汤与越婢汤的合方。大青龙汤合葛根芩连汤与葛根汤异于石膏与芍药,另加杏仁宣肺止咳,芩、连泻大肠里热。但本案患者营卫俱病而出现发热、恶寒,邪热结于阳明而出现烦躁、腹泻。"烦为阳为风,躁为阴为寒……营卫阴阳俱伤,则非轻剂所能独解,必须重轻之剂同散之,乃得阴阳之邪俱已,营卫俱和。"(《医方集解》)故选大青龙汤合葛根芩连汤。另,金荞麦为清肺泄热、治肺痈专病专药,故佐之。

二诊方为麻黄杏仁薏苡甘草汤加味,出自《金匮要略·痉湿暍病脉证治》:"病者一身尽疼,发热,日晡所剧者,名风湿。此病伤于汗出当风,或久伤取冷所致也,可与麻黄杏仁薏苡甘草汤。"本案接诊前多种抗生素及抗真菌药已反复应用,持续输液,与"久伤取冷"不无联系。另,高龄持续高热、腹泻,正气受损,证现虚实夹杂,故合益气之品以扶正善后。

(朴德哲 整理)

二、大柴胡汤(坏死性肉芽肿性血管炎)

某男,30岁,俄罗斯人。

主诉:间断发热3年,加重3周。

现病史:患者从2006年起间断发热,在莫斯科当地医院确诊为坏死性肉芽肿性血管炎(又称韦格纳肉芽肿)。反复治疗无效。2009年3月症状加重。

2009年4月19日首诊:恶寒发热,午后为甚,最高39~40℃,一般高于38℃,头痛、咳嗽、痰多、稠黄、口苦、咽干、耳鸣、听力减退。查血常规示WBC 1.7×10^9/L,N% 83%;尿常规示蛋白(++)。脉弦滑,苔黄腻,舌质红。

西医诊断：坏死性肉芽肿性血管炎。

中医辨证：少阳枢机不利，渐及阳明。

治法：和解清热。

先予小柴胡汤加味：

柴胡 20g	黄芩 20g	半夏 18g	党参 20g
大枣 20g	生姜 20g	炙甘草 12g	杏仁 12g
麦冬 15g	全瓜蒌 30g	煅瓦楞子 60g	

5 剂，水煎服，每日 1 剂。

2009 年 4 月 24 日复诊：服药后 3 天体温降至正常（37℃），夜间可安睡 6~8 小时，头痛、咳痰、恶心、口苦均改善。胸片正侧位显示右胸可见空洞液平。原方改为大柴胡汤加味，以和解泻热，兼顾肺痈。

柴胡 20g	黄芩 20g	半夏 18g	枳实 20g
酒大黄 10g	大枣 20g	生姜 20g	炙甘草 12g
金荞麦 100g	全瓜蒌 30g	冬瓜仁 15g	杏仁 12g

7 剂，水煎服，每日 1 剂。

此后发热无明显反复，回国巩固治疗。

按：坏死性肉芽肿性血管炎可致多系统脏器受累，肺部可有空洞形成，常常并发细菌感染，形成肺脓肿。中医临证与肺痈相符。《金匮要略·肺痿肺痈咳嗽上气病脉证治》提及："热之所过，血为之凝滞，蓄结痈脓，吐如米粥。始萌可救，脓成则死。"

本案辨证为少阳热化，选大柴胡汤通腑泄热。肺痈已成，以金荞麦为治疗肺痈首选药。本人临床经验，金荞麦远胜于千金苇茎汤，并且更优于多种广谱抗生素，因为肺脓肿腔壁已成，再强的抗生素也无法进入。

另外，肺痈也并非"始萌可救，脓成则死"。经典应予尊重，但不是真理的终结，应在继承的基础上创新进取。金荞麦治疗肺脓肿始于民间专家成云龙先生，后经朱良春大师发掘，曾以单味金荞麦治疗 500 例肺脓肿患者，经治疗前后胸片对照，治愈率达 93%，20 世纪 80 年代曾获卫生部科学技术进步奖一等奖。谨志于此。

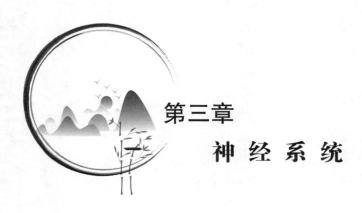

第三章
神 经 系 统

第一节 脑 梗 死

一、大承气汤（脑梗死、全身炎症反应综合征）

孙某，男，81岁。

主诉：意识不清1个月，高热2天。

现病史：患者在2012年11月15日无明显诱因出现意识不清，查头颅CT显示右侧额顶叶新发脑梗死。诊断为"脑梗死"，于2012年11月22日收入中西医结合心内科。住院后，患者处于嗜睡状态，完全性混合性失语。2012年12月3日头颅CT如图3-1-1所示。

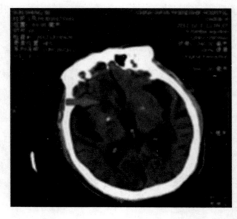

图3-1-1 2012年12月3日头颅CT

患者于 2012 年 12 月 24 日夜间高热达 39.6℃。血常规示 WBC 15.12×10⁹/L，N% 86.3%，CRP 81mg/L。心率 150 次 /min，呼吸 21 次 /min。胸片示双肺纹理增厚。次日亦高热 39℃，寒战，予哌拉西林钠他唑巴坦、左氧氟沙星等抗生素治疗，高热仍不退。腹满而喘，全腹均可扪及坚硬包块，右侧腹部尤其明显，大便 10 余日未行，但偶尔翻身时有少量青色稀便流出。腹部 CT 显示升结肠及横结肠高密度影（图 3-1-2），外科会诊也不能解释其成因，怀疑腹部肿物，性质待定。小便不利，不用利尿剂则 5~6 小时不排尿。

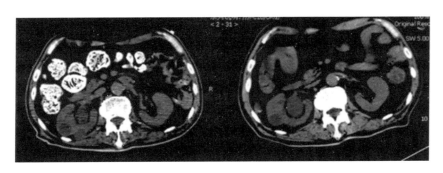

图 3-1-2　腹部 CT

右侧为患者 2012 年 10 月 12 日的腹部 CT，结肠部位未见明显异常

左侧为患者 2012 年 12 月 24 日的腹部 CT，可见结肠尤其升结肠部位大量高密度影

2012 年 12 月 26 日首诊：患者发热 3 天，最高 39.6℃，伴寒战，神昏失语，大便十数日未行，舌红苔黄燥根厚，脉弦滑数有力（心率 90~120 次 /min ）。

西医诊断：脑梗死，肺部感染，全身炎症反应综合征，腹部肿物性质待定。

中医辨证：阳明少阳合病，以阳明腑实为盛。

治法：峻下热结，和解少阳。

予大承气汤合大柴胡汤加味。

生大黄 30g^{后下}	芒硝 8g^{冲服}	厚朴 15g	枳实 30g
柴胡 15g	黄芩 15g	半夏 15g	赤芍 15g
生姜 15g	大枣 15g	生黄芪 30g	

2 剂，水煎服，嘱中病即止，不必尽剂。

未及服药，家属予开塞露纳肛，排出约 500g 燥屎，干硬如砂石（图 3-1-3）。其家属稍知医药，自认为积便已除，畏大剂量大黄、芒硝峻猛，自作主张而没有给患者服药。至当日夜间，患者再次高热达 39.4℃，遂于次日服此汤药，又排出砂石状硬结大便逾 500g，当夜体温 36.7℃。第 3 日再次排干结大便 500g。3 次共排出硬结大便 1 500g 有余，未再发热。

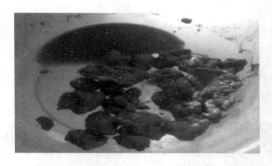

图 3-1-3 患者第 1 日排出的干燥粪便

2012 年 12 月 28 日二诊：患者脉静身凉，大便已通畅。腹部包块大为减少，仅左腹部遗留少量包块。心率由 90~120 次 /min 降至 66 次 /min。舌红，苔黄腻，脉弦滑。患者燥屎排尽后，予以固护胃气，健脾和胃，方用六君子汤加减。

陈皮 10g	清半夏 10g	茯苓 10g	炙甘草 8g
党参 8g	生白术 7g	莪术 10g	石菖蒲 15g
生黄芪 10g			

3 剂，水煎服，每日 1 剂。

2013 年 1 月 4 日三诊：患者服上药后，体温正常，因其嗜睡且完全性混合性失语，故进流食且量很少。先时每日大便 1 次，后 3 日未大便。舌脉同前。遂于上方略微调整，原方加黄连 6g、全瓜蒌 30g。3 剂，水煎服。

服后患者大便溏，2 日 1 次。且食欲增进，小便通利。复查血常规示 WBC 9.76×10^9/L，N% 66.7%。心率 70 次 /min，CRP 9mg/L（图 3-1-4）。

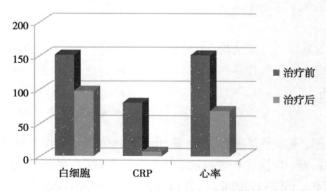

图 3-1-4 治疗前后白细胞、CRP、心率的变化

按：全身炎症反应综合征（SIRS）指全身的炎症反应（身体对多种细胞因子、炎症介质的反应），确诊须具备以下 4 点中的至少 2 点；①肛温＞ 38℃或＜ 36℃；②心率＞ 90 次 /min；③呼吸＞ 20 次 /min 或 PCO_2 ＜ 32.33mmHg；④血白细胞计数＞ $12×10^9/L$ 或＜ $4×10^9/L$，或未成熟粒细胞百分比＞ 10%。本患者全部符合，可以诊断为 SIRS。

患者高龄男性，新发大面积脑梗死，后外感致往来寒热，休作有时，而此前大便 10 余日未解，且自利清水，腹满按之坚硬有块。此少阳阳明合病而以阳明腑实为盛。伤寒邪传阳明之腑，入里化热，与肠中燥屎相结而成之里热实证为主治重点。症见大便秘结，频转矢气，脘腹痞满。热结旁流，是因里热炽盛，燥屎结于肠中不得出，但自利清水，并见脐腹部按之坚硬有块。本患者痞满燥实四症俱全，虽然患者高龄久病，素体亏虚（故方中加黄芪，取黄龙汤意，兼顾体虚），当为虚实夹杂之证，但急则治其标，仍当投以峻下热结的大承气汤。《伤寒论》208 条："阳明病，脉迟，虽汗出，不恶寒者，其身必重，短气，腹满而喘；有潮热者，此外欲解，可攻里也。手足濈然汗出者，此大便已硬也，大承气汤主之。"方中大黄泻热通便，荡涤肠胃。本案虽八旬老翁，然高热神昏，危在旦夕，非峻药重投难以推陈致新，斩关夺隘。故以生大黄 30g 后下为君药。芒硝助大黄泻热通便，并能软坚润燥，为臣药。二药相须为用，峻下热结。厚朴、枳实行气散结，消痞除满，并助黄、硝加速热结排泄，共为佐使。刘渡身认为大承气汤是治疗阳明腑实燥屎已成之患，与小承气汤治疗"大便硬"有所不同。因为大便硬是大便干但尚成条，而燥屎则成"球"，谓"燥屎五六枚也"，是燥热灼津，糟粕凝聚而致，嵌顿于肠不得排出体外。《伤寒论》第 215 条："阳明病，谵语有潮热，反不能食者，胃中必有燥屎五六枚也。……宜大承气汤下之。"此例燥屎数十枚硬似"水泥"可鉴。

本患者除此之外，仍可见往来寒热，休作有时，表明病变部位仍未完全离开少阳。故需大承气汤和大柴胡汤并用。《伤寒论》136 条："伤寒十余日，热结在里，复往来寒热者，与大柴胡汤。"大柴胡汤方中以柴胡、黄芩和解清热、除少阳之邪；大黄、枳实泻阳明热结，芍药缓急止痛，枳实行气除满，半夏、生姜止呕，姜枣调和营卫。大柴胡汤外解少阳、内泻热结，治疗少阳阳明合病，但以少阳为主。本患者为少阳阳明合病以阳明腑实证为主，故单用大柴胡汤已难以胜任，必与大承气汤合用。

但患者毕竟八十高龄，峻下燥屎三斤有余之后，痞满燥实均已去除，不再发热。故少阳阳明实证之标已罢，则素体亏虚之本显现。此时即当以六君子汤以固护胃气，健脾和胃善后，防承气辈过用而伤正气。

此患者腹部 CT 见高密度影,且升结肠尤其多,外科会诊也不能明确病因。但详查病史,得知患者此前曾自服安脑丸 24 丸、安宫牛黄丸 2 丸。这些成药,内多牛黄、珍珠、冰片、雄黄、朱砂、水牛角、黄金等金石之品。患者大便十数日未行,所以这些金石之品聚结于结肠而不得下行,故此形成高密度影。本案急性脑梗死、SIRS,高热神昏,抗生素治疗无效,病势危急。但通过经方整体调治,也可力挽狂澜,且高热、血象、炎症指标(CRP)等应声而下,并均复常,这与西医学治疗理论迥然有异,恰说明中医经典思维在危重病救治方面前景乐观。

(柳　翼　整理)

二、续命汤(急性脑梗死、肩 - 手综合征)

李某,女,53 岁。

主诉:右侧手足麻木厥冷、时有抽搐,伴言语不利 20 天。

现病史:患者于 2016 年 8 月 31 日突然出现右侧手足麻木厥冷、时有抽搐,伴言语不利。在当地医院做头部 CT 示脑梗死。曾住院输液 2 周(具体用药不详),效果不佳。

2016 年 9 月 19 日首诊:右侧手足麻木厥冷、时有抽搐,言语不利。食欲可,二便调,夜寐可。

既往史:高血压病史 20 年,无糖尿病病史,无烟酒嗜好,发病前曾长途驱车夜行数百千米,饥寒交迫。时测血压 141/89mmHg。舌质淡暗,苔薄白,脉右浮短滑。

西医诊断:急性脑梗死,肩 - 手综合征。

中医辨证:正气内虚,风邪外袭。

治法:祛风扶正,疏通经络,温阳解痉。

予续命汤加味。

麻黄 4g	党参 15g	黄芩 15g	赤白芍各 15g
炙甘草 8g	川芎 10g	杏仁 10g	防己 10g
肉桂 6g	防风 10g	附子 10g	生姜 10g

7 剂,水煎服,每日 1 剂。

2016 年 9 月 26 日二诊:右侧手足麻木厥冷、时有抽搐,舌质淡暗,苔薄白,脉仍右浮短滑。效不更方,上方合牵正散加味[僵蚕 30g,白附子 10g,全蝎末 3g（分冲），蜈蚣末 3g（分冲）]，14 剂。

2016 年 10 月 13 日三诊： 右侧手足麻木厥冷、言语不利明显减轻，十去其八，已无抽搐，语言渐流畅，自述右侧肢体乏力显著改善，舌质淡暗，苔薄白，脉右寸浮、尺弱。效不更方，继续以原方加味巩固。

按： 脑梗死又称缺血性脑卒中，是指因脑部血液供应障碍，缺血、缺氧所导致的局限性脑组织的缺血性坏死或软化。本病临床表现以猝然昏倒、不省人事、半身不遂、言语障碍、智力障碍为主要特征，常见类型有脑血栓形成、腔隙性脑梗死和脑栓塞等。

肩 - 手综合征（SHS）作为脑卒中最常见的并发症之一，是指脑卒中后所并发的肩部、手部的疼痛和运动障碍，多发生在脑卒中后 1~3 个月。本案在发病后 20 天来诊，仍属脑梗死急性期，早期临床表现为肩痛、手痛及肩部的运动障碍，后期可出现手部肌肉萎缩、手指关节挛缩畸形。肩 - 手综合征的病因和发病机制尚未明确，目前多认为是交感神经失调、神经源性炎症、周围神经受损及中枢神经系统改变等多种因素共同作用的结果。

脑梗死在中医学中可以归属于"中风"范畴。《灵枢·刺节真邪》："虚邪偏客于身半，其入深，内居荣卫，荣卫稍衰，则真气去，邪气独留，发为偏枯。"《素问·生气通天论》云："阳气者，大怒则形气绝，而血菀于上，使人薄厥。"《素问·调经论》言："血之与气，并走于上，则为大厥，厥则暴死，气复反则生，不反则死。"在唐宋以前，以"外风"学说为主，临床实际则内外合邪更为多见。

本例患者自诉右侧手足麻木厥冷、时有抽搐伴言语不利，舌质淡暗，苔薄白，脉右浮短滑，追问病史有连续劳累及受寒过程而诱发。故综合辨证为阳气虚弱、风寒外中，法当祛风散寒、益气温阳。《金匮要略·中风历节病脉证并治》的附方续命汤，可祛风扶正、疏通经络、温阳解痉，使经络气血通行，则中风可除。续命汤为林亿等整理《金匮玉函要略方》时，采集散在《古今录验》中的方剂："治中风痱，身体不能自收，口不能言，冒昧不知痛处，或拘急不得转侧。"本案治以《千金方》续命汤（无石膏），扶正祛风，更为侧重。脉证显示虚寒外风明显，故不用《古今录验》中的续命汤。

二诊患者右侧手足麻木厥冷、时有抽搐，方中合牵正散以加强祛风化痰、通络止痉。其中，僵蚕清虚，能解络中之风；白附子辛散，可祛头面之风；全蝎、蜈蚣通络息风止痉。三诊患者右侧手足麻木厥冷、言语不利明显减轻，十去其八，已无抽搐，而右侧肢体乏力改善，原方巩固。

另外，现今脑梗死的临床治疗往往陷入益气化瘀的思维定式，常用方剂是清代王清任所立的补阳还五汤。王清任指出中风半身不遂、偏身麻木是由于"因虚致瘀"所致,治当补气为主、活血通络为辅,故补阳还五汤中重用生黄芪以补益元气,意在气旺则血行,瘀去络通,而当归、赤芍、川芎、桃仁、红花、地龙则活血祛瘀、通经活络,终致气旺、瘀消、络通以使中风向愈。但是,中风一证病机复杂,临证需四诊合参、谨守病机。

另,脉象均为右寸浮。《伤寒论·辨脉法》云:"寸口脉浮为在表……浮则为风。"此脉象也提示该患者为"内虚邪中"之外风,故临证虽要重视现代检测及影像诊断,但中医辨证体系及经典思维更要抓住不放。

(陈 辉 整理)

三、侯氏黑散(脑梗死、血管性痴呆)

王某,女,82岁。

主诉:夜间躁动伴嗜睡5天。

现病史:患者2016年因患"脑梗死"后活动不利,长期卧床。2017年9月15日因嗜睡,夜间躁动,喉中痰鸣,至我院急查头部CT示左侧额颞顶叶大片脑梗死软化灶,双侧基底节区、放射冠区、半卵圆中心多发性脑梗死,脑白质变性,脑萎缩。血常规示 WBC 6.63×10^9/L, N% 60%, HGB 104g/L。肾功能示 Cr 67μmol/L。Glu 6.17mmol/L, Na^+118mmol/L。考虑患者嗜睡与低钠血症相关,予补钠、对症支持治疗。2017年9月20日复查血钠已补充至正常,但患者仍精神差、反应迟钝,日间嗜睡、夜间躁动,夜寐欠安,护理者无法休息,周围患者也受影响。

既往史:高血压病史40余年,血压最高180/120mmHg,平时服用苯磺酸氨氯地平5mg(每日1次),血压控制在120~140/80~90mmHg。癫痫病史6年,现口服丙戊酸钠缓释片治疗。高脂血症病史12年,现口服阿托伐他汀降脂治疗;有血管性痴呆、脑萎缩、贫血病史。

2017年9月20日首诊:神志欠清,反应迟钝,精神差,日间嗜睡、夜间躁动,夜寐欠安,面色萎黄,四肢无力。因患血管性痴呆,无法交流,不配合伸舌,脉弦大。

西医诊断:脑梗死,血管性痴呆,癫痫,高脂血症,高血压,贫血,低钠血症。

中医辨证:络脉空虚,卫表不固。

治法:益气养血,祛风化痰。

予侯氏黑散:

菊花40g	桂枝3g	细辛3g	红参3g

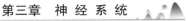

白矾 3g	茯苓 3g	牡蛎 3g	白术 10g
防风 10g	黄芩 5g	当归 3g	川芎 3g
干姜 3g	桔梗 8g		

以上药物研末，每日 2 次，每次 3g 口服。

患者服药 3 日后，家属诉其夜间躁动明显减轻，看护人员亦能休息。其后顺利出院。2017 年 12 月随访，家属诉未再反复。

按： 侯氏黑散出自《金匮要略·中风历节病脉证并治》："侯氏黑散治大风，四肢烦重，心中恶寒不足者。"侯氏黑散由 14 味药组成。菊花为君药，用量极大，是本方其他药物的数倍至数十倍，取其平肝息风、降火除热之功。防风、细辛祛风散邪；人参、白术益气健脾；黄芩清热坚阴；当归、川芎补血养血；茯苓通心气而行脾湿；姜、桂助阳分而达四肢；牡蛎、白矾酸敛涩收，敛阴截痰、填塞空窍，又能祛空窍顽痰；桔梗引药上行。全方共奏益气养血、祛风化痰之功。

本案患者高龄久病，络脉空虚，卫表不固，风邪乘虚而入。"络脉空虚，贼邪不泄"，故而经脉痹阻。气血生化不足，"心主血脉"功能障碍的同时，"心主神明"失司，神无所主，而产生一系列精神症状。治当益气养血，祛风化痰。选用侯氏黑散，对于中风病病机之"风""火""痰""虚""气""血"六方面都能进行干预。喻嘉言《医门法律》列为"中风门方"第一方。此方自古较冷僻、不为重视，其实不然。本方看似内外不分，寒热杂陈，补泻兼用，用药很杂，不可理解，其实病为大风，没有纯内风、纯外风，纯寒纯热，纯虚纯实，只有内外兼治、寒热并用、补泻同施，才能取效。临床辨证不仅气血亏虚、风中心脾可用，只要是气血不足，风中脏腑经络者，均可化裁用之。

（顾　焕　整理）

四、防己地黄汤（脑梗死谵妄）

何某，女，85 岁。

主诉： 昼夜喊叫、谵语不休 20 余天。

现病史： 患者 2006 年发现肌酐增高（200μmol/L），未予重视。2016 年 5 月因尿毒症、冠心病收入我院 KICU，6 月 2 日开始规律透析治疗，6 月 7 日由 KICU 转入我科。出现昼夜喊叫、呼号，谵语不休，声音响亮，响彻整个病房。呼唤有反应，对简单提问回答时而正确、时而错误。与其交流时可以暂停喊叫，须臾即恢复喊叫。请神经内科会诊考虑"血管性痴呆"，曾间断予抗焦虑、药物镇静（如临时肌内注射地西泮、睡前口服奥氮平）治疗，但患者呼喊依然，不但值班医师颇为苦恼，呼喊声导致整个病房患者都难以入眠。

入院查血常规示 WBC 8.65×10⁹/L，N% 70.8%，RBC 2.49×10¹²/L，HGB 77g/L，PLT 157×10⁹/L；凝血六项示凝血酶原时间（PT）15.1秒，活化部分凝血活酶时间（APTT）52.1秒，纤维蛋白原（Fib）6.30g/L；肾功能示 BUN 23.51mmol/L，Cr 503.8μmol/L，K⁺5.6mmol/L；BNP 436pg/ml。

既往史： 高血压病史50余年，综合患者的病程演变及既往超声心动图检查结果，考虑高血压性肾损害可能性大。此次双下肢水肿加重，可能为肺部感染致慢性肾衰竭加重；患者贫血、心力衰竭、肾衰竭，可诊断"心肾贫血综合征"。

2016年6月29日首诊： 患者卧床，形体消瘦，昼夜喊叫，语声洪亮，已持续20余天，不能准确表达自己的意愿，交流困难，偶能说出亲人姓名，食欲差，夜寐欠安，大便正常，无尿，规律透析。舌质淡红，苔黄燥，脉虚浮、细缓。

西医诊断： 脑梗死后遗症；慢性肾衰竭，尿毒症期、肾性贫血、肾性骨病；肺部感染；冠状动脉粥样硬化性心脏病、慢性心力衰竭、心功能Ⅳ级、心律失常、完全性左束支传导阻滞；高血压3级（很高危）；高脂血症；应激性溃疡伴出血；慢性硬膜下血肿；肝素诱导血小板减少症。

中医辨证： 气阴两虚、瘀痰阻窍，复感风邪。

治法： 育阴逐痹、祛风活血，利水化痰。

予防己地黄汤加味：

熟地黄60g	桂枝15g	炙甘草10g	防己10g
防风10g	生黄芪30g	附子10g	生蒲黄15g
西洋参10g	三七粉3g	马鞭草30g	

3剂，水煎服，每日1剂。

该患者服用3剂后夜间喊叫明显减少，此时早已停用镇静类药物。效不更方，续服至第6剂后停止喊叫。随访2个月余，病情平稳，未再发作。

按： 防己地黄汤出自《金匮要略·中风历节病脉证并治》："防己地黄汤：治病如狂状，妄行，独语不休，无寒热，其脉浮。"方中重用生地黄滋补真阴，凉血养血为君，为仲景《伤寒杂病论》中用生地黄量最大之方。考虑原方应为鲜地黄，但鲜地黄存放需冷藏且费用较贵，故此方用熟地黄替代。在防己地黄汤原方补益气阴的基础上加西洋参、黄芪、马鞭草、三七粉、生蒲黄、附子，旨在育阴逐痹，活血利水。附子温阳强心，心肾并治，与本案"心肾贫血综合征"之复杂病机契合,亦取"阳生阴长,阳主阴从"之意。

患者昼夜喊叫,不自知,病位在"心"。在功能障碍的同时,神明失司,而产生一系列精神症状。反之,情志、精神的异常又更易导致心经病证的出现。结合患者的病史及临床表现,考虑患者存在"谵妄"。这里所说的"谵妄"为心理学概念,当然也是"病如狂状,妄行,独语不休"的表现,是指患者对环境定向的能力丧失,对周围刺激可出现错觉、惊恐或冲动等不正常行为,但对呼唤有反应,回答正确或不正确,与嗜睡相反,睡眠时间可以明显减少,日夜颠倒。多为急性起病,在躯体疾病和外科疾病患者中常见,预后差。治疗常使用抗精神病药。本例患者病情复杂,对此存在以下潜在危险:加重认知损害;高凝状态导致血管栓塞,脑血管意外;药物交叉作用副反应多。西医治疗上存在矛盾,实际上本案应用对症治疗的西药并无寸功。

此患者的病理生理改变,正是"心主神明"立论的基点。《素问·灵兰秘典论》记载:"心者,君主之官也,神明出焉。"指出心主宰人的精神活动,心神是人类意识思维活动的中枢。防己地黄汤为少阴经之方,少阴主水火,属心肾,风邪入于少阴从热化则上行入心经,而可见如狂、妄行、独语不休等神志证。本案提示"心主神明"的经典思维,有重要的临床实用价值。

（顾　焕　整理）

五、柴胡桂枝干姜汤（出血性脑梗死合并感染）

雷某,男,82 岁。

主诉: 言语不利伴左侧肢体无力 20 天,发热 2 天。

现病史: 患者于 2014 年 7 月 29 日无明显诱因突发言语不利,左侧肢体无力。查头颅 MRI 示右侧放射冠、岛叶新发大面积出血性梗死。后于 2014 年 8 月 12 日转入我科。8 月 18 日下午 14 时,患者进食时出现呛咳,后呕吐,呕吐物为胃内容物,随即出现寒战,约 1 小时后体温升至 38.6℃,高热无汗出,给予哌拉西林钠他唑巴坦抗感染,以及解热镇痛药,体温不降,予地塞米松静脉入壶后体温下降。次日高热依旧,达 39℃,至夜间血压下降至 85/45mmHg,处于休克状态,下病危通知。

2014 年 8 月 20 日首诊: 此时患者神志为深度嗜睡,无法回答问题,寒热往来,寒战后高热可达 39℃,无汗,血压 90/50mmHg,心房颤动。血常规示WBC 19×10^9/L,N% 88.1%。大便溏,小便不利需留置导尿。苔白微腻,脉弦滑、寸弱。

西医诊断：急性右侧放射冠、岛叶新发大面积出血性梗死，吸入性肺炎，心房颤动。

中医辨证：少阳寒化，阴证机转。

治法：和解少阳，温脾散寒。

予柴胡桂枝干姜汤加味：

柴胡 20g	桂枝 10g	炮姜 10g	天花粉 15g
黄芩 20g	牡蛎 30g	三七 3g	炙甘草 10g
仙鹤草 60g			

3 剂，水煎服，每日 1 剂。

患者服药 2 剂后高热退，3 天之后体温低于 37℃。WBC 降至 10.71×10^9/L，N% 67.9%。神志好转，可准确回答问题，饮食量增加。血压升至 106/64mmHg，房颤律也转为窦性心律。

按：本案患者 82 岁高龄，因大面积出血性脑梗死入院。本身体质虚弱而又迭患重病，住院期间又有饮食呛咳导致吸入性肺炎以及留置导尿所致尿路感染，因此发热当为中枢性合并感染性发热。虽然经过抗生素抗感染及激素治疗，效果欠佳。高热不退，至此病情极其凶险，随时有生命危险。当此急危重症，中医可充分发挥优势。

患者迭感外邪，恶寒寒战明显，兼有高热，且寒热往来，休作有时，因此是邪在半表半里之间，为少阳病。患者脉弦滑寸弱，苔白微腻，小便不利，便溏等，均可知为少阳寒化，故主方为柴胡桂枝干姜汤。历代伤寒大家，往往对本方重视不足，而刘渡舟潜心研究，独取其奥义，悟从之。本案属少阳之邪寒化，且发热数日，发汗退热剂已反复使用，症见往来寒热，小便不利，大便溏薄，脉弦滑寸弱，苔薄白。既有少阳郁热，又有太阴寒滞。故选柴胡桂枝干姜汤，既用柴胡、黄芩疏解少阳郁热，用天花粉、牡蛎益热伤之津液，又用桂枝、干姜、甘草辛散温中，除太阴之寒滞。

《伤寒论》147 条："伤寒五六日，已发汗而复下之，胸胁满微结，小便不利，渴而不呕，但头汗出，往来寒热，心烦者，此为未解也，柴胡桂枝干姜汤主之。"《金匮要略·疟病脉证并治》云："柴胡桂姜汤治疟寒多微有热，或但寒不热。"历代医家多谓此方治疗寒多微有热或但寒不热，均未提及治疗"大热"或"热盛神昏"等"高热"描述。但其主症往来寒热，休作有时为典型少阳"热型"。患者便溏，小便不利，苔白腻，脉弦滑寸弱，血压 90/50mmHg，"阴证机转"，太阴寒证已显，选此方有"小柴胡汤与理中汤合方之义"。虽不用重汗、泄（麻黄、石膏）之辈，也可退高热于顷刻之间。全凭整体、六经辨证，谨守病机，而非激素、广谱抗生素等单一"对症"或"对抗性"治疗。

此外，本患者大面积脑梗死，且心房颤动导致的心源性栓塞可能性大。而前期治疗中仍然使用大量的抗凝药加上中药活血化瘀剂（静脉滴注加上口服汤剂），确有增加出血的风险，不可不察。MRI 显示出血性脑梗死，故方中干姜改炮姜，另加三七、仙鹤草活血止血，以固其本。

（柳　翼　整理）

第二节　脑　出　血

一、防己地黄汤（脑出血谵妄）

朱某，女，82 岁。

主诉：谵妄 3 天。

2018 年 5 月 21 日首诊：患者 5 天前因脑出血入院，CT 估计出血量 20~30ml，位于左侧颞叶。患者昏睡状态，血压 180/100mmHg，体温 37.5~38℃，喉中痰声，入院后予脱水降颅压、预防感染、保护胃黏膜治疗。可以睁眼，但意识仍不清，且 3 天来神识谵妄，无故叫喊、手舞足蹈，昼重夜轻。另，患者恶热，汗少，大便通畅。舌红苔黄厚。

西医诊断：急性颞叶脑出血。

中医辨证：阴虚风动，痰瘀交阻。

治法：养阴凉血，祛风通络。

予防己地黄汤合羚角钩藤汤加味：

防己 10g	防风 30g	生地黄 15g	熟地黄 60g
桂枝 15g	炙甘草 10g	羚羊角粉 1.8g	钩藤 15g
桑叶 15g	菊花 15g	白芍 15g	浙贝母 15g
茯神 30g	生大黄 8g	三七粉 3g	花蕊石 30g

5 剂，水煎服，每日 1 剂。

2018 年 5 月 27 日复诊：服药 2 剂，患者手舞足蹈和无故叫喊明显缓解。目前已尽剂，意识、体温恢复如常，进行认知、语言功能康复，更药以治。

按：患者老年女性，脑出血急性期意识障碍，表现为谵妄，伴血压升高、发热。谵妄是一组表现为急性、一过性、广泛性的认知障碍，尤其是以意识障碍为特征的器质性脑综合征，常伴发于躯体疾病、严重的传染病、中毒性疾病，以及大脑的器质性病变、手术时或手术后。西医治疗往往使用抗精神病以及抗癫痫药物。

谵妄一词，起源于中医。《证治准绳·幼科》载："谵，多言也；妄，虚妄也。谵妄者，妄有闻见而语言无伦也，皆邪气炽盛，正气虚弱，神识不清之所致。"《黄帝内经》病机十九条中，相关的条文有"诸躁狂越，皆属于火""诸禁鼓栗，如丧神守，皆属于火""诸风掉眩，皆属于肝"，其病因为风、火等邪气，病位涉及心、肝等脏腑。本案辨证为阴虚风动、痰瘀交阻，选用防己地黄汤、羚角钩藤汤合方而治。

治疗上，本案以防己地黄汤、羚角钩藤汤合方而治。防己地黄汤载于《金匮要略》，主"病如狂状，妄行，独语不休"，又载于《备急千金要方》，主"言语狂错，眼目霍霍，或言见鬼，精神昏乱"。现代研究证实，防己地黄汤可用于老年人各种手术后出现的谵妄状态。原方中重用生地黄"二斤"，蒸而绞汁用，可"除肝木之血热"。仲景百合地黄汤、炙甘草汤，均重用地黄，皆可疗精神情志类疾病。《神农本草经》记载"防己……主……诸痫"，"防风……主大风"，类似癫痫和意识障碍。现代研究证实，防己有抗神经毒性的作用，防风水煎剂有明显的抗惊厥、镇静、抗凝血、抗炎等作用。桂枝温经祛风，又合甘草为桂枝甘草汤，温养心阳，以合"心主神明"之旨。

羚角钩藤汤平肝潜阳、息风化痰，主治高热不退，烦闷躁扰，手足抽搐，发为痉厥，甚则神昏之症，现代用于肝阳化风之高血压、抽搐、子痫、高热惊厥、偏头痛等。患者舌红苔厚，昼重于夜，用此方以治阴虚风动，挟痰上扰。

两方都着眼于养阴息风，前者育阴清心凉血，后者息风化痰，相得益彰。另，大黄擅治癫狂，如承气汤治阳明腑实证"谵语"，抵当汤与桃核承气汤治膀胱蓄血证"发狂、如狂"，单用大黄名"将军汤"，专治"登高而歌、弃衣而走"之狂病。

除缓解谵妄状态之外，本案也对脑出血急性期中医干预提供了参考。常采用自拟方三七黄花汤，用于中风急性期。其组成为大黄、三七粉、花蕊石、仙鹤草四药，凉血逐瘀、化瘀止血，双向调节。一方面，避免出血的进一步发展；另一方面，促进血肿的吸收、水肿压迫缺血的脑组织的恢复。

（李 进 整理）

二、下瘀血汤（硬脑膜下血肿）

王某，男，37岁。

主诉：左侧肢体偏瘫，失语2个月。

现病史：患者1984年10月16日因车祸头颅外伤昏迷2天，清醒后左侧肢体瘫痪，伴有失语及严重失眠。

1984年12月26日首诊：患者担架抬入诊室，意识不清，反应迟钝，仍不识家人，不能说话，左侧凝视，表情呆滞，检查不合作。经神经系统检查及CT检查（图3-2-1）诊断为：①颅脑损伤后左侧中枢性偏瘫，左动眼神经麻痹；②双侧额颞骨内板下硬脑膜下腔积液。舌紫暗，苔薄，脉细涩不畅。

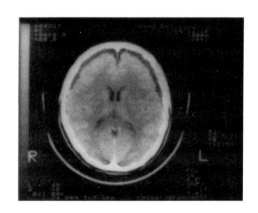

图3-2-1 双侧额颞骨内板下硬脑膜下腔积液

西医诊断：外伤后偏瘫，硬脑膜下血肿后积液。

中医辨证：瘀痰交阻，蒙闭清窍，经隧不利。

治法：祛瘀化痰，开窍通络。

予下瘀血汤加味：

生大黄10g	桃仁10g	全蝎6g	白附子10g
僵蚕10g	柴胡18g	当归10g	红花10g
天花粉18g	丹参30g	川芎20g	乳没各6g
甘草10g			

10剂，水煎服，每日1剂。

二诊、三诊时患者意识有好转,构音较前清楚,肌力有改善,用前方出入。

1985 年 1 月 20 日四诊:患者说话构音清楚,对答合理,可自行站立行走 20 余米,左手已能持物,舌紫暗苔薄,脉细弦。原方加太子参 15g、生黄芪 12g、三棱 10g、莪术 10g,守方 40 剂。

1985 年 6 月 12 日五诊:CT 复查结果(图 3-2-2)示双额颞骨内板下硬脑膜下腔积液明显好转;右硬脑膜下腔积液已吸收,左侧仅剩额叶硬脑膜下宽 10mm 条状低密度区。患者步态正常,说话正常,记忆、视力有恢复。方药改为:

地黄 15g	当归 15g	川芎 15g	赤芍 15g
白芍 15g	桃仁 10g	红花 10g	白蒺藜 10g
天花粉 30g	半夏 12g	钩藤 20g	全蝎 2g ^{研粉冲}
羚羊角粉 0.6g ^{分冲}			

20 剂,水煎服,每日 1 剂。

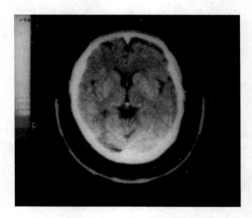

图 3-2-2 双侧额颞骨内板下硬脑膜下腔积液大部吸收

1985 年 9 月 18 日六诊:可步行 2.5km,左手握力已近正常,语言流畅,唯左眼稍有胀感,并轻度外斜位固定。视力明显恢复,已开始恢复部分工作。前方加玄参 15g,炙龟甲、牛膝各 30g,生代赭石 45g,僵蚕 10g,蜈蚣 5 条。间断服用。

1986 年春节后逐步恢复工作,基本胜任原工作,症状未复发。1986 年 5 月 13 日 CT(图 3-2-3)复查,显示原双侧额颞骨内板下、硬脑膜下腔积液已完全吸收,原积液最多的层面已被吸收干净。

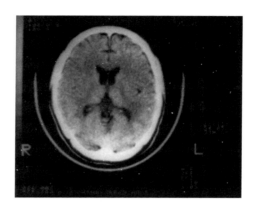

图 3-2-3　双侧额颞骨内板下硬脑膜下腔积液完全吸收

按： 因伤致瘀已为常理，瘀滞痰聚则易忽略，"血不利则为水"，痰水本同而标异，故治疗以经方下瘀血汤合牵正散及复元活血汤，意在化瘀祛痰，开窍通络。复元活血汤为李东垣所创名方，从药物组成及功能看，实际源自下瘀血汤（大黄、桃仁、地鳖虫）。四诊方中加入芪、参扶正益气，取其益气化瘀，化气利水，终以养血化瘀、育阴潜降，以助瘀血去而新血生，阴津复而虚阳潜。治虽分三，但相互连贯。方药随脉证变通，且 CT 定期检测可供辨证参考，可依积液（痰、水）进退遣方用药。

硬脑膜下血肿急性期为较均匀的高密度影，2 周后不同程度密度减低，出现高低密度同时存在的影像，5 周后血肿密度接近液体密度，较大血肿 5 周后密度减低。本患者即硬脑膜下血肿后积液。血肿液化与"血不利则为水"也有潜在联系。《金匮要略·水气病脉证并治》提出了"血不利则为水"这一论点，指"血不利"使水液代谢失常而导致水肿的病理状态，阐明了水与血的内在联系。同时，还明确提出气分、水分、血分的辨证论治。临床治疗应该注意病机的内在联系。

第三节　不自主运动

不自主运动（IM）为随意肌的某一部分、一块肌肉或某些肌群出现不自主收缩。临床上常见的有肌束颤动、震颤、抽搐、痉挛等。本病可因生理或精神因素引起，但大多为器质性病变所致。

当下临床中，相当部分 IM 的病因、病机、诊断不明确，缺乏特效治疗。中医治疗若辨证得当，往往可见效果。部分辨证为阳虚水泛者，选用真武汤温阳利水，疗效明显。现选择数案介绍如下。

一、真武汤（生理性震颤增强）

吴某，女，41岁。

主诉： 发作性头晕、抖动月余。

2013年3月14日首诊： 患者1个月来夜起排尿时头晕，全身抖动、站立不稳，但未晕倒，伴心悸、左胸闷痛、呃逆，上述症状2~3小时后自行缓解。平素脚肿，畏寒，尿频。心电图（－），BP120/75mmHg。舌质暗、苔白腻根厚，脉沉细。

西医诊断： 生理性震颤增强（physiologic tremor enhancement，PTE）?

中医辨证： 阴阳两虚，寒饮内盛。

治法： 温阳养阴，散寒利水。

予真武汤合芍药甘草附子汤。

黑附子10g^{先煎}	茯苓30g	白芍15g	苍术30g
生姜15g	炙甘草10g	生牡蛎30g^{先煎}	大枣15g

7剂，水煎服，每日1剂。

2013年3月21日复诊： 身体抖动显减。苔薄质暗，BP100/62mmHg。效不更方，上方黑附子加至15g，白芍加至30g，巩固14剂。

6个月后随访，心悸、胸闷痛、身颤悉除。2015年11月电话回访，近2年来偶有夜起小便时轻度头晕，无身颤抖动等症。

按： 此患者为中年女性，起夜排尿时头晕、站立不稳，伴随震颤等自主神经功能兴奋症状，诊断为生理性震颤增强，即震颤超过正常生理范围。该病可由应用肾上腺素等药物、酒精戒断、焦虑、甲状腺功能亢进症（简称甲亢）、疲劳和低血糖引起。患者夜间排尿时迷走神经兴奋，加之久卧后直立，可致血压降低，继而兴奋交感神经以及肾上腺功能，引起心悸、抖动、呃逆、胸闷痛。进一步发展可能引起晕厥。

中医认为本病属于"厥证""颤证"之类，结合现代认识，其"颤"由"厥"生。《素问·厥论》载："手足为之寒……眴仆……不知人。""阳气衰于下，则为寒厥。"患者平素脚肿、尿频，而舌质暗、苔白腻根厚，脉沉细，证属阳虚。阳升阴降，夜间阳气潜藏，直立后不及升发，重因排尿时气泻于下，"阴阳气不相顺接"而头晕欲厥；阳气厥而来复，振奋心脏、肌肉、筋脉，而心悸、胸闷痛、身抖动、呃逆；诸证皆因"真气内虚而亡其阳"（许宏《金镜内台方议》），故治以真武汤合芍药甘草附子汤。

胡希恕先生曾将真武汤的适应证概括为"头晕心悸,下肢浮肿或痛,脉沉"。真武汤"温经复阳",因方中附子用量不大,而方后之加减中有去附子、芍药、茯苓等法,致使其君药争议较大。本案重用茯苓、苍术运化水湿,因其苔白腻而根厚,湿浊较盛;二诊舌苔已薄,又重用芍药。因此,临床中宜灵活变通。

结合现代医学认识,《伤寒论》第82条描述之证候"身瞤动,振振欲擗地"可因自主神经功能不全、直立性低血压、心衰、心律失常、瓣膜病变、椎动脉病变及颈椎病等,以及大量吐、利、汗而失液,阴损及阳、阳虚水泛所致。而《伤寒论》316条的描述则类似心肾综合征的表现。临床中,上述疾病见真武汤证往往用之有效。

芍药甘草附子汤出自《伤寒论》:"发汗、病不解,反恶寒者,虚故也,芍药甘草附子汤主之。"该患者阴阳两虚,故以芍药、甘草酸甘化阴,附子、甘草辛甘化阳。《伤寒论》胸闷者往往去芍药,而本案不仅用芍药,二诊增白芍至30g,同时也增附子至15g,需谙阴阳互根互用之道,不可以拘泥于条文句下。

两方温阳养阴、散寒利水,阳升阴降,阴阳相得,厥去颤止。

（贾海忠 徐 敏 李 进 整理）

二、真武汤（帕金森综合征）

韩某,男,76岁。

主诉: 肢体震颤5年,反应迟钝、肢体僵硬2年。

2013年4月18日首诊: 患者5年前出现发作性四肢震颤,静止和运动时均可出现,渐加重。首都医科大学宣武医院诊为帕金森病、脑萎缩、抑郁状态,给予美多芭（多巴丝肼）0.25g（每日3次）,震颤减轻,仍抑郁。近2年来,出现反应迟钝并加重,身体前倾,肢体僵硬,动作迟缓,口中流涎,畏寒,夜尿6~7次,大便1周1行。刻下:患者表情呆板,记忆减退,四肢肌力5级,肌张力不高,未见静止性震颤,腱反射适中,针刺觉对称,指鼻稳准,轮替稍笨拙。龙贝格（Romberg）征阴性。舌苔白、水滑,质淡嫩,脉沉细弦。

辅助检查: 甲状腺功能正常。头MRI示脑萎缩。脑电图示各导联较多低至中波幅5~7次/sθ波,颞部稍多低至中波幅1.5~3次/s复形慢波及其活动。SPECT脑血流灌注显像示左侧颞叶、双侧叶枕血流灌注减低。

西医诊断: 帕金森综合征,脑萎缩,高血压,多发性脑梗死。

中医辨证: 阳虚水泛,肾精亏虚。

治法: 温阳利水,填精固肾。

予真武汤合缩泉丸加味：

黑附子 15g^{先煎}	茯苓 15g	白芍 10g	白术 20g
干姜 10g	山药 10g	乌药 10g	益智仁 10g
肉苁蓉 20g	当归 20g	炙甘草 10g	川芎 10g

7剂，水煎服，每日1剂。

2013年6月4日复诊：反应迟钝、肢体僵硬等症好转，大便日1行，夜尿2~3次。中药效不更方。渐次停用美多芭。后以益气活血方巩固数月。半年后随访，病情稳定，未震颤，生活自理。

2015年11月电话回访，患者反应灵敏，对答切题，震颤未复发。

按：患者为老年男性，诊断为帕金森综合征，与帕金森病表现类似，均有震颤、肌强直、运动迟缓等症状。原发性帕金森综合征有多系统萎缩、皮质基底节变性等。继发性帕金森综合征由动脉硬化、颅脑损伤、基底节肿瘤、药物、中毒等引发。患者最初震颤为四肢对称性，后出现表情呆板、反应迟钝、肢体僵硬，且服药后出现的可逆性表现，提示既存在缺血因素，亦有皮质基底节变性因素，原发性和继发性因素均存在。以真武汤配合养血填精固肾之品并停用美多芭后，诸症明显缓解，且中长期随访疗效亦稳定。

《素问·阴阳应象大论》记载："肾……在变动为栗。"栗者，颤抖也。《素问·脉要精微论》言："夫五脏者，身之强也。头者精明之府，头倾视深，精神将夺矣。背者胸中之府，背曲肩随，府将坏矣。腰者肾之府，转摇不能，肾将惫矣。膝者筋之府，屈伸不能，行则偻附，筋将惫矣。骨者髓之府，不能久立，行则振掉，骨将惫矣。得强则生，失强则死。"此描述与本病相似，为五脏失强、髓海不足、肾精虚衰的表现。清代高鼓峰《医宗己任编》谓："大抵气血俱虚，不能荣养筋骨，故为之振摇。"

患者年老体衰，记忆减退、表情呆板、运动及精神迟钝为肾精亏虚、髓海不足；肢体僵硬，"诸痉项强，皆属于湿"；便秘、夜尿频多为肾阳虚；大量口水、舌水滑为阳虚水泛；畏寒、脉沉细为阳虚，弦为水饮。治法：真武汤温阳利水，干姜易生姜以化饮治水，合缩泉丸，加当归养血、川芎活血、肉苁蓉益肾填精。且真武汤实可补益肝脾肾三脏：徐彬《伤寒一百十三方发明》言熟附能补；岳美中言白芍敛阳气归根于阴，且芍药养营血，兼有柔肝之功；苓、术利水而健脾。

从方证角度，真武汤方证与帕金森综合征有诸多对应之处。真武汤方证包括"头眩，身瞤动，振振欲擗地"，"小便不利，四肢沉重疼痛"，"但欲寐"，以及畏寒蜷卧、精神萎靡、阳痿等。帕金森综合征除震颤、迟缓、姿势步态改变等运动障碍外，尚表现诸多非运动症状，包括眩晕、尿失禁或尿潴留、夜尿频多、流涎、患肢沉重疼痛、便秘、畏寒、疲乏无力、性冷淡、失眠、抑郁、不宁腿等。其次，从病理和药理机制方面，真武汤抗衰老、改善认知功能、抗氧化的作用，与引起帕金森综合征的诸多因素，如衰老、细胞变性、供血不足等，具有一致性。

（徐 敏 李 进 整理）

三、真武汤（良性肌束颤动）

田某，女，40岁。

主诉：右臀部自觉颤抖2年，加重2个月。

现病史：患者2013年以来翻身、跑步时右臀部觉抖动，频率约3~5次/s，但体表不能观察到，亦不能触及，需静止20秒左右缓解。无疼痛及肢体麻木无力。2015年2月病情加重，每日发作20次左右。住院检查肌电图，探针插入后发作加重，时间延长到1分钟。颈椎MRI示颈髓（$C_{4~5}$）异常信号，增强（－）；腰椎MRI示$L_5~S_1$椎间盘突出。肌电图示右侧$L_5~S_1$神经源性损害，脑电图（－）。神经元特异性烯醇化酶（NSE）21.7ng/ml（正常值0~16.3ng/ml），脑脊液寡克隆区带弱阳性。神经内科会诊无阳性体征，不符合多发性硬化（颈髓为陈旧病变）；骨科会诊认为不排除腰椎病变所致。出院诊断为颈髓病变查因，腰/颈椎间盘膨出。予维生素B族治疗，症状无缓解。曾寻求中医治疗，予天麻钩藤饮加减，无效。患者曾在阴冷环境下工作10余年。

2015年4月11日首诊：右臀部自觉颤抖，颈部束缚感，胸憋，腰以下冰凉，腹部收缩感，尿不畅。潮热，便溏。舌淡暗、胖大、有齿痕，苔黄腻。右脉沉细弦滑尺弱，左脉沉细关弦尺弱。

西医诊断：良性肌束颤动，腰骶神经病变。

中医辨证：阳虚水泛。

治法：温阳利水，潜镇益肾。

予真武汤加味：

黑附子15g[先煎]	茯苓30g	白芍15g	苍术20g
生姜15g	炒薏苡15g	酒山茱萸15g	生龙齿30g[先煎]
生牡蛎30g[先煎]			

7剂，水煎服，每日1剂。

服药后抖动减轻,怕冷、胸闷减轻。效不更方,略作加减,又进7剂,可跑步和轻松翻身。服药共42剂,患者发作次数减少到5~6次/d,持续时间减少到10秒。半年后回访,已恢复正常生活。

按:良性肌束颤动是指一个肌群或一些肌群细小的快速收缩。患者为中年女性,主要症状是局部颤动,发生良性肌束颤动的肌肉较深,从诱因及肌电图分析,倾向于右侧腰骶神经根病变刺激而致。病程2年余,结合检查结果,排除运动神经元病、癫痫等疾病。

本案患者常年受寒伤阳,腰冰凉、便溏为肾阳虚;胸闷,全身束缚感为水寒泛溢;烘热为虚阳上越;筋肉颤动则为水湿浸渍;舌脉同样提示阳虚水泛。本案用真武汤温阳利水,蒺藜平肝,龙齿、牡蛎潜镇,山茱萸滋阴固涩入肾,共奏温肾潜阳之效,以竟全功。

(李 进 整理)

四、真武汤(特发性震颤)

凌某,女,49岁。

主诉:头部震颤8年,加重2周。

2015年6月8日首诊:患者8年来静坐或站立时头颤,紧张时加重,神经内科检查无器质性病变,考虑为特发性震颤(ET)。近2周失眠,服安眠药[力月西(咪达唑仑)]每日可眠4~5小时,头部、双手抖动加重。平素畏寒、四肢冷,下午下肢浮肿。舌质淡暗苔薄白,脉沉细短。

西医诊断:特发性震颤,失眠。

中医辨证:阳虚水泛,虚风内动。

治法:温阳利水,潜镇益肾。

予真武汤合半夏秫米汤。

黑附子10g先煎	茯苓30g	白芍15g	苍术15g
生姜15g	法半夏30g	炒薏苡仁60g	

7剂,水煎服,每日1剂。

2015年8月10日复诊:震颤显减,失眠改善,余症亦轻。停药后失眠复发。原方调整:

黑附子15g先煎	茯苓30g	白芍15g	苍术20g

炮姜10g　　　　法半夏30g　　　炒薏苡仁60g

7剂，水煎服，每日1剂。

3个月后随访，震颤轻，夜寐可达6~7h/d，其他症状亦改善。

按：特发性震颤是最常见的运动障碍性疾病，主要为手、头部及身体其他部位的姿势性和运动性震颤，在注意力集中、精神紧张、疲劳、饥饿时加重，在饮酒后暂时消失。治疗方面，常规疗法包括应用小量酒精和β-受体阻滞剂。

中医学中，该病属于颤证，又称"振掉""颤振""震颤"。《素问·至真要大论》指出："诸暴强直，皆属于风""诸风掉眩，皆属于肝"。这里所讲的"掉"即指"颤振"。《张氏医通·诸风门·颤振》云："颤振则但振动而不屈也，亦有头动而手不动者。"病机上，颤证多以风动为标，而气血阴阳之亏虚为本。《医学准绳六要》云："头摇属风属火，而高年病后辛苦人，多属虚，因气血虚而火犯上鼓动也。"因此，不能一味地养阴息风或平肝潜阳。

本患者的根本病机为阳虚。患者中年妇女，七七天癸竭，又失眠而重虚其阳，因肾阳虚，不能温煦筋脉；或母病及子，或虚阳浮越，或水饮浸渍，而导致水不涵木、肝不主筋、虚风内动。患者畏寒、四肢冷，浮肿，舌质淡暗，脉沉细短，为阳虚水泛之象。予真武汤温阳利水，半夏秫米汤和胃化浊、交通阴阳。颤证显减，失眠亦愈。

《伤寒缵论》言："真阳不足，真阴亦已素亏。""若不用芍药顾护其阴，岂能胜附子之雄烈乎？"其注解比较切合本案，故以真武汤温阳固阴，而利水亦以通为补。现代研究发现，温阳方可降低交感神经系统活性，减少交感神经末梢去甲肾上腺素的释放，从而使肌梭的敏感性降低，减轻震颤。

半夏秫米汤被称为失眠第一方，为《黄帝内经》十三方之一。睡眠改善，则阴平阳秘，颤亦微也。秫米即高粱米，临床中嘱患者自备，或以薏苡仁代替。

（徐　敏　李　进　整理）

总结：

上述病例，尽管临床诊断不同，然而皆因阳虚水泛引起，以温阳利水法，选用真武汤为主方治疗均得到缓解或控制，随访疗效稳定，充分体现了"异病同治"的中医特色。

既往对不自主运动（IM）多以"动则为风""热盛生风""血虚动风"或"少水不能治壮火"论治[1,2]。"病机十九条"中有6条与IM有关，其中5条均为"风""火""热"等阳性病机，唯有1条"诸寒收引，皆属于肾"为虚寒致病。

在临床中，"阳虚动风"应该得到重视。《黄帝内经》记载"肾……在变动为栗。"栗者，颤抖也。《伤寒论》中也论及阳虚致 IM，"服之则厥逆，筋惕肉瞤"，"发汗则动经，身为振振摇者"。另《金匮要略》有水湿所致，如"水气在皮肤中，四肢聂聂动"。历代医家也逐渐认识并提出"阳虚动风"[3,4]，并在临床实践中得到验证[5]。"阳虚动风"有以下 3 条途径：①肾阳亏虚，母病及子，肝木失养，失于条达。②水寒之地，阳气不能潜藏，虚阳浮越，肝木振掉。③阳虚水泛，浸渍筋脉；肾阳厥而来复，鼓动筋脉。从药理作用的角度，温阳利水法治疗不自主运动类疾病，其机制尚不明确。个别研究发现，温阳方可降低心衰心阳虚证交感神经系统活性，减少交感神经末梢去甲肾上腺素的释放[6]。或许通过降低交感神经活性可以减低肌梭的敏感性，从而减少不自主运动产生。

"阳虚动风"的辨证同样应该遵循整体出发、四诊合参的原则，既要考虑主症，也要考虑伴随症状和病史。从主症看，IM 表现为频率高、幅度大、发作性的，辨证多风、火、阴虚；频率低、幅度小、持续性的，多虚寒；年轻、初病，多实热；年老、久病，多虚寒。从伴见症状看，整体表现有疲倦、畏寒、思维滞后、记忆减退等；小便清长、大便溏泄；因寒而重，得热则减者，局部发凉紧束；寒极生热，而有虚热上炎，烘热汗出者；各部位的水饮泛滥，如胸闷痛悸、腹痛、呕利、浮肿、沉重等；病史上有禀赋不足、胎产过多、久病致虚等。

在遣方用药方面，应用真武汤温阳利水，较为合拍。该方出自《伤寒论·辨太阳病脉证并治》："太阳病，发汗，汗出不解，其人仍发热，心下悸，头眩，身瞤动，振振欲擗地者，真武汤主之。"身瞤动即是身体痉挛、抽搐。临床上根据具体证候可随证加减。水湿较盛者常选用苍术，脾虚者则用白术，也可并用；虚阳化火者选赤芍，而筋脉拘急者重用白芍，并常配合甘草；阳虚而浮动，合收敛潜镇法，选用山茱萸、龙齿、牡蛎、龟甲、鳖甲、珍珠母、石决明等；久病入络者，合搜风通络法，选用牵正散；水瘀互结者，合祛瘀法；气虚水停者，合益气温肾法，选用黄芪或缩泉丸。

可见，对于 IM，在清热息风、镇肝潜阳的思路之外，另从"阳虚动风"认证，取"温阳利水"治法，疗效明显。一方面，"阳虚动风""温阳利水""异病同治"的机制和原理值得深入探讨；另一方面，良性、功能性 IM 可以缓解和控制，对器质性疾患也有一定疗效，但还有待进一步积累和验证。

（李 进 整理）

参 考 文 献

[1] 朱亨炤. 大定风珠加味治疗帕金森病48例[J]. 中国医药学报，2001，16（6）：75.

[2] 张霞. 血府逐瘀汤临床新用[J]. 中国医药学报, 1997, 12(6): 33-34.

[3] 周平龙. 阳虚动风证治[J]. 江西中医药, 1992(5): 27-28.

[4] 陈列红. 略论阳虚动风证[J]. 中国中医药现代远程教育, 2011, 9(2): 11-12.

[5] 张诏. 真武汤加味治疗神经官能症[J]. 山东中医杂志, 2010, 29(5): 348.

[6] 汤琪. 温阳方对心衰心阳虚证交感神经系统影响作用研究[D]. 广州: 广州中医药大学, 2009.

第四节 头 痛

一、桃核承气汤(血管神经性头痛)

安某, 女, 44 岁。

主诉: 头痛 10 年, 加重 3 个月。

2015 年 2 月 12 日首诊: 患者头痛 10 年, 发作频繁, 近 3 个月加重, 每日发作 1 次。疼痛剧烈难忍, 发作时伴畏光, 目痛。心烦, 少寐, 健忘, 多梦, 心悸, 乏力, 胸闷, 憋气, 胁肋部胀痛, 消谷善饥, 大便干结。月经规律, 行经 4 天, 量适中, 色暗, 有血块, 伴小腹胀痛。脉沉细短、尺弱, 舌苔薄白腻、质紫暗, 舌下络脉怒张。BP 130/90mmHg。

辅助检查: 心电图示 ST-T 改变。

西医诊断: 血管神经性头痛。

中医辨证: 瘀热内停。

治法: 泻热逐瘀, 导瘀热下行。

予桃核承气汤:

桃仁 15g	桂枝 10g	生大黄 10g^{后下}	芒硝 6g^{分冲}
炙甘草 10g			

14 剂, 水煎服, 每日 1 剂。

2015 年 3 月 2 日复诊: 服上药后, 头痛发作程度及频率均较前明显减轻, 疼痛已不剧烈, 近 2 周共发作 4 次。乏力胸闷减轻, 仍有胁肋部胀痛。月经血块较前减少。脉左弦, 苔根黄腻、质紫暗, 舌下络脉怒张。辨证为瘀热内结, 肝郁不舒。治法: 通下瘀热, 调畅肝气。处以桃核承气汤合化肝煎善后调理。

按: 该患者为中年女性, 瘀血阻滞, 内扰神明, 故见头痛日久, 疼痛较剧烈, 健忘。瘀血阻于胞宫, 可见月经血块较多。内有郁热, 故见大便干结, 心烦多梦,消谷善饥。故辨证后予以桃核承气汤。

桃核承气汤出自《伤寒论》第 106 条:"太阳病不解,热结膀胱,其人如狂,血自下,下者愈。其外不解者,尚未可攻,当先解其外;外解已,但少腹急结者,乃可攻之,宜桃核承气汤。"该方应用于血热结于下焦之证,见少腹急结胀满,大便色黑,小便自利,谵语烦渴,夜发热,或如狂,舌质紫,脉沉涩。治疗当因势利导,逐瘀泻热,祛除下焦之蓄血。方中桃仁活血破瘀,大黄下瘀泻热,共为君药。芒硝泻热软坚,桂枝通行血脉,共为臣药。炙甘草护胃安中,并缓诸药之峻烈,为佐使药。该方在临床应用中,并不限于下焦蓄血证,凡是血热瘀结或血瘀内结者皆可以应用。

本案发病 10 年,头痛顽固而剧烈,且临床伴有健忘、小腹痛、大便干、消谷善饥,以及苔腻舌紫体征,可辨为蓄血轻证,不必拘泥"谵语,如狂"。另,该患者消谷善饥(已排除消渴、糖尿病),大便秘结,每是阳明蓄血的辨证关键,瘀血与热交结于胃肠所致,但需与中消,以及单纯胃火烘盛之消谷善饥加以鉴别,还有热结可致瘀,瘀久可化热,治疗又须以桃核承气汤泻热逐瘀兼顾。

(朱婷婷 整理)

二、吴茱萸汤(紧张性头痛)

周某,女,57 岁。

主诉: 头痛 20 余年,加重半年。

患者 1998 年开始头痛,主要为巅顶及左侧颞部、眉棱部钝痛,每周发作 2~3 次,曾行颅脑 CT 检查未见异常,屡治鲜效。发作与睡眠、情绪有关,每于睡眠不好时头痛加重,继而影响睡眠,形成恶性循环。2017 年年底,头痛症状加重。

2018 年 5 月 3 日首诊: 头痛,干呕,吐白色黏沫,畏寒,心烦易怒,胸闷,咽部堵闷感,纳少,无反酸,鼻根不适,大便黏滞不成形,舌淡嫩苔薄白,脉沉细短。绝经 5 年。BP102/69mmHg。

西医诊断: 紧张性头痛。

中医辨证: 肝胃虚寒,浊阴上逆,兼有络瘀风动之象。

治法: 暖肝温胃,散寒降浊,兼以息风通络。

予吴茱萸汤合良附丸、选奇汤、钩蝎散加减。

吴茱萸 12g	党参 15g	大枣 15g	生姜 10g
干姜 10g	高良姜 10g	香附 10g	防风 15g

羌活 10g　　　黄芩 15g　　　全蝎末 3g^{分吞}　　　钩藤 15g

白蒺藜 15g

14 剂，水煎服，每日 1 剂。

2018 年 5 月 21 日复诊： 药后头痛显减，已去大半，睡眠亦改善。干呕、吐白色黏沫症状消失，畏寒减轻，纳谷尚可，有饥饿感，大便已成形。效不更方，继以上方去钩藤，加石菖蒲 10g、远志 8g、炙甘草 8g，以增强养心安神之功。

按： 患者头痛 20 余年，病程日久，单方难以取效，故以合方、联合用药治之。合当更切病机，此案肝胃虚寒，浊阴上逆，气郁寒凝，兼有络脉不通，方取吴茱萸汤、良附丸、选奇汤、钩蝎散以暖肝温胃、散寒降浊、疏肝理气，兼以通络止痛，故取效颇捷。

吴茱萸汤在《伤寒论》中凡三见，分载于阳明、少阴、厥阴 3 篇。一为"食谷欲呕，属阳明也，吴茱萸汤主之。得汤反剧者，属上焦也"（243 条），乃阳明虚寒，寒饮内停；二为"少阴病，吐利，手足逆冷，烦躁欲死者，吴茱萸汤主之"（309 条），乃少阴阳虚阴盛，寒浊犯胃；三为"干呕，吐涎沫，头痛者，吴茱萸汤主之"（378 条），乃肝寒犯胃，浊阴上逆。3 条叙证虽不相同，但阴寒内盛、浊阴上逆的病机一致，故均用吴茱萸汤温阳散寒降浊。观该患者，既有巅顶痛、干呕、吐涎沫之厥阴肝寒犯胃、浊阴上逆之证，又有畏寒、烦躁易怒等少阴阳虚阴盛、寒浊犯胃之证，故以吴茱萸汤为主方暖肝温胃，散寒降浊。为增强温胃理气之功，复加入干姜、高良姜、香附味辛大热之品，寓良附丸之意，一行气滞，一散寒凝，共奏行气疏肝、散寒止痛之功。

选奇汤出自《兰室秘藏·眼耳鼻门》（原方载"治眉骨痛不可忍"），主治风热上犯之眉棱骨痛或头目眩晕。方中羌活、防风祛风通络，解痉止痛；黄芩苦寒，清泄气分之热，又能制羌活、防风辛温之燥。该患者无风热之证，但病属头面，邪犯清阳，唯以风药可达，此处取其祛风通络、解痉止痛之功。

患者头痛 20 余年，久病入络，复选用朱良春恩师用于治疗顽固性疼痛的效方钩蝎散。方中以走窜之力较强的虫药全蝎息风止痉，通络止痛。患者为中老年女性，平素性情急躁，心烦易怒，肝气郁结，选钩藤清热平肝、息风止痉，白蒺藜解郁疏肝定痛。诸方相合，使肝气条达、气血通畅，则头痛头晕、失眠乏困诸症渐消除。

（刘　妙　整理）

第五节 失 眠

一、猪苓汤合当归贝母苦参丸（帕金森病、严重失眠）

刘某，男，70 岁。

主诉：失眠 7 天。

2005 年 2 月 6 日首诊：患者素患右脑萎缩和帕金森病（又称震颤麻痹），双手及两腿震颤，近 1 周严重失眠，连续 5 天不能入睡，需服安眠药辅助睡眠，但出现夜游。口渴，大便时干时稀，舌紫红，苔薄润，脉弦滑。中医辨证为心火亢盛，治以黄连阿胶汤合酸枣仁汤化裁。

2005 年 2 月 22 日二诊：仍然严重失眠，入睡困难，每日睡眠 2~3 小时，烦躁，胸闷憋气，时有肌肉抽动，全身瘙痒，大便干、2 日 1 次，夜尿频频，已经无梦游，舌脉同前。

西医诊断：帕金森病，睡眠障碍。

中医辨证：饮郁化热伤阴合并下焦湿热。

治法：滋阴清热利水。

予猪苓汤合当归贝母苦参丸加减。

猪茯苓各 15g	阿胶 10g	泽泻 15g	滑石 60g
生大黄 4g	当归 10g	大贝母 15g	苦参 10g

7 剂，水煎服，每日 1 剂。

2005 年 3 月 1 日三诊：服药 7 剂，夜尿减少至 3 次，平均每日可睡 7 小时，大便干及烧心显著减轻，矢气频，四肢震颤较前加重，舌暗，苔薄白润，脉弦滑，BP 130/80mmHg。继以息风治疗为主。

羚羊角粉 0.6g^冲	钩藤 15g	天麻 10g	益母草 30g
夜交藤 30g	全蝎粉 2g^冲	决明子 15g	全瓜蒌 30g
大贝母 15g	三棱 15g	莪术 15g	生黄芪 10g
白芍 15g	生地黄 15g		

7 剂，水煎服，每日 1 剂。

此后睡眠一直比较好,始终坚持中西医结合治疗。

2007 年 1 月 11 日四诊:失眠易醒半个月,震颤缓解,流涎减少,烧心,矢气多,二便不畅,舌暗红,苔薄白润,脉弦滑。寒热错杂、胃失和降、心神不宁,治以和胃安神。

煅瓦楞子 60g	全瓜蒌 30g	黄连 8g	干姜 10g
炙甘草 10g	决明子 20g	丹参 30g	玄参 10g
夜交藤 30g	焦四仙各 15g	鸡内金 15g	

14 剂,水煎服,每日 1 剂。

2007 年 1 月 25 日五诊:严重失眠,入睡困难,易醒,白天可睡 2 小时,西药无效,震颤减轻,尿频不畅,便秘,舌暗红、苔水滑,脉沉弦滑。症情与 2005 年 2 月 22 日基本相仿,治疗方案同此,予猪苓汤以观效否。

猪茯苓各 15g	泽泻 15g	阿胶 15g	滑石 60g
大贝母 15g	苦参 10g	当归 15g	大黄 4g

7 剂,每日 1 剂,水煎服,早晚分服。

1 剂后即可入眠,7 天后失眠痊愈,且疗效稳定。

按:失眠是最常见的主诉之一,常合并躯体疾病、精神障碍或神经系统疾病。失眠可能也与急性应激、使用药物、睡眠习惯差异或睡眠环境改变有关。单纯严重失眠本属难治,帕金森病合并严重失眠更是棘手。

本案患者以严重失眠、四肢震颤、口渴、小便不利为主症,综合观之,乃水热互结伤阴之证。阴虚有热,扰乱神明,则心烦不得眠;热存津伤,不能濡养四肢,则震颤不休;水热互结伤阴,则见大便难。故予猪苓汤以清热育阴利水,复加当归贝母苦参丸以增加育阴利水之功。猪苓汤见于《伤寒论》第 223 条:"若脉浮发热,渴欲饮水,小便不利者,猪苓汤主之。"和第 319 条:"少阴病,下利六七日,咳而呕渴,心烦不得眠者,猪苓汤主之。"此两条所述症状虽有所不同,但两者病机则一,同为阴虚水结,故均以猪苓汤滋阴清热利水。当归贝母苦参丸出自《金匮要略·妇人妊娠病脉证并治》:"妊娠小便难,饮食如故,归母苦参丸主之。"此论血虚热郁小便不利的证治。血虚郁热,气郁化燥,膀胱津液不利导致小便难而不爽。亦有注家认为,本方亦治大便难,以方中当归养血润肠,贝母开上焦郁结以通大肠可知。

本案使用常规安神药物酸枣仁、夜交藤等后，睡眠不见明显好转，而使用猪苓、茯苓、泽泻、阿胶、滑石、大贝母、苦参、当归、大黄后，睡眠迅速好转，不能不引起深思。回顾患者2年来的诊疗过程，发现只要方中有茯苓、大贝母，睡眠质量就好，而且2次严重失眠都是合并使用了当归贝母苦参丸后取得速效显效的。进一步追踪古今文献发现，贝母和苦参确有治疗失眠的记载。《本草汇言》用川贝粉两钱，灯心汤调下，能治疗痰热不眠，烦躁；《中草药通讯》1979年第2期记载，用苦参糖浆（每100ml含生药50g），成人20ml，小儿5~10ml，一次口服或鼻饲，治疗101次，以服药后15分钟内入睡为速效；结果速效51例次，显效14例次，有效率95%，且未见明显副作用[1]。由此可治，很多非常规安神药可能具有非常好的安神效果，需要我们临床留意观察发现。

（贾海忠　整理）

参 考 文 献

[1] 重庆市红十字会医院儿科. 苦参催眠作用101例观察报告[J]. 中草药通讯，1979，10（2）：38，49.

二、温经汤（严重失眠）

韩某，女，51岁。

主诉：失眠15年。

2014年10月30日首诊：患者15年前起出现入睡困难，早醒，每天睡眠3~4小时，7年前起出现耳鸣，现伴有头晕，头痛，脱发，口干，心悸，心烦躁扰、入夜尤甚，大便调。月经尚规律，行经腹痛，月经量多，色暗，有血块。孕1产1，其一女体健。脉沉细短，苔薄质暗。自诉贫血20余年。

西医诊断：睡眠障碍。

中医辨证：冲任虚寒，瘀血阻滞。

治法：温经散寒，养血祛瘀。

予温经汤合四乌鲗骨一蘆茹丸加味。

吴茱萸4g	川芎15g	阿胶10g	当归15g
白芍15g	肉桂6g	炮姜10g	半夏30g
牡丹皮15g	麦冬15g	党参15g	炙甘草10g

薏苡仁 60g　　　茜草 15g　　　海螵蛸 30g

7剂，水煎服，每日1剂。

2014年11月6日二诊：夜寐渐安，头痛止，脉细弦滑，苔薄质暗。原方加减巩固，调服月余。

2015年4月遇该患者女儿，询问患者停药至今诸症皆安，失眠明显改善，基本每日可睡6~7小时。

按：该患者为围绝经期女性，以顽固性失眠为主诉，但是综合该患者症状，尤其抓住头痛，心烦躁扰，行经腹痛，量多，色暗，有血块，辨证属于冲任失调，胞宫虚寒，瘀血阻滞。

冲任虚寒，不能濡养清窍，可见头晕、头痛、脱发；瘀血阻滞，新血不生，营阴内伤，阴虚生内热，热扰心神，故见心悸，心烦躁扰、入夜尤甚，失眠；津液不能上乘，故口干。脉沉细短，苔薄质暗，亦为冲任虚寒、瘀血阻滞之象。

温经汤出自《金匮要略·妇人杂病病脉证并治》："问曰：妇人年五十所，病下利，数十日不止，暮即发热，少腹里急，腹满，手掌烦热，唇口干燥，何也？师曰：此病属带下，何以故？曾经半产，瘀血在少腹不去。何以知之？其证唇口干燥，故知之。当以温经汤主之。"由原文可知，温经汤证既有瘀，又有虚；既有虚寒，又有虚热，其主要病机还是虚寒血瘀。

方中以吴茱萸暖肝缓急，调冲脉；归、芍养血调血；川芎升阳开郁，行血活瘀；牡丹皮泻血中伏火，活血祛瘀；阿胶养血润燥，止血祛瘀；人参补脾肺之气，以助生化气血；桂枝温经通脉；麦冬清心除烦；半夏和胃健脾降冲逆之气，止呕烦；甘草补脾胃，和诸药；生姜辛温通阳。全方重在"血得温则行"，通过温通以使瘀血去，新血生，血脉通利。然其结构兼顾虚实、气血、阴阳、升降，温养兼顾补气健中、滋阴养血、清虚热，使寒热并用，诸症自除。

后世医家宗此，以温经汤为治疗妇科调经之祖方，代有发挥。如《备急千金要方》云此方"治崩中下血，出血一斛，服之即断。或月经来过多，及过期不来者，服之亦佳方"。《太平惠民和剂局方》载本方"治冲任虚损，月候不调，或来多不断，或过期不来，或崩中去血，过多不止。又治曾经损娠，瘀血停留，少腹急痛，发热下利，手掌烦热，唇干口燥。及治少腹有寒，久不受胎"。目前临床中，多用于血分虚寒而经血不调的诸证；或行经多不断，或过期不来，或崩中漏下过多不止。又可治曾经半产，瘀血停留，少腹急痛，发热下利，手掌烦热，唇干口燥。及少腹有寒，久不受胎者。

而此案中，患者50余岁女性，服此方加减月余，15年失眠明显改善，可见该方对于改善此类冲任虚寒、瘀血阻滞、虚热内扰的睡眠有明显疗效。

失眠一证，自《黄帝内经》起就多有论述，其总的病机，不外阴阳失调，阳不入阴，心神被扰。该患者一方面头晕，头痛，脱发，贫血20余年，冲任虚损，不能上濡清窍，心神失养，阳不入阴则失眠。如《景岳全书·杂证谟·不寐》中所说："无邪而不寐者，必营气之不足也。营主血，血虚则无以养心。"另一方面，心烦躁扰，入夜尤甚（类似暮即发热），其冲任虚损，阴虚内热扰神亦可致失眠。第三方面，经行腹痛，量多有血块，则血瘀可见，瘀血内阻，阻碍营卫运行，阳不入阴，可致失眠。《医林改错》云："夜不安者，将卧则起，坐未稳又欲睡，一夜无宁刻，重者满床乱滚，此血府血瘀。"故综合此三方面病机，可能是本案应用温经汤治疗此顽固性失眠取效的原因。

另外，四乌鲗骨一藘茹丸见于《素问·腹中论》："帝曰：有病胸胁支满者，妨于食，病至则先闻腥臊臭，出清液，先唾血，四支清，目眩，时时前后血，病名为何？何以得之？岐伯曰：病名血枯，此得之年少时，有所大脱血，若醉入房中，气竭伤肝，故月事衰少不来也。帝曰：治之奈何？复以何术？岐伯曰：以四乌鲗骨一藘茹二物并合之，丸以雀卵，大如小豆，以五丸为后饭，饮以鲍鱼汁，利肠中及伤肝也。"该方用治女子血枯，经水不利。乌鲗骨，即乌贼骨，又名海螵蛸，气味咸温下行，主女子赤白漏下及血枯经闭。藘茹，即茜草，气味甘寒，能止血治崩，又能和血通经。麻雀卵，气味甘温，能补益精血，主男子阳痿不举及女子带下，便溺不利。鲍鱼，气味辛温，能通血脉、益阴气，煮汁服之能同诸药通女子血闭。故本方具有补养精气血，强壮肺肝肾，活血通经的作用。本案失眠日久，精血耗损，脉沉细短，颇合此方宗旨。

（朱婷婷 整理）

三、柴胡加龙骨牡蛎汤（酒精中毒性脑病严重失眠）

赵某，男，49岁。

主诉：失眠15年。

2017年8月11日首诊：患者诉15年前因诸事不顺，心情抑郁导致严重失眠，每日睡眠时间平均2~3小时，严重时彻夜不眠。有吸烟、饮酒史30余年，每周饮白酒3~5次，每次约1 000ml，不能自控，有幻觉，烦躁，打摔东西，彻夜不眠。周身乏力，腹部有跳动感，汗多，偶有口干、口苦，纳呆，小便黄、不利，舌红、苔根厚腻，脉弦滑。

西医诊断：睡眠障碍，酒精中毒性脑病？

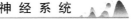

中医辨证：阴阳失和，气机郁滞。

治法：调和阴阳，宣畅化郁，助阳入阴。

予柴胡加龙骨牡蛎汤加味：

柴胡 20g	桂枝 10g	生龙骨 30g	煅牡蛎 30g
黄芩 15g	生姜 15g	党参 15g	法半夏 30g
大枣 15g	茯神 30g	生大黄 10g	生磁石 60g

14 剂，水煎服，每日 1 剂。

2 周后，患者复诊，诉睡眠时间明显延长，增加至 4~5 小时，烦躁乏力诸症改善。效不更法，将柴胡加至 24g，大黄加至 12g，续服。

按：本案患者失眠的诱因可能是情志因素，也与长期大量饮酒致酒精中毒性脑病不无关系。酒精中毒性脑病是慢性酒精中毒所致的脑损害，表现为神经胶质细胞增生和血管增生，伴有新旧出血，病变出现在乳头体、丘脑下核区、四叠体下部、中脑导水管周围及动眼神经核区，大脑皮质萎缩，中心性脑桥髓鞘溶解，小脑病变主要在蚓部及邻近的小脑半球前部和上部，皮质萎缩，叶间沟增宽，蛛网膜下腔增宽，镜下见浦肯野细胞缺失。目前治疗方法只有戒酒治疗、一般支持及对症治疗。

失眠归属中医"不得眠""目不暝""不得卧"等范畴，是以不能正常和维持睡眠为主要特征的一类病证。主要表现为睡眠时间、深度的不足，轻者入睡困难，或寐而不酣，时寐时醒，或醒后不能再寐，重则彻夜不寐。随着社会的高速发展和人们压力的增大，失眠问题日渐严重，且渐趋年轻化。长期失眠会影响正常的生活和工作，危害人的身心健康，不仅造成日常工作能力的下降，还会引起抑郁、焦虑、易激动或恐惧心理。

柴胡加龙骨牡蛎汤出自《伤寒论》107 条原文："伤寒八九日，下之，胸满烦惊，小便不利，谵语，一身尽重，不可转侧者，柴胡加龙骨牡蛎汤主之。"本方由小柴胡汤去甘草加龙骨、牡蛎、桂枝、茯苓、铅丹、大黄而成。全方以调和阴阳，宣畅化郁，助阳入阴来改善睡眠紊乱。此类失眠除睡眠障碍外，尚有胸中烦满，腹部或身体肌肉跳动，情绪急躁、易激惹、惊恐、莫名哭泣或因躯体不适而哭泣，寒热往来，大便秘结等症状，与本案方证颇合。

另，此案用生磁石 60g 易铅丹，以防铅毒之嫌。注意原方中柴胡与大黄比例为 2：1，突出柴胡用量，而必须大于生大黄用量是取效要点。《神农本草经》记载："柴胡……主心腹，去肠胃中结气……推陈致新。"

（顾　焕　整理）

四、柴胡桂枝干姜汤(严重失眠)

闫某,女,59岁,

主诉:间断失眠、心烦9年,加重半年。

现病史:患者2006年开始每于着凉外感后出现失眠、心烦,周身乏力、疼痛。多方医治无效。2014年年底开始,上述症状加重。

2015年3月19日首诊:患者失眠,每晚睡眠2~3小时。周身乏力、疼痛,恶寒,双下肢冷、僵硬,晨重暮轻,自汗,头闷重,偶有盗汗,时有自觉发热,但测体温最高37.2℃。时有心烦,口苦,渴喜热饮,纳差,腹胀,无呕吐及腹泻,近半年来上述症状加重。舌质暗,苔薄根腻,脉弦尺弱。

西医诊断:睡眠障碍。

中医辨证:邪入少阳,寒多热少,阴阳失和。

治法:和解少阳,温化寒饮,调和阴阳。

予柴胡桂枝干姜汤合半夏秫米汤加减:

柴胡15g	黄芩15g	干姜10g	桂枝15g
天花粉30g	生牡蛎30g	炙甘草10g	法半夏30g
生薏苡仁60g			

10剂,水煎服,每日1剂。

2015年3月30日复诊:每晚可睡7小时,心烦烘热缓解,周身乏力、疼痛及双下肢冷硬十去八九,恶寒减轻,汗出减少,自觉发热已除,体温正常,口苦口渴减轻,食欲好转,腹胀减轻。

按:柴胡桂枝干姜汤见于《伤寒论》第147条("伤寒五六日,已发汗而复下之,胸胁满微结,小便不利,渴而不呕,但头汗出,往来寒热,心烦者,此为未解也。柴胡桂枝干姜汤主之")和《金匮要略·疟病脉证并治》("治疟寒多微有热,或但寒不热,服一剂如神")。

该患者为邪入少阳,寒多热少,故往来寒热,寒重热轻,心烦,口苦,渴而不呕。本证成因:伤寒汗不得法,又下之过早,汗下两伤,津液受损,脾气被伤,邪传少阳。方中柴胡、黄芩同用,解少阳腑热,舒少阳气郁,为方中主药;瓜蒌根生津胜热以止烦渴;牡蛎软坚散结,以疗气机之凝结;干姜温补脾阳,畅化三焦;甘草调和诸药,固护胃气。该方寒温并用,攻补兼施,既可和解枢机，又可宣化寒饮。

半夏秫米汤最早记载于《黄帝内经》。《灵枢》云："今厥气客于五脏六腑，则卫气独卫其外，行于阳，不得入于阴。行于阳则阳气盛，阳气盛则阳跷满；不得入于阴，阴虚，故目不瞑……饮以半夏汤一剂，阴阳已通，其卧立至。……其汤方以流水千里以外者八升，扬之万遍，取其清五升煮之，炊以苇薪，火沸，置秫米一升，治半夏五合，徐炊，令竭为一升半，去其滓，饮汁一小杯，日三，稍益，以知为度。故其病新发者，复杯则卧，汗出则已矣；久者，三饮而已也。"由此可见，半夏秫米汤最早用于治疗失眠，后来医家尤其针对痰饮内阻、脾胃不和所致的失眠而用之。半夏味辛，性温，有毒，归脾、胃、肺经，具有燥湿化痰、降逆止呕、消痞散结之功。半夏能通阳，降逆而通泄。秫米性味甘凉，健脾和中，益营养心。半夏、秫米合用能达到祛除胃肠痰湿壅滞的效果，助以甘澜水，让本方有通有补、有升有降，共奏补虚泻实、交通阴阳之功。本案以薏苡仁代秫米。

患者寒邪外束，邪郁少阳，里热津伤。此案始于9年前外感风寒，后出现周身乏力、疼痛、恶寒，双下肢冷而僵硬，时有低热、心烦等症，故用柴胡桂枝干姜汤；寒热错杂、阴阳失和，失眠严重，邹润安谓"半夏主和"，取其引阳入阴，使阴阳交合，故失眠亦瘥。

（李 雪 整理）

第六节 癫 痫

一、抵当汤（癫痫失神发作）

梁某，女，8岁。

主诉：愣神发作3年半。

现病史：患儿2012年10月出现发愣，每日发作10余次，持续30秒左右。2013年1月在儿童医院诊断为癫痫，失神样发作，服用丙戊酸钠5mg（每日2次），发作减少，但仍不理想。患儿2岁时有头部外伤史。

检查：2013年1月儿童医院脑磁共振平扫及血管成像均无异常。脑电图监测示患儿哭闹时诱发2次发作，表现愣神，动作停止，呼之不应20~30秒，双侧对称性高波幅2.5~3Hz棘慢波发放。发作间期无明显异常波。

2016年6月13日首诊：每日癫痫发作5~10次，每次20秒左右。发作时呼之不应，动作停止，上课经常"走神"，考试交白卷。平时咽部不自主发"嗯嗯"声，似有物上冲，夜间明显。烦躁多动，食欲旺，便干，2~3日一行。肥胖，尤其腹满如鼓,皮肤潮红晦暗粗糙。脉滑,舌质暗,苔薄,舌底静脉增粗。

西医诊断:癫痫。

中医辨证:痫证(瘀热内结,风痰上扰)。

治法:破血逐瘀,清热化痰。

予抵当汤加减:

生大黄 6g	炙水蛭 6g	生虻虫 6g	桃仁 10g
全蝎 2g^冲	钩藤 10g^{后下}	煅紫贝齿 15g^{先煎}	胆南星 8g
法半夏 10g	天麻 10g	炙甘草 10g	

7剂,水煎服,每日1剂。

2016年6月21日二诊:服药3剂后,失神发作即明显减少,持续10秒,1~2次/d,咽部"嗯嗯"声减少,躁动改善,食量减少1/3。效不更方,略作加减。

2016年6月28日三诊:诉失神几未发作,昨日考试第一个交卷,上周2份试卷,一份几乎满分。夜间咽部发声明显减轻。守方继服。

2016年7月12日四诊:失神发作1周仅1~2次,咽部无异常发声。拟改散剂巩固。断续服药1年,病情控制佳。

2019年4月6日随访:病情平稳,癫痫基本不发作,成绩可,每日规律服用丙戊酸钠。

按:小儿癫痫有失神发作和局部肌肉阵挛两种形式。该病由大脑神经元阵发性、短暂性异常放电和扩布引起。失神发作虽不影响智力,但严重影响学习、生活以及心理健康,还可能突发意外伤害、危及生命。本案患儿服用丙戊酸钠效果不佳。

中医有关癫痫的记录最早可见于《五十二病方》(书中载有"婴儿病间""人病马不间""人病羊不间"等)。失神发作古代亦有记录,如巢元方描述的"其状目睛不转,而不能呼"。其病机认识有风、火、痰、瘀、郁、虚、水、毒等,治疗方面亦积累了丰富的经验。尤其王清任主张"小儿抽风不是风",而是气虚血瘀,多有启发。

该患儿肤色晦暗粗糙,舌下瘀显,均为瘀血之象。详问病史,曾有脑外伤,间隔数年,更为"本有久瘀之血",腹满如鼓,亦似蓄血之证;面红、躁动、多食、便干为阳明热结;喉间上冲发声,为肝旺风动,肌肉阵挛;体胖、脉滑为痰浊之象。辨证为瘀热内结、风痰上扰,予抵当汤加减。

抵当汤出自《伤寒论》124条："太阳病六七日，表证仍在，脉微而沉，反不结胸，其人发狂者，以热在下焦，少腹当硬满，小便自利者，下血乃愈。所以然者，以太阳随经，瘀热在里故也，抵当汤主之。"

　　患儿非抵当汤常见的"蓄血发狂"之证，而是愣神。然仔细研读原文237条："阳明证，其人善忘者，必有蓄血……宜抵当汤下之。"失神发作即表现"其人善忘"，且《黄帝内经》载"春脉太过……则令人善忘，忽忽眩冒而巅疾"，已经认识到"善忘"与"巅疾"即癫痫、癫狂相关。另外，西医学也揭示"其人发狂"即精神运动性癫痫发作，与失神发作仅是分类不同。因此，中西医两个角度，均符合抵当汤方证。

　　该方特点为集活血逐瘀药，尤其吮血之虫类药为一炉，功专逐瘀泄热。先贤曹颖甫治"经停九月，腹中有块攻痛"之妇女曾言：三棱、莪术仅能治血结之初起者，及其已结，则力不胜矣，用抵当丸而愈。与本方仅剂量和剂型差异。本方功效峻猛，而原有剂量多以个数论，经我临床实践，建议成人剂量大黄10g、桃仁15g、水蛭10g、虻虫6g，临证尚需斟酌，儿童酌减，急性病中病即止，慢性病可配合扶正固本之药服用或间断使用。

　　此外，原文言"下血乃愈"，并非必然。本案患儿服药后大便显著增多，并未下血，而曹颖甫、章次公、刘渡舟等均有"下血乃愈"之案。从另一个角度看，需防出血而伤正。

　　处方合钩藤、全蝎以平肝止痉，胆南星、法半夏、天麻以豁痰醒神。服用3剂即显效，而随访2年中，癫痫控制良好，生活学习基本不受影响（表3-6-1）。

表3-6-1　治疗情况表

日期	频率	持续	其他	治疗方法
2013年1月	5~10次/d	20秒	不自主发声	丙戊酸钠
2016年6月	1~2次/d	10秒	发声减少、少神	西药＋汤剂
2016年7月	1~2次/w		发声消失、神清	西药＋汤剂
2016年8月	5次/d	10秒	发声消失	西药＋丸剂
2016年9月	1~2次/d			西药＋丸剂
2017年7月	3~5次/d	10秒		西药＋丸剂
2019年4月	0~1次/d			西药

（李　进　整理）

二、抵当汤（外伤后癫痫）

某男，10岁，吉尔吉斯斯坦人。

主诉：癫痫发作4年。

现病史：患者2007年于车祸外伤致脑震荡之后，出现双肩不自主抽动，在入睡前下肢抽搐，持续1~3秒即止，每天发作3~4次。常突然中止原来活动及说话而出现面部无神，怪异表情。发作时伴腹痛、呕吐、自汗、剧烈头痛，需每日服止痛片。平素恶心、耳鸣、听力减退、健忘，大便不畅。

辅助检查：脑电图提示大脑神经元兴奋性高，可见尖波、多棘波、棘-慢复合波等癫痫波表现，大脑皮质功能减退。当地诊断为癫痫。给予抗癫痫、镇静、镇痛治疗，效果不理想。辗转来中国求治。

2011年12月26日首诊：患者除癫痫发作表现外，健忘、学习成绩不佳表现突出。伴头痛、耳鸣、听力减退、自汗出明显。脉细涩不畅。舌质紫，苔薄腻。

西医诊断：癫痫。

中医辨证：癫痫，蓄血，血瘀络阻证。

治法：破血逐瘀，清热化痰。

予抵当汤合复元活血汤加味。

水蛭8g	虻虫6g	桃仁8g	酒大黄8g
柴胡15g	天花粉20g	当归10g	红花8g
炮甲5g	炙甘草10g	白芍15g	钩藤10g
地鳖虫8g	全蝎1g^{先煎}		

14剂，水煎服，每日1剂。

2012年1月10日二诊：抽动痉挛发作次数、程度均减轻。怪异表情出现减少，头痛明显减轻，恶心、自汗、耳鸣也改善，苔脉大致如前。于原方基础上加黄芪15g，去地鳖虫，炮甲改为2g（吞服）。30剂，继服。

2012年3月19日三诊：服药4周后，癫痫发作明显减轻，双肩、腿抽动原每天发作3~4次，现3天发作1次，程度减轻。突然无神、怪异表情未再出现。现头痛已控制，止痛片已停服。耳鸣痊愈，听力恢复，出汗也止，便畅。脑电图明显改善，尖波、棘-慢波减少，出现α波。舌质紫暗苔腻已不显。脉细短滑。改拟：

水蛭 10g	虻虫 7g	桃仁 10g	酒大黄 6g
红花 10g	土茯苓 30g	益母草 30g	生黄芪 30g
柴胡 12g	知母 10g	升麻 10g	桔梗 10g

10 剂，水煎服，每日 1 剂。

按：此患者癫痫发于脑外伤之后，开始有颅内压增高，表现剧烈头痛、呕吐，除阵挛性发作抽动外，有健忘、耳鸣、听力减退。健忘、失神与《伤寒论》237 条（"阳明证，其人喜忘者，必有蓄血。所以然者，本有久瘀血，故令喜忘。屎虽硬，大便反易，其色必黑者，宜抵当汤下之"）描述的方证颇合。

广义的"蓄血"，不止局限于下焦，也可见于消化道、子宫、胆囊、胸腹腔等空腔脏器。脑为闭合空腔脏器，脑外伤出血后不能及时排出体外，形成"离经之血"。本患者为脑外伤后 4 年，病史较长，可谓"本有久瘀血"。本条中述及"屎虽硬，大便反易，其色必黑"，结合现代临床应为上消化道出血。患者脉涩舌紫，大便不畅，为一派瘀血内阻之象，故以抵当汤逐瘀破血，上病下取。"上病下取、下病上取"理论最早见于《素问·五常政大论》："气反者，病在上，取之下；病在下，取之上。"又《灵枢·终始》云："病在上者，下取之；病在下者，高取之。""上病下取，下病上取"治则是在整体观念指导下，依据人体经络、脏腑及气机升降的调节功能而确立的法则，也是治病求本的体现。心主血脉，又主神明，血脉瘀滞，清窍受阻。本患者健忘、失神、听力减退及脑外伤病史，是辨证的关键所在。"其人喜忘者，必有蓄血。所以然者，本有久瘀血"，可见经典所示，足资为鉴。

既往中医治疗癫痫多从肝风痰凝认识，以息风化痰为主要治则。已故印会河前辈从逐瘀息风角度治疗癫痫，认为诸多癫痫的风动表现应从瘀血入手。"治风先治血"验之临床，确可重复验证。

第七节　晕　厥

一、小青龙汤（咳嗽性晕厥）

贾某，男，78 岁。

主诉：胸内痒咳 1 年，加重伴晕厥 1 周。

现病史：患者 2014 年开始多次因背部、胸部受凉后，诱发胸内痒感，随之剧烈咳嗽，咳痰白黏，痰液可拉丝。外院曾诊断为 COPD，未予系统诊治。2015 年 8 月 14 日后，诸症加重，胸内痒甚则咳嗽，咳剧则晕厥，不省人事，前后共发作

3次,不伴有抽搐及大小便失禁,持续数分钟,其后自醒,醒后一如常人。

2015年8月20日首诊:胸内痒,咳嗽。口干口苦,纳谷尚可,眠可,大便干结不畅。舌质暗、胖大,苔薄白,有白涎。脉细弦、右尺弱。

西医诊断:咳嗽性晕厥。

中医辨证:外寒内饮,渐趋化热。

治法:解表散寒,温肺化饮,清热通腑。

予小青龙汤加味。

麻黄8g	桂枝10g	细辛6g	法半夏15g
干姜10g	五味子10g	炙甘草10g	白芍15g
金荞麦60g	酒大黄12g		

6剂,水煎服,每日1剂。

2015年8月27日二诊:药后痒除咳止,晕厥未作,痰少白黏,稍受凉后亦未再诱发,口干苦罢,便畅。舌质紫暗,苔腻。

改以益气固表、温肺散寒、逐瘀化饮之法善后。

生黄芪30g	炒白术15g	防风10g	升麻10g
柴胡10g	三棱10g	莪术15g	桔梗10g
益母草30g	党参10g	知母15g	金荞麦80g
炙甘草10g	炮姜10g	五味子10g	细辛3g

14剂,水煎服,每日1剂。

2015年11月19日随访,患者胸痒、咳嗽、晕厥至今未作。

按:咳嗽性晕厥是指咳嗽时发生的短暂性意识丧失,能迅速自行恢复而不留任何后遗症状的一组病症。其发作特点为:剧烈咳嗽后立即出现意识丧失,全身肌张力低下,面色苍白,脉搏微弱,站立者可能跌倒,严重者有面肌及四肢抽搐、面色发绀等。轻症患者可无意识丧失。历时数秒至数分钟后呼吸逐渐规则,随之意识清醒。发作后无明显头痛、昏睡等,发作次数不定。该病患者以中老年男性居多,常常有慢性支气管炎、阻塞性肺气肿及其他慢性肺部疾病史。亦可见于房室传导阻滞、梗阻性心肌病、动脉粥样硬化等。咳嗽性晕厥预防及治疗的关键是针对病因进行有效处理。

该病例特点为:既往外院曾诊断为COPD,胸前作痒咳痰已年余,痰液白黏拉丝,舌暗胖大、附有白涎,脉细弦、右尺弱,且每于受凉后诱发。此为"伤寒表不解,心下有水气",为水停心下,外寒引动内饮,寒饮射肺,则见咳嗽;

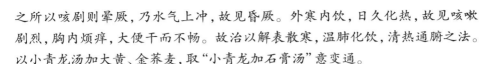

之所以咳剧则晕厥，乃水气上冲，故见昏厥。外寒内饮，日久化热，故见咳嗽剧烈，胸内烦痒，大便干而不畅。故治以解表散寒，温肺化饮，清热通腑之法。以小青龙汤加大黄、金荞麦，取"小青龙加石膏汤"意变通。

小青龙汤为治疗外感风寒，内有水饮之代表方。出自《伤寒论》40条及41条："伤寒表不解，心下有水气，干呕发热而咳，或渴，或利，或噎，或小便不利、少腹满，或喘者，小青龙汤主之""伤寒心下有水气，咳而微喘，发热不渴。服汤已，渴者，此寒去欲解也，小青龙汤主之。"《金匮要略·痰饮咳嗽病脉证并治》："咳逆倚息不得卧，小青龙汤主之。"

小青龙加石膏汤见于《金匮要略·肺痿肺痈咳嗽上气病脉证治》："肺胀，咳而上气，烦躁而喘，脉浮者，心下有水，小青龙加石膏汤主之。"今见"厥、痒、痰黏、大便干结"而烦躁不显，故去石膏，加大黄、金荞麦，也宗"肺与大肠相表里""上病下取"之旨。

（朱婷婷　整理）

二、大建中汤（腹痛性晕厥）

马某，女，68岁。

主诉：阵发性腹痛伴晕厥20年。

现病史：患者1990年开始出现阵发性腹痛，每因受凉诱发或加重，以脐周及下腹部绞痛为主，伴有便意。腹痛时轻时重，一般轻微的疼痛几乎每日发生，局限在脐周，上午疼痛较轻，傍晚及夜间疼痛加重，热敷或服用生姜水可缓解。严重疼痛时可伴晕厥，多在冬季寒冷季节时出现，先是脐周及下腹部绞痛，甚至连及左胸胁、后背部，伴有头晕、胸闷、恶心、周身发冷、困倦欲睡。疼痛呈阵发性加重，如撕裂样，自觉腹中有肿物，痛不可触，然后眼前发黑，昏仆倒地，不省人事。无肢体抽搐，无二便失禁。大约20~30分钟可自行苏醒，醒后腹泻，泻后痛减，仍怕冷，精神萎靡。晕厥发作时间及频率无规律，频繁时每周发作1~2次。平素畏寒，欲热食，冬天在室内戴口罩，一年四季需使用电热毯。饮食正常，无消瘦乏力、无低热，大便偏干，无脓血便，小便频数，时有尿失禁。曾在当地多家医院诊治，做胃镜检查未见异常，曾先后口服过附子理中丸、庆大霉素、中草药及蒙药等，暂或有效，不久又腹痛如故。

既往史：1976年因卵巢囊肿蒂扭转行双侧卵巢切除术，术后绝经。高血压病史13年，服用降压药后自觉腹痛加重而停用。近3年血压升高，达160/90mmHg左右，未行治疗。

查体：BP165/90mmHg，神志清楚，腹略膨隆，中下腹可见一约20cm手术瘢痕，未见腹壁静脉曲张，未见肠型及蠕动波。全腹无压痛及反跳痛，无肌紧张，墨菲（Murphy）征（﹣），麦氏点压痛（﹣）。

辅助检查：血常规 WBC 5.85×10^9/L，N% 64.8%，RBC 4.08×10^{12}/L。肝肾功能、血糖、肿瘤标志物正常。淀粉酶47U/L。心电图、胸片正常。腹部B超和CT：肝胆胰脾肾未见异常。肠镜检查：未见肿物、溃疡、狭窄等明显异常。

2010年7月22日首诊：脐周隐痛，自觉腹部凉风袭入，畏寒怕冷，四肢不温，虽时值酷暑季节，仍需盖棉被，坐电热毯，口干欲热饮，头痛、头晕，大便先坚后溏，小便频数，舌质紫暗，苔白腻，脉沉细、尺弱。

西医诊断：腹痛性晕厥，肠易激综合征？肠粘连？高血压2级，高脂血症，双侧卵巢切除术后。

中医辨证：寒凝血瘀，脾肾阳虚。

治法：温阳散寒，活血通络。

予大建中汤合当归四逆加吴茱萸生姜汤加味。

川椒 10g	干姜 6g	当归 15g	白芍 30g
桂枝 15g	细辛 6g	炙甘草 6g	大枣 10g
通草 10g	吴茱萸 6g	生姜 6g	香附 10g
乌药 10g	五灵脂 10g	生蒲黄 10g	桃仁 15g
附子 30g			

5剂，水煎服，每日1剂。

2010年7月27日二诊：腹痛略减，畏寒减轻。原方继续服用5剂，又加服硫黄1.5g/d，艾灸神阙穴每日2次。

2010年8月1日三诊：患者自觉腹痛明显减轻，程度减半，未再发作严重腹痛及晕厥，怕冷明显减轻，四肢转温，夜尿减少，头痛减轻。未用降压药，血压控制在130~110/80~60mmHg左右。仍以上方巩固，附子加至40g，继服14剂。

2010年8月15日四诊：诉腹痛已十去其七，仅受凉后腹部略有不适感，已不再使用电热毯、热水袋等。严重疼痛及晕厥未再发作，头痛消失，饮食如常，大便成形、日一行，舌淡紫，苔白腻，脉短滑。上方附子减为25g，硫黄减为1g/d，带药回家继续服用。随访4个月无复发。

按：慢性腹痛是临床常见的症状，是指起病缓慢、病程长、时发时愈的腹痛。引起慢性腹痛的疾病种类繁多且复杂，临床常规检查和无创技术有时不能明确病因。该患者反复发作腹痛20余年，严重时伴晕厥。腹部CT检查除外腹腔实质性脏器肿瘤，肠镜检查除外结肠、直肠病变，无结核中毒症状可基本除外肠结核及肠系膜淋巴结结核，根据症状及B超、CT结果可除外慢性胆囊炎、慢性阑尾炎，脑电图正常也排除腹型癫痫的可能。目前，根据患者卵巢切除术的病史及临床症状考虑肠粘连、肠易激综合征可能性大。

本着审证求因的原则，辨证为脾肾阳虚，寒凝血瘀。患者久居塞外寒冷之地，年轻时曾有受寒史，寒气入里，损伤体内真阳。34岁行双侧卵巢切除术，致使冲任受损，肝肾亏虚。沉寒痼冷结于中下二焦，脾肾阳气受损，失于温煦之职，则寒凝更甚。寒凝日久，必然导致血行凝涩，瘀阻不通，故见腹痛经年不愈，遇寒加重。阳气本虚，外寒重袭，致使疼痛加剧，一时气机不相顺接，清阳不升，因而眩晕昏仆、肢冷。畏寒怕冷，四肢不温，小便频数，舌质紫暗，苔白腻，脉沉细、尺弱，均为阳虚不温、寒凝血瘀之象。治疗以温阳散寒，活血祛瘀为主。方选大建中汤加味。方中川椒、干姜、吴茱萸温中散寒，附子温肾助阳，五灵脂、蒲黄、当归活血化瘀止痛，桂枝、细辛、通草温通经脉；乌药、香附行气活血，疏肝止痛；白芍、炙甘草酸甘化阴，缓急止痛；生姜、大枣调和脾胃。诸药合用，使寒去阳复，血脉通行，则疼痛可愈。

大建中汤出自《金匮要略·腹满寒疝宿食病脉证治》，原方由蜀椒、干姜、人参、胶饴4味药组成。主治"心胸中大寒痛，呕不能饮食，腹中寒，上冲皮起，出见有头足，上下痛而不可触近"。本证的病机特点为素体阳虚，中焦受寒，阴寒之气，上逆心胸。应用本方时需抓住如下证候特点：一是腹痛的程度比较重，而且涉及部位广泛，"心胸中大寒痛……上下痛而不可触近"，说明疼痛部位可以上及心胸，下连脘腹，而且痛不可触；二是可表现为游走性疼痛，部位不固定；三是疼痛呈发作性，时发时止；四是阳微阴盛的表现，如形寒、怕冷、手足厥冷、嗜卧懒言、脉象沉微等；五是中气已伤的表现，如不能饮食、恶心、呕吐、腹泻等。临证时，上述证候不必悉具，只要符合中焦阳虚阴盛的病机，便可放胆应用。

（李春岩　整理）

第八节　脊髓空洞症发热

柴胡加龙骨牡蛎汤（脊髓空洞症发热）

纪某，女，53岁。

主诉：汗出，往来寒热2个月。

现病史：患者于 1986 年 8 月底以来寒热往来，汗出以乳房之上为重。历经中西医治疗无效。

1986 年 10 月 27 日首诊：症见寒热往来，汗出，肢软乏力，头晕，心悸，心烦，胸痛阵作，尿频，腹胀不欲饮食，口干口苦。MRI 提示 $C_7 \sim T_8$ 脊髓空洞症。舌暗，苔薄黄腻，脉沉细。

西医诊断：脊髓空洞症。

中医辨证：邪郁少阳，弥漫周身。

治法：和解清热。

予柴胡加龙骨牡蛎汤加减：

柴胡 10g	半夏 10g	黄芩 10g	生姜 10g
党参 10g	龙骨 30g	牡蛎 30g	桂枝 8g
赤芍 12g	白芍 12g	甘草 10g	茯苓 5g
肉桂 3g			

14 剂，水煎服，每日 1 剂。

1987 年 3 月 9 日复诊：上方加减出入。服 2 周后，往来寒热汗出渐止。加大黄 8g，磁石 60g，调治 4 个月余，诸症显著减轻，继用上方巩固治疗 1 个月。2 年后随访无复发。

按：该病属西医疑难病症。寒热往来、口苦口干、苔黄腻，是邪郁少阳之证；汗出由卫表不固，脉沉细则里虚已明；头晕、心烦、心悸、胸痛，为邪犯上焦之证；腹胀不欲饮食，尿频，是邪入中下二焦之象。该例之邪郁少阳弥漫周身与仲景所言症状不尽相同，然病机则无异，故谨守病机，随证治之，亦能取效。

少阳邪漫周身，用柴胡加龙骨牡蛎汤。伤寒不但有少阳寒化热化之分，兼表兼里之别，而且尚有邪郁少阳弥漫周身之证。其形成机制，一因邪气太盛，二因正气太虚，致使正不胜邪，邪气弥漫，故此时以半表半里为中心，形成邪郁少阳弥漫周身的病机特点。其证候特征为：寒热往来，胸满烦惊，小便不利，谵语，一身尽重不可转侧，舌苔黄腻，脉弦滑或弦数。原方柴胡、桂枝以解其外而除身重，龙骨、牡蛎、铅丹以镇其内而止烦惊，半夏、大黄和胃气以止谵语，茯苓以泄膀胱、利小便，人参、姜、枣益气养营卫以固祛邪之本，如此表里虚实泛应曲当，错杂散漫之邪庶可得解。

（贾海忠　整理）

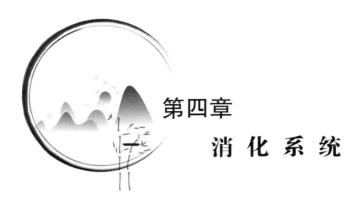

第四章
消 化 系 统

第一节 黄   疸

一、大黄硝石汤（梗阻性黄疸）

王某，女，75 岁。

主诉： 皮肤、巩膜黄染 12 天。

现病史： 患者以慢性阻塞性肺疾病、肺部感染于 2014 年 2 月 21 日入院。入院前 3 天患者受凉后出现咳嗽、咳痰，经头孢西丁钠、莫西沙星等抗生素治疗后感染好转，但从 2 月 28 日开始，患者开始出现黄疸，肝功能损害，ALT 123U/L、AST 250U/L、TBIL 29.4μmol/L、DBIL 14.6μmol/L、血清总胆汁酸（TBA）69.4μmol/L。患者既往胆结石胆囊切除术后，但 B 超显示肝内胆管扩张。

既往史： 风湿性心脏病，永久心房颤动病史 30 年。

主管医师给予茵陈蒿汤加味治疗，效果不明显。肝功能指标持续上升，最高时 ALT633U/L、AST602U/L、TBIL124.1μmol/L、DBIL75μmol/L。

2014 年 3 月 12 日首诊： 患者身目俱黄染，腹部橘黄鲜明，面色萎黄无光泽，语音低怯。体温正常，小便不利，尿色深赤。大便成形，3~4 次 /d。全腹胀满，气短纳呆。自汗出，以上身为显著，心悸气短。脉沉细短，右尺不足，参伍不调。苔腻，舌下脉络迂曲紫暗。

西医诊断： 梗阻性黄疸，慢性阻塞性肺疾病，风湿性心脏病，永久性心房颤动。

中医辨证： 表和里实。

治法：通腑泄热。

予大黄硝石汤合小建中汤加味：

生大黄 15g	芒硝 6g	黄柏 15g	炒栀子 15g
赤芍 30g	桂枝 15g	生黄芪 15g	炙甘草 10g
大枣 15g	金钱草 30g		

5 剂（自配生姜、饴糖），水煎服，每日 1 剂。

2014 年 3 月 19 日二诊：黄疸十去其八。腹胀、胁满、自汗、尿赤不利等症状几乎全部消失。大便仍然 3~4 次 /d，较服药前成形。转氨酶和胆红素水平持续下降，ALT 133U/L、AST 100U/L、TBIL 32.7μmol/L、DBIL 22.4μmol/L。但大黄硝石汤可暂而不可久，黄疸好转后可去硝黄，以小建中汤为主。

赤芍 30g	桂枝 15g	炙甘草 10g	大枣 15g
金钱草 30g	生黄芪 30g	黄柏 15g	炒栀子 15g
党参 15g			

5 剂，水煎服，每日 1 剂。

服后患者病情完全好转，黄疸（包括巩膜黄染）都退尽（书末彩图 2）。肝功能示 ALT 101U/L，AST 100U/L，TBIL 25.6μmol/L，DBIL 19.9μmol/L（图 4-1-1，图 4-1-2）。遂准予出院。

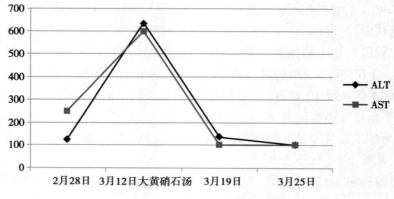

图 4-1-1　治疗前后转氨酶的变化（单位 U/L）

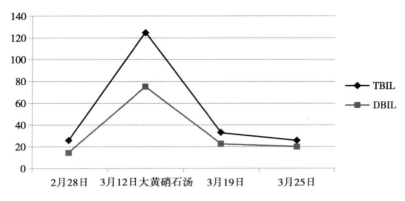

图 4-1-2　治疗前后胆红素的变化（单位 μmol/L）

按：治疗黄疸，世人皆知茵陈蒿汤。但治疗黄疸并非只有此方。本患者全身黄疸，小便不利，尿色深，自汗出，腹胀胁满，从方证对应来看，符合大黄硝石汤之主证。《金匮要略·黄疸病脉证并治》："黄疸腹满，小便不利而赤，自汗出，此为表和里实，当下之，宜大黄硝石汤。"此方是治黄疸邪热内结之重剂。黄疸热邪传里，里热成实；自汗出，是表气开通，表邪已解，故称之为表和里实。因为表和无病，里热已成实证，故治疗当用攻下法，而茵陈法已经难以胜任。尤在泾《金匮要略心典》："腹满，小便不利而赤，为里实。自汗出为表和。大黄、硝石亦下热去实之法，视栀子大黄及茵陈蒿汤较猛也。"《王孟英医学全书》载邹润安言："栀子大黄汤、茵陈蒿汤、大黄硝石汤、栀子柏皮汤证，皆标见于阳明。阳明者，有在经在腑之分，发热汗出懊憹，皆经证也；腹满小便不利，皆腑证也。栀子大黄汤证，经多而腑少；茵陈蒿汤证，有腑而无经；栀子柏皮汤证，有经而无腑；大黄硝石汤证，经少而腑多。"《金匮要略今释》云："自汗出为里热蒸迫之候，诸注以为表和者，非是。盖此证一属里实，故举表和二字，以征自汗之非表邪也。"均可参考。

方中的硝石，本案用的是芒硝。根据《金匮要略》原方的用量和用法，似乎也应该是芒硝而不是火硝，因为其与大黄、黄柏用量相同，都是四两，且入煎剂。而当今使用的硝石（火硝）用量不宜过大，且很少入煎剂，比如硝石矾石散中的硝石，就用量小且不入煎剂（而是散剂）。

此外，本患者兼有心悸气短，根据《金匮要略》所载"男子黄，小便自利，当与虚劳小建中汤"，从辨证认识，是肝病传脾，胆邪及心。另外，反复心衰所致之"心源性黄疸"也参与其中，胆红素增高，肝功能异常，乏力困顿，心悸脉缓，面色萎黄者，应该合用"损其心者，调其营卫"之小建中汤。此方建中益气,调和营卫,兼可治心,颇合"损其心者,调其营卫"。朱良春恩师使用此方治疗黄疸颇有效验。

而患者服药后,不仅仅黄疸得退,而且原本就一日三五次的不成形大便,非但没有加重,反而成形,可见大便情况与否并不是选方用药的唯一判别标准。此外,大黄硝石汤毕竟是峻剂,可暂而不可久,在病情十去其八之时,果断去硝黄而以小建中汤为继续治疗的核心也是必要的。

综上所述,此案本质为虚实夹杂,尤其黄疸起病迅速,全腹胀满,小便不利而赤,自汗出,表和里实已显。选大黄硝石汤,因其里实热盛,已非一般清热利湿之茵陈法所能胜任。然此案虽身黄如橘色,似较鲜明,但面色萎黄,声怯低微。风心病30年病史,永久性心房颤动,伴心悸、气短,脉沉细短,参伍不调,更宜"虚劳小建中汤"调和营卫,善后巩固。

（柳　翼　整理）

二、硝石矾石散(重症淤胆型肝炎)

杨某,男,43岁。

主诉:皮肤、巩膜黄染6个月。

现病史:患者2001年10月底无诱因出现皮肤、巩膜黄染,小便色深,大便色浅。当地医院查肝功能异常(ALT 120U/L),B超、CT示肝脾大,甲肝、丙肝、戊肝IgG(－),乙肝五项示HBs-Ab(＋)、HBc-Ab(＋),诊为"淤胆型肝炎"。予泼尼松30mg/d×26天,熊去氧胆酸100mg/d×30天,苯巴比妥30mg(每日3次)×26天治疗,肝功能示ALT、谷草转氨酶(GOT)、GGT、碱性磷酸酶(ALP)、TBIL、DBIL进行性升高(具体不详),并出现高热,最高体温38℃。按"上呼吸道感染"治疗后,热退但黄疸不退。2002年2月6日转北京协和医院,仍间断发热。最高体温至40℃,可自行下降。查腹部B超示肝弥漫性病变,肝脾大,门脉1.8cm。CT示左肺上叶、右肺中叶胸膜下斑片影,左胸膜增厚、胸膜腔积液,肝脾大,肝内外胆管无扩张,腹膜后见一淋巴结直径大于1cm,胰腺钩突部饱满,胰管未见扩张。胃镜示反流性食管炎、十二指肠球部溃疡。肝穿刺示结构紊乱,点状坏死,肝窦库普弗细胞增生,淋巴细胞浸润,汇管区轻度扩张,可见弥漫淋巴细胞及浆细胞浸润,小胆管上皮部分有炎细胞浸润,纤维组织轻度增生,建议结合临床除外原发性胆汁性肝硬化(PBC),诊断考虑黄疸待查,肿瘤可能性大,PBC待除外。

既往史:1998年因双腕、踝关节肿胀,髋关节痛,当地医院诊断为"类风

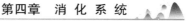

湿关节炎"，予氨甲蝶呤（MTX）、柳氮磺吡啶片、酮洛芬、雷公藤多苷服用半年，诺松（奥沙普秦）服用2个月。

体格检查：生命体征平稳。精神好，全身皮肤、巩膜重度黄染，浅表淋巴结未及肿大，心肺听诊未闻及异常。肝肋下3cm，剑突下5cm，质中等。脾肋下1cm，质软，下肢腹部皮肤甲错，色素沉着，余（−）。

2002年5月3日首诊：全身黄染，色鲜明如橘皮，小便色深，无皮肤瘙痒，饮食、睡眠可，无乏力、盗汗，无发热、关节痛，大便日1次，小便色深。舌淡红苔白厚腻，脉弦细。考虑湿热内蕴。先予茵陈蒿汤合下瘀血汤加减。

2002年8月3日二诊：上方间断服用，患者巩膜黄染、皮肤黄染减轻，但始终未退净。饮食尚可，无恶心及呕吐，午后低热，但恶寒，苔白腻质偏红，脉细涩短，始悟"黄家日晡所发热，而反恶寒，此为女劳得之"。

西医诊断：重症淤胆型肝炎。

中医辨证：黄疸。湿热内蕴，兼有瘀血。

治法：消瘀化湿。

改拟硝石矾石散治疗。

火硝1g^{冲服} 绿矾1g

用大麦粥和服，取其补助脾胃之土以胜湿，而其甘平之性兼能缓硝矾之猛峻。

用2周后黄疸逐步退净（书末彩图3），后又续服近2周来京复查。2002年8月29日复查肝功能示ALT 37U/L，TBIL 6.3mg/dl，DBIL 4.9mg/dl，ALP 183U/L，GGT 409U/L，AST 24U/L。病理科王泰龄主任阅肝穿刺标本，认为肝内小胆管损伤，中度胆汁淤积性肝炎，伴轻度肝纤维化，由于抗核抗体（ANA）（−），原发性胆汁性肝硬化诊断不肯定，诊断考虑为淤胆型肝炎，药源性可能性大。

按：淤胆型肝炎是多种原因引起肝细胞和/或毛细胆管胆汁分泌障碍，导致完全或部分性胆汁阻滞为特征的综合征，其症状类似急性黄疸型肝炎。急、慢性病毒性淤胆型肝炎是临床常见病、多发病。病程短的急性淤胆型肝炎有自愈倾向。但病程超过1个月的急性淤胆型肝炎，尤其是慢性重症淤胆型肝炎，因其黄疸持久不退或进行性加深，往往会继发广泛性肝内泥沙样结石，胆汁性肝硬化，乃至肝细胞凝固性或液化性坏死。目前，西医对本病的治疗虽然有多种药物，甚至血浆交换、肝移植等，但因价格昂贵，不良反应明显，难以在临床普及，因此传统中医治疗有了更多的空间。此患者经二诊治疗后，四肢黄色明显消退、面部皮肤黄色减消。考虑其病机是湿热相搏，郁于肝胆，肝失疏泄，胆液不循常道，渗入血液，溢于肌肤。重症淤胆型肝炎往往病程长、血瘀重、里热盛。《诸病源候论》有"血瘀在内，则时时体热而发黄"之说。

黄疸重者可用硝石矾石散。《金匮要略·黄疸病脉证并治》云："黄家日晡所发热，而反恶寒，此为女劳得之；膀胱急，少腹满，身尽黄，额上黑，足下热，因作黑疸，其腹胀如水状，大便必黑，时溏，此女劳之病，非水也。腹满者难治。硝石矾石散主之。"以期消瘀化湿，硝石即火硝，能入血分消瘀活血，矾石入气分化湿利水，以大麦粥汁调服保养胃气。该患者证属湿热内蕴，病久入血，当治以化瘀清热、活血祛瘀之法。便溏是脾虚之兆，故予大麦益胃健脾。

此处矾石非白矾[化学名为十二水合硫酸铝钾，化学式为 $KAl(SO_4)_2 \cdot 12H_2O$]，近贤张锡纯倡用皂矾(化学名为硫酸亚铁晶体，化学式为 $FeSO_4 \cdot 7H_2O$)，临床验之有效。另，张锡纯谓："至于硝石矾石方，为治女劳疸之的方，实可为治内伤黄疸之总方。""愚恒借之以概治疸证皆效。"确有实用价值。

（王　燕　整理）

三、茵陈蒿汤（梗阻性黄疸）

王某，女，29岁。

主诉： 发热伴皮肤、巩膜黄染10天。

现病史： 患者于2001年12月2日无明显诱因出现发热，体温高达38.8℃，均于夜间23时以后出现，伴寒战、肌痛、面目黄染，于当地医院就诊，对症治疗后体温未降，症状无改善。以"发热原因待查"收住我科。入院症见：神清，精神差，神疲乏力、发热等症状尚在，发热时伴寒战、全身肌肉疼痛，皮肤及巩膜黄染，恶心、欲吐、口苦、纳差，小便黄少，尿频、尿急，偶有血尿，大便正常，月经不调，末次月经结束于就诊前3日。舌红，苔薄黄，脉弦滑数。

既往史： 青霉素过敏。20岁结婚，孕1顺产1，近期四环素、红霉素用药史。

查体： T 37.2℃，HR 80次/min，RR 20次/min，BP 100/60mmHg。神清，背部有片状红色丘疹，皮肤、巩膜黄染，心肺正常，腹软，右腹压痛，无反跳痛，肝大，肋下一指可触及、脾未及。墨菲征阴性。双下肢不肿。

辅助检查： 肝功能示 ALT 1 466U/L，AST 666U/L，TBIL 7.7mg/dl，DBIL 6.1mg/dl，TBA 185.8μmol/L。血沉：27mm/30min，75mm/h。血常规、大便常规、

尿常规、电解质正常。乙肝六项、抗 HAV、抗 HBV、抗 HCV、抗 HEV、肥达＋外斐反应、抗自身抗体、抗链 "O"、类风湿因子、血培养、骨髓穿刺、病原学筛查等均未见异常。

入院后予以补液，清开灵、茵栀黄清热利胆，肝泰乐（葡醛内酯）护肝；发热、肌肉骨骼疼痛明显时，予以安痛定缓解症状。

2001 年 12 月 12 日首诊：患者发热、黄疸，呈不规则热型，偶见弛张热型，在每天 16 时左右体温达高峰，最高约 39.2℃，晨起退至 37℃左右，伴恶寒，偶有寒战，皮肤巩膜黄染，黄色鲜明，皮疹仍在，全身肌痛明显，饮食不振，恶心欲吐，小便短黄，大便正常，舌红，苔薄白，脉弦。

西医诊断：发热原因待查，黄疸原因待查，药物性肝损害？

中医辨证：黄疸（阳黄）。湿热瘀阻三焦，湿热交蒸，营卫失和。

治法：清热、利湿、解肌，通腑化瘀。

予茵陈蒿汤合柴葛解肌汤加减：

茵陈 30g	栀子 15g	大黄 10g	柴胡 15g
黄芩 15g	法半夏 15g	白芍 12g	大枣 10g
葛根 15g	生石膏 60g	薏苡仁 30g	羌活 15g
生姜 12g	甘草 6g		

5 剂，水煎服，每日 1 剂。

2001 年 12 月 17 日二诊：服药 2 剂后，全身肌痛明显减轻，皮肤巩膜黄染渐退，皮疹减轻，体温高峰略有下降，以下午 15—16 时、夜间 17—19 时体温升高明显，最高至 39.2℃（图 4-1-3），出汗多，口干，恶心欲吐止，仍感乏力，饮食增进，大便稀薄、日 3 次，小便稍黄，舌淡红，苔白燥，脉弦。继服原方27 剂。

2002 年 1 月 14 日三诊：患者无明显发热、恶寒症状，目眶黧黑，脉细涩，苔薄质暗。追问病史，此次高热始于经期淋雨，现经行量少、色暗有块，予下瘀血汤治疗，方用大黄 6g、桃仁 10g、䗪虫 10g。

经上述中药治疗后，患者体温逐渐恢复至正常水平，稳定在 36.8℃左右（图 4-1-3），黄疸未再出现，无明显不适症状。治疗期间肝酶、胆红素逐步正常（图 4-1-4）。

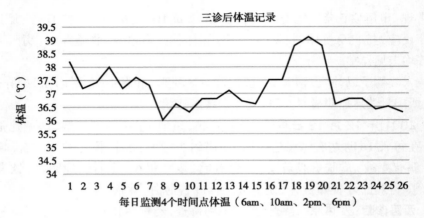

图 4-1-3　患者治疗期间体温的变化

横坐标代表第几次测体温

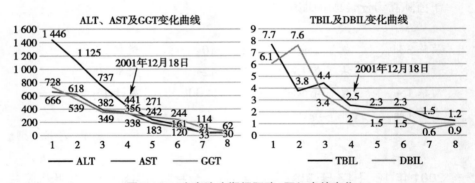

图 4-1-4　患者治疗期间肝酶、胆红素的变化

按：患者发热伴全身黄疸 10 余天，总胆红素及直接胆红素明显升高，转氨酶急剧升高，考虑为梗阻性黄疸；但发热性质不明。住院期间完善各项检查并请感染科、免疫科、血液科等进行会诊，始终未找到患者发热原因。西医治疗方案起效甚微。

患者以发热、恶寒、黄疸、肌痛、皮疹、纳呆为主要症状特点。恶寒发热，周身肌肉疼痛，身目、小便发黄，恶心厌食等，考虑为邪在少阳，枢机不利，木郁不达，胆汁外溢，横逆犯胃之证，结合患者舌脉，诊为邪居阳明、少阳之阳黄病证。少阳为三阳之枢，邪气徘徊于半表半里之间，正气欲拒邪于外则发热，邪气欲深入里则恶寒；邪在少阳，经气不利，相火郁而为热，故口苦、脉弦；胆热犯胃，则恶心欲呕，不欲饮食；少阳属胆络肝，肝郁不达，胆道闭塞，胆汁外溢，则身目小便俱黄。故此应以清泄阳明瘀热、清热利湿退黄为主，选茵陈蒿汤。《伤寒论》记载:"阳明病,发热汗出者,此为热越,不能发黄也。但头汗出,身无汗,剂颈而还,小便不利,渴饮水浆者,此为瘀热在里,身必发黄,茵陈蒿汤主之。""伤寒七八日,身黄如橘子色,小便不利,腹微满者,茵陈蒿汤主之。"另《金匮要略·黄疸病脉证并治》记载:"谷疸之为病,寒热不食,食即头眩,心胸不安,久久发黄,为谷疸,茵陈蒿汤主之。"方中茵陈为君药,取其清热利湿,疏利肝胆之效;栀子为臣药,能清泄三焦湿热,并可退黄;大黄为佐药,以通利大便,导热下行为主。三药配伍,使湿热之邪从二便排泄,湿去热除,则发黄自退。该方后注:"小便当利,尿如皂角汁状,色正赤,一宿腹减,黄从小便去也。"可见其收效甚快。该患者服此方2剂,黄疸开始消退,肝酶、胆红素逐渐下降,5剂后肝酶、胆红素出现明显下降。患者热消后,观其目眶黧黑,脉象转为细涩,苔薄质暗,结合病史,该妇人内有瘀血,久则化热,复感外邪等,改拟下瘀血汤继服。

(肖　响　整理)

四、大柴胡汤(胆石症、胆囊炎)

黄某,女,51岁。

主诉: 阵发性右上腹痛伴皮肤、巩膜黄染5天。

现病史: 患者2010年9月11日在进食鸡汤后出现右上腹阵发性绞痛,向背部放射,剧烈难忍,大汗淋漓,自服止痛药效果不佳。未去医院,后疼痛逐渐缓解。9月13日进食牛奶后再次出现右上腹阵发性绞痛,伴发热(38.2℃),黄疸,无恶心呕吐,遂到我院就诊。查腹部B超提示胆囊增大,胆总管扩张(0.97cm)。腹部CT提示胆总管下端高密度影,考虑结石可能,继发胆总管轻度扩张。遂收入院治疗。

查体: 巩膜及皮肤轻度黄染,右上腹压痛,无反跳痛及肌紧张。Murphy征阴性。

肝功能示ALT 516U/L,TBIL 92μmol/L,DBIL 56.7μmol/L,GGT 459U/L,AST 293U/L。治疗予禁食、对症止痛、抗生素、补液支持等。准备行内镜逆行胰胆管造影术(ERCP)及内镜乳头括约肌切开取石术(EST)治疗。查磁共振胰胆管造影示胆总管内未见结石影,考虑可能未显影。暂停ERCP治疗。后再次复查腹部CT显示胆总管结石约0.89cm,胆总管轻度扩张(图4-1-5)。

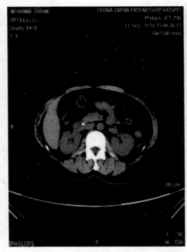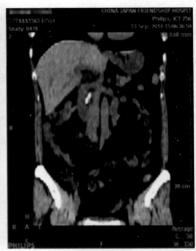

图 4-1-5 腹部 CT：胆总管结石，胆总管轻度扩张

2010 年 9 月 16 日首诊：右上腹阵发痛，连及后背，夜间加重，伴皮肤、巩膜轻度黄染，黄色明亮，无发热，大便干燥如粪球，已禁食，静脉营养支持。舌质紫暗，舌下络脉增粗，苔白厚腻，脉弦滑。

西医诊断：胆总管结石伴急性胆囊炎。

中医辨证：少阳阳明合病，湿热内蕴，积聚成石。

治法：和解少阳，清泻里热。

予大柴胡汤加味：

柴胡 15g	黄芩 15g	炙甘草 10g	枳实 30g
半夏 10g	生大黄 15g	茵陈 15g	金钱草 120g
厚朴 15g	槟榔 10g	鸡内金 15g	炮甲片 15g
芒硝 6g^冲			

4 剂，水煎服，每日 1 剂。

2010 年 9 月 20 日二诊：患者诉次日开始服用中药汤剂，但是芒硝未按医嘱冲服，而是与他药同煎了。右上腹阵发性胀痛减轻，后背部仍胀痛，无发热，黄疸减轻，大便次数无增加。复查肝功能示 ALT 179U/L，TBIL 54.2μmol/L，DBIL 39.1μmol/L，GGT 367U/L，AST 78U/L。处方如下：上方芒硝加至 8g（分冲），加生黄芪 20g、三棱 15g、莪术 20g、王不留行 15g、大黄面 3g（分冲）。水煎服,3剂。

2010年9月26日三诊:患者按医嘱服用上方3剂,服中药后大便软、日三行。右上腹已无疼痛,仅后背部有不适感,已可进半流食,无发热,黄疸消退。复查CT示胆总管结石消失。肝功能示ALT 40U/L,TBIL 15.4μmol/L,DBIL 6.8μmol/L,GGT 160U/L,AST 23U/L(图4-1-6)。痊愈出院。

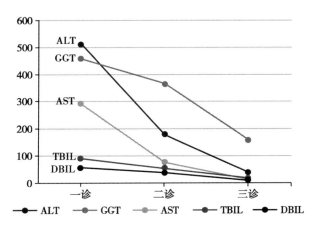

图4-1-6 治疗前后,ALT、GGT、AST、TBIL、DBIL的变化

按:本例患者诊断明确,为胆总管结石伴急性胆囊炎。临床表现有右上腹痛,黄疸,发热,肝酶升高等。中医辨证为湿热内蕴,积聚成石,腑气不通,属少阳阳明合病。湿热之邪蕴于肝胆,煎熬胆汁中的杂质,凝结成石,阻塞胆管,疏泄失职,胆汁不循常道,溢于血中,故见黄疸;湿热熏蒸于外,故发热;邪热内传阳明,化燥成实,腑气不通,故见腹痛、便秘。舌质紫暗,舌下络脉增粗,苔白厚腻,脉弦滑,为湿热兼瘀血内结之象。治疗当清热利湿、疏肝利胆、通腑泄热,选大柴胡汤加味,另重用金钱草,配茵陈清利肝胆湿热,退黄疸;合大承气汤通腑泄热(也名"柴胡承气汤"),使湿热之邪从大便而去;柴胡、黄芩疏利肝胆,和解清热;鸡内金、炮甲片活血通络,软坚排石;槟榔下气通腑;半夏燥湿化痰,甘草调药和中。诸药合用,使湿热从二便得去,少阳枢机得复,砂石得以排出,则诸症可愈。

大柴胡汤由小柴胡汤去人参、甘草,加大黄、枳实、芍药而成,治疗少阳阳明合病,症见"往来寒热,胸胁苦满,呕不止,郁郁微烦,心下痞硬,或心下满痛,大便不解或协热下利"等。现代临床可用于治疗急性胰腺炎、急性胆囊炎、胆石症而见上述症状者。

我们的经验，胆道结石如果直径＜0.9cm，可以尝试采用中药排石的方法。但是在排石的过程中需要密切观察患者的情况，如果出现结石嵌顿、黄疸、腹痛等症状加重，就需要立即采用外科取石的方法。本例患者通过清热利湿、通腑泄下等治法，使结石顺利从大便排出，减轻了患者的疾苦，并且也免除了手术之苦。

另外，患者初次服用的汤剂，因为药房的疏忽，芒硝没有冲服，而是与其他药物同煎了。结果患者并未出现大便次数增多，腹痛也未减。第2次服药，芒硝改为冲服，又加大黄面冲服，但患者仅一天大便次数增加至3次，再次复查CT结石已经排出了。提醒我们一定要重视中药的煎服方法，否则将影响疗效。

（李春岩　整理）

第二节　胃肠疾病

一、半夏泻心汤（慢性萎缩性胃炎、重度肠上皮化生、幽门螺杆菌耐药）

刘某，女，67岁。

主诉：上腹胀痛10年。

现病史：患者从2001年开始经常感觉上腹饱胀疼痛，餐后症状加重，伴有嗳气、反酸、便结，经中西药物治疗无效。遂于2009年5月11日行第1次胃镜检查示反流性食管炎、食管裂孔功能障碍、萎缩性胃炎。胃窦黏膜活检提示黏膜中度慢性炎、固有腺体减少、黏膜肌增生、重度肠上皮化生。经西药抑酸、保护胃黏膜、促胃肠动力药等治疗，症状时好时坏，其间曾多次做^{13}C呼气试验，示幽门螺杆菌（+++++），间断2次用西药四联清除幽门螺杆菌（Hp）。2011年9月19日，第3次胃镜诊断为反流性食管炎、胃体小糜烂灶、萎缩性胃炎、Hp（++）。

既往史：糖尿病，动脉粥样硬化伴高脂血症，原发性血小板减少症，季节性过敏性鼻炎等，均经我处门诊治疗，病情稳定。

2011年9月26日首诊：上腹膜胀时痛，稍有多食或进食冷饮则症状加重，频频嗳气、反酸、口干喜热饮，大便干结，需用开塞露引导方能排便。排便后症状减轻。终日神倦乏力，望面色晦滞，舌紫红、苔白腻罩黄。舌下静脉迂曲，脉细滑。

西医诊断：萎缩性胃炎重度肠上皮化生，反流性食管炎，Hp耐药，食管裂孔功能障碍，糖尿病，高脂血症，原发性血小板减少症。

中医辨证：脾虚湿困，久蕴化热，胃阴受损，升降失司，气郁血滞，瘀毒内阻。

治法: 辛开苦降,化湿和中,生津益胃,降逆下气。

予半夏泻心汤、小陷胸汤、麦门冬汤、乌贝散加减。

法半夏 15g	干姜 6g	黄连 8g	麦冬 30g
生白术 120g	茯苓 15g	枳实 15g	厚朴 10g
生黄芪 15g	黄精 15g	乌贼骨 30g^{先下}	煅瓦楞子 30g^{先下}
浙贝母 10g	草果仁 6g	炒决明子 15g	桃仁 12g
全瓜蒌 50g	生薏苡仁 30g	莪术 30g	苏梗 10g
蒲公英 30g			

14 剂,水煎服,每日 1 剂。

经上方加减,再结合西药四联清除 Hp 方案,又先后做 3 次 ^{13}C 呼气试验,结果显示 Hp 阴性。并于 2015 年 9 月 14 日复查胃镜示胃体黏膜皱襞排列整齐,分泌物少许,胃体小糜烂灶已修复,原胃角胃窦黏膜病变也减轻为浅表萎缩性胃炎。胃窦黏膜病理活检示中度上皮肠化生伴轻度非典型性增生,Hp(−)。说明中医辨证治疗对抗生素耐药的 Hp 顽固阳性患者从整体治疗有效。自觉上腹部胀痛已消失,但食多仍间有不适感,不反酸,大便日一行或始便微结,面色已不晦滞,苔薄黄,舌紫红好转,脉细滑。2016 年 12 月 26 日再次行胃镜检查示 Hp(−),黏膜病变基本同 2015 年。

按: 患者多年胃胀胃痛,先后多次胃镜检查提示胃黏膜病变已逐步发展为萎缩性胃炎并重度肠化生、非典型性增生并出现胃体小糜烂灶及 Hp(++),这些都暗示要警惕发展为胃癌。迭经中西医结合治疗四五年,清除了 Hp,黏膜病变由萎缩性胃炎减轻为浅表萎缩性胃炎,胃体小糜烂灶已修复。说明胃黏膜病变是可逆的,积极治疗可以防止发生癌变,但过程缓慢,需要耐心治疗。

叶天士曾云:"太阴湿土,得阳始运;阳明燥土,得阴自安。"对本案脾寒胃热之证,治疗当以寒热并施、虚实兼顾、辛开苦降为法。故选用半夏泻心汤、麦门冬汤、小陷胸汤化裁,复方合治。从舌象分析,其脾胃失调,当以胃阴不足更为明显。"胃为阳土,宜凉宜润",故在辛开苦降的基础上重用麦冬,既可生津润燥,又可减轻半夏之温燥,而行降逆下气之功。

本案特点是胃之痞满与食后加重、饮食不节密切相关,且舌苔始终厚腻,有别于不食也胀之病在肝(即因肝郁气滞,木不疏土则土壅),故不宜柴胡疏肝散或四逆散之辈疏肝调气。

乌贝散是 20 世纪 60 年代我在江苏省中医院实习时,医院的一个内部协定方，仅由乌贼骨与浙贝母两味中药组成，用治胃炎、消化性溃疡之反酸多的病症。乌贼骨之咸、微温，能收敛制酸；浙贝母之苦、微寒，可清热化痰。药理药化提示，浙贝母有类似阿托品作用，可减少胃酸分泌。再加瓦楞子之咸、平，更可加强乌贝散之制酸止痛及软坚散结作用。

本案中，白术是一味补脾燥湿之品，味苦、甘，性温。临床中，白术补气作用较弱，以燥湿运脾为主；生用则燥湿利水作用较强，炒用则功偏健脾补气。另外，生白术长于健脾通便，但用量宜大。药理分析显示，白术还具有轻度降低血糖的作用，故本案方中重用生白术达120g，并加用枳实、厚朴使消痞除胀、通便作用更佳。

对于Hp（+）或肠上皮化生的患者，可从辨病角度，结合辨证，并根据中药的药理药化来选用清热化湿解毒之蒲公英、黄芩、黄连、黄柏、土茯苓、槟榔、半枝莲、白花蛇舌草、石见穿、藤梨根、白英、龙葵、薏苡仁。同时，从肠上皮化生属微型癥瘕的角度益气破瘀，选用生黄芪、三棱、莪术、猫人参等。如有脾阳不足、寒湿内停者，则注意药物配伍及剂量调整，乃至温阳散寒。值得一提的是，蒲公英性凉，能宣散瘀热，升腾胃气，故常选用以清化和胃，达到清除Hp的目的。尤其本案前2次纯西药四联方案无效（耐药），加用中药后Hp复查为阴性。俾正气足而邪自退，由此可知，Hp可耐药，而不耐人之正气。草果仁为姜科多年生草本植物草果的果实，性味辛温，功能温中燥湿，临床一般用于治疟；本案用意监制方中黄连、浙贝母、决明子、蒲公英之寒凉，且可芳香醒脾，化湿以和中。

二、小陷胸汤（耐药性幽门螺杆菌阳性胃炎）

余某，女，51岁。

主诉：纳呆腹痛4个月。

2017年2月23日首诊：因脘痞隐痛4个月就诊。自觉食不下，脘腹隐痛，反酸烧心，时有口苦。眠可，大便可。胃镜提示浅表性胃炎，幽门螺杆菌（Hp）阳性。曾规范服用克拉霉素、甲硝唑、果胶铋、奥美拉唑（四联治疗）后，症状不缓解。舌尖红，苔薄腻，脉弦滑尺弱。

西医诊断：耐药性幽门螺杆菌阳性胃炎。

中医辨证：肝胃不和，痰热互结。

治法：清热化痰，制酸和中。

予小陷胸汤加味：

黄连 6g　　　　　法半夏 30g　　　　全瓜蒌 30g　　　　炙甘草 10g

煅瓦楞子 60g

7 剂，水煎服，每日 1 剂。

2017 年 3 月 2 日二诊：诸症缓减，十去其四，复查 Hp 仍阳性。舌暗红、苔薄腻，脉弦滑尺弱。改予香砂六君子汤合封髓丹加味，益气健脾、行气化痰以固根本。

砂仁 10g　　　　木香 10g　　　　党参 12g　　　　炙甘草 10g

茯苓 15g　　　　生白术 15g　　　麦冬 15g　　　　北沙参 15g

蒲公英 30g　　　黄柏 12g　　　　陈皮 15g　　　　法半夏 12g

14 剂，水煎服，每日 1 剂。

2017 年 3 月 16 日三诊：诸症平稳，十去其六。舌淡暗，苔薄腻，脉弦尺弱。效不更方，继续以上方加减巩固。去黄柏、半夏，加枳壳 8g、黄连 8g。30 剂，水煎服。

2017 年 4 月 27 日四诊：诸症十去其八，复查 Hp 仍阳性。舌淡暗，苔薄白，脉细短滑。改予香砂六君子汤合小陷胸汤加味，清热化痰、益气健脾以改善脾胃之微环境。党参减至 8g，加全瓜蒌 30g、半夏 15g、莱菔子 30g。30 剂，水煎服。

按：幽门螺杆菌（Hp）阳性胃炎是一种常见病，是因感染幽门螺杆菌引起的慢性浅表性胃炎。患者多会出现餐后嗳气、恶心、腹胀、腹部不适的胃肠疾病症状。幽门螺杆菌在患者体内长期破坏、寄生、繁殖，随着病情的发展，会使菌群失调，引起其他一系列症状。西药的四联及三联疗法，在一定时期内治疗幽门螺杆菌曾经取得了不错的疗效，但近年来 Hp 对抗菌药物的耐药性越来越严重，成为耐药性 Hp 阳性胃炎。较多的经过正规与不正规的四联与三联疗法治疗的患者，又出现了重复感染，且再次用药，疗效欠佳。

Hp 阳性胃炎在中医学中可归属于"胃脘痛""痞""痞塞"范畴。《灵枢·邪气脏腑病形》云："胃病者，腹膜胀，胃脘当心而痛。"《寿世保元·心胃痛》言："胃脘痛者，多是纵恣口腹，喜好辛酸，恣饮热酒煎煿，复食寒凉生冷，朝伤暮损，日积月深，自郁成积，自积成痰，痰火煎熬，血亦妄行，痰血相杂，妨碍升降，故胃脘疼痛。"

本例患者因脘痞隐痛伴 Hp 阳性 4 个月就诊。自觉食不下，脘腹隐痛，反酸烧心，时有口苦。眠可，大便可。胃镜提示浅表性胃炎。曾规范四联治疗后症状不缓解。舌尖红，苔薄腻，脉弦滑尺弱。故综合辨证为肝胃不和，痰热互结。治予小陷胸汤加味，清热化痰、制酸和中。服用1周后诸症缓减，复查Hp仍阳性，舌脉象仍如前。改予香砂六君子汤合封髓丹加味，益气健脾、行气化痰以固根本。继续调服6周后诸症平稳。舌淡暗，苔薄白，脉细短滑。效不更方，继续以上方加减巩固。

小陷胸汤出自《伤寒论·辨太阳病脉证并治下》："小结胸病，正在心下，按之则痛，脉浮滑者，小陷胸汤主之。"小陷胸汤主治胃脘痰热证。方中黄连苦寒而泄心下热结，半夏辛温而荡涤心下痰饮，全瓜蒌甘寒滑润而荡涤热痰、导痰开结。本病例中，三药相伍，清热涤痰散结，以治痰热互结心下之胃痛。该患者反酸烧心、时有口苦、脉弦滑，为肝失疏泄、胃失和降之肝胃不和之证，故方中加煅瓦楞子、炙甘草，以平肝和胃、消痰祛瘀，配合诸药可加强疗效。

该患者二诊舌暗红、脉弦滑尺弱，为阴虚火旺之象。方中加黄柏配砂仁、炙甘草取"封髓丹"意，以降心火、益肾水；北沙参、麦冬配炙甘草取"沙参麦冬汤"意，以甘寒救其肺胃之阴津。四诊予香砂六君子汤合小陷胸汤，继续清热化痰、益气健脾以改善脾胃之微环境。因蒲公英专入肝、胃二经，具有清肝达郁、消痈散肿之能，故方中加蒲公英以清胃定痛而驱幽门螺杆菌。

本案核心病机乃脾胃气虚、肝胃不和。经曰："亢则害，承乃制。"又曰："治病必求于本。"该患者药后诸症显减，舌脉象明显改善，此遵"阴平阳秘"之旨也，"健脾胃、保胃气"实为大法。

（陈　辉　整理）

三、小柴胡汤合葛根芩连汤（急性胃肠炎、不全肠梗阻）

孟某，男，72岁。

主诉：上腹胀痛伴恶心、呕吐、发热6天。

现病史：患者2012年6月21日服用酸奶后半小时出现上腹部胀痛、烧灼感，伴右后背部牵扯样刺痛，疼痛可耐受，呈持续性，恶心，呕吐5~6次，呕吐物为胃内容物，无发热、腹泻等其他症状。就诊于我院急诊，查血常规示WBC6.91×10^9/L、N%79.0%，予胃复安（甲氧氯普胺）止吐、利复星（甲磺酸左氧氟沙星片）抗感染治疗后，腹痛减轻，仍感恶心，未再呕吐。6月24日患者进食油腻后再次出现恶心、呕吐3次，夜间体温持续升高，最高达38.7℃，收入急诊留观。查血常规示WBC4.57×10^9/L，N%83.6%；腹平片示小肠多发小气液平面（图 4-2-1）。为求进一步诊治，于 6 月 25 日收入消化科。诊断：上腹痛原因待查，急性胃肠炎？不全肠梗阻？既往 2005 年因"胆囊结石，胆囊炎"行胆囊切除术。

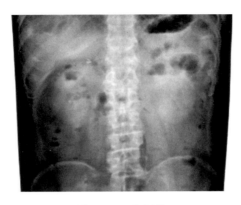

图 4-2-1　腹平片

2012 年 6 月 25 日患者高热仍不退，夜间最高达 39.2℃，给予利复星、奥硝唑等抗感染治疗不效，予吲哚美辛栓纳肛后体温下降。

2012 年 6 月 27 日首诊： 症见发热 4 天，最高体温 39.2℃、多在下午 15 点以后出现，伴恶寒，汗出不畅，纳呆、食后难消，恶心欲吐，腹胀，腹泻，昨日排出稀水样便 4 次，心烦，嗳气，口干欲饮，口苦，脉弦滑略数，舌红，苔白腻。

西医诊断： 急性胃肠炎，不全肠梗阻？

中医辨证： 三阳合病。

治法： 发汗解表、兼清里热，和解少阳。

予小柴胡汤合葛根芩连汤加减：

柴胡 15g	姜半夏 15g	炙甘草 10g	黄芩 15g
生姜 12g	大枣 15g	葛根 30g	黄连 12g
焦三仙各 15g			

3 剂，水煎服，每日 1 剂。

服上方 1 剂后，热退，腹胀减，恶心明显好转，未再呕吐，大便一日 2 行，较前成形。继服余下 2 剂，经随访，患者之后未再发热。7 月 1 日复查血常规正常。

按： 此案往来寒热、休作有时，恶心，呕吐，默默不欲饮食，心烦，口苦等症，均属少阳病范畴；发热、恶寒，汗出不畅，则属太阳；腹泻、心烦，口干欲饮,有邪入阳明之象;故辨为三阳合病。拟小柴胡汤合葛根芩连汤加减。

《伤寒论》379条云:"呕而发热者,小柴胡汤主之。"三阳合病者,因涉及少阳,不可汗、下,法当从少阳治之,故投小柴胡汤。若合葛根芩连汤,则有《症因脉治》之柴葛芩连汤之意(柴胡、葛根、黄芩、黄连)。此为治"外感中热泻证"之方,如发热口渴,唇干齿燥,面赤烦躁,小便赤涩,小腹中一泛即泻,一泻即止,少顷复痛复泻,肛门如火,粪色多黄,此火热泻证也。柴、芩伍用,调理阴阳升降之枢机,畅利三焦,令伏邪内通外达,清其内热;半夏、生姜和胃降逆止呕;佐以大枣健脾安中、甘草甘缓和中、调和诸药,葛根内清阳明之热,外解肌表之邪,升发脾胃清阳之气而止泻生津,且葛根用量宜大,少量难取解肌发表之功。并以苦寒之芩、连,清热燥湿、厚肠止泻,佐用焦三仙以健运脾胃。因其腹胀显,脉滑苔白腻,加之表未解,故未用小柴胡之人参。

(朴德哲　整理)

四、苓桂术甘汤(腹泻型肠易激综合征)

王某,男,56岁。

主诉:肠鸣腹泻腹胀40余年,加重3个月。

2015年12月24日首诊:患者诉自幼(40余年前)即反复肠鸣腹泻伴腹胀满,大便日2次、质黏、不成形。曾多处就诊,行结肠镜检查,诊断为腹泻型肠易激综合征,遍尝中西药,多方治疗未见明显效果。近3个月诸症状加重,并体重下降10kg。现症见便泻不成形、质黏、日2次,伴腹胀,肠鸣,口干,口黏,口苦。脉沉细弦,舌淡苔白腻。

西医诊断:腹泻型肠易激综合征。

中医辨证:脾虚湿盛之痰饮证。

治法:温阳健脾化饮。

予苓桂术甘汤。

茯苓60g	桂枝15g	苍术30g	炙甘草10g

7剂,水煎服,每日1剂。

2016年3月7日随访:患者因患皮肤病来诊,自诉服上药7剂后,至今大便成形,腹泻未再反复,体重增加,肠鸣几乎消失。

按:肠易激综合征是一组持续或间歇发作,以腹痛、腹胀、排便习惯和/或大便性状改变为临床表现,而缺乏胃肠结构和生化异常的肠道功能紊乱性疾病。该患者属于腹泻型肠易激综合征。

患者腹泻40余年,大便不成形、便黏,腹胀,并伴有口干苦黏,为素体脾虚湿盛的表现;脾虚运化失司,故见便不成形;水液代谢失调,湿邪为重,故见大便黏腻不爽;痰饮留于胃肠,阻滞气机,故见腹胀、肠鸣;口干苦黏,脉沉细弦,舌淡苔白腻,亦为脾虚湿盛的表现。体重下降10kg为脾胃虚弱、水谷运化失司、不能濡养肌体的表现。

该患者的临床表现,符合痰饮(狭义)的特点:"其人素盛今瘦(近3个月体重减10kg),水走肠间,沥沥有声(肠鸣),谓之痰饮"。对于痰饮的治疗,《金匮要略》明确提出:"病痰饮者,当以温药和之。"而其代表方剂即为苓桂术甘汤。方中以茯苓为君,甘淡性平,健脾利湿、化饮;以桂枝为臣,温阳以化饮;以白术为佐,健脾燥湿,使脾气健运,湿邪去而不复聚;使以甘草,调药和中。全方配伍精当,温而不热,利而不峻,为治痰饮之和剂。

观苓桂术甘汤原文,文中并未提及腹泻。所以经方的学习既要"方证对应",也要"谨守病机",尤其对内容的前后联系,整体理解,不能拘泥句下。

此外,注意本案取效快捷,与用药遵原文比例有关,突出茯苓、白术用量;经方量、效关系虽然重要,但切中病机、方药比例更是关键。还有,本案以苍术易白术,是结合患者病况、体征的变通。另据考,仲景时代白术与苍术尚未区别。

(朱婷婷 整理)

五、大柴胡汤(慢性胰腺炎急性发作)

吴某,男,38岁。

主诉: 剑突下刀割样疼痛反复发作近1年,加重1个月。

现病史: 患者曾在2010年诊断为"轻症急性胰腺炎",先后发作4次。2011年6月以来1个月内发作2次,发作时剑突下刀割样疼痛、拒按,并放射至两胁及腰背部。

2011年7月7日首诊: 饭后腹胀甚,纳食甚少,以馒头和青菜为主,食肉难消化,失眠(入睡困难伴早醒),心烦易怒,烧心、甚则连及后背,口干口苦,小便黄赤,大便黏滞、秘结,舌苔薄,舌质红、胖大有齿痕,脉弦细、重按无力。近1年体重下降15kg(现体重50kg)。腹部CT示胰腺肿大。

西医诊断: 慢性胰腺炎急性发作。

中医辨证: 少阳阳明合病。

治法： 和解少阳，清泻里热。

予大柴胡汤合小陷胸汤加减：

柴胡 15g	枳实 10g	黄芩 15g	法半夏 30g
赤芍 15g	生大黄 15g	生姜 15g	大枣 15g
全瓜蒌 30g	黄连 10g	生鸡内金 15g	焦四仙各 15g
炒白术 10g	瓦楞子 60g^{先煎}		

4 剂，水煎服，每日 1 剂。

2011 年 7 月 11 日二诊： 腹痛、腹胀十去其八，大便成形，睡眠改善，舌淡胖，苔薄白。鉴于治疗显效，守方加减。上方加白蒺藜 15g、炙甘草 8g、木香 10g。7 剂。

2011 年 7 月 18 日三诊： 自觉腹痛、腹胀十去其九，纳谷转馨，小便转清，大便 2~3 日一行、较前通畅，偶饭后胃脘轻痛。舌淡胖，苔薄，脉虚大。效不更方，仍以原法原方稍事进退。上方去焦四仙、木香、炙甘草，枳实加至 15g，赤芍加至 30g，加浙贝母 15g。7 剂。

2011 年 7 月 25 日四诊： 近日胃脘痛稍有反复，口干，大便每日一行，胃纳转馨，舌淡暗胖大、苔薄，脉弦细。改拟补中益气汤合苓桂术甘汤加减：

炒白术 10g	生黄芪 10g	陈皮 10g	柴胡 10g
升麻 10g	党参 8g	当归 10g	炙甘草 10g
桂枝 10g	茯苓 10g	茵陈 15g	广金钱草 30g
生姜 10g	大枣 15g	枳壳 10g	

7 剂，水煎服，每日 1 剂。

2011 年 8 月 1 日五诊： 腹胀、腹痛基本消失，口干口苦好转，纳谷转馨、饭量增加，现每日 4 餐，舌淡胖大、苔薄，脉细弱。继服巩固：生黄芪加至 12g、党参加至 10g、广金钱草加至 40g，7 剂。

随访： 诸症平稳，急性胰腺炎未再反复，体重略有增加，保持清淡饮食。

按：《金匮要略·腹满寒疝宿食病脉证治》曰："按之心下满痛者，此为实也，当下之，宜大柴胡汤。"此处"心下满痛"当指胃脘或两胁胀满而痛，并按之痛剧，与胰腺炎患者发作部位、拒按性质接近。其成因是少阳枢机不利，胆腑郁热结于阳明所致。辨为少阳阳明合病，方投大柴胡汤以和解少阳、泻阳明热结。

另患者舌红脉弦，尿赤便秘。《伤寒论》138 条："小结胸病，正在心下，按之则痛,脉浮滑者,小陷胸汤主之。"此为小结胸,是热邪与痰浊结于心下所致,病位亦在"心下"。故合用小陷胸汤,取清化痰热之功。大柴胡汤合此方,亦取《重订通俗伤寒论》少阳、结胸并治方之柴胡陷胸汤之意。

方中柴胡配黄芩和解少阳,半夏和胃降浊,配生姜、大枣既助半夏和胃止呕又能调营卫而行津液。芍药合枳实、大黄缓下阳明之热结,以治腹中实痛。合小陷胸汤之连、夏、蒌,辛开苦降、清化痰热。另加鸡内金、焦四仙、炒白术以健脾消食和胃,瓦楞子以制酸止痛。

大柴胡汤加减共进18剂后,少阳阳明之邪近愈,应中病即止,改弦易辙。《金匮要略》云:"其人素盛今瘦,水走肠间,沥沥有声,谓之痰饮","心下有痰饮,胸胁支满,目眩,苓桂术甘汤主之"。患者近1年体重下降15kg,可谓"素盛今瘦",并常年食少难消,脾气久虚,故拟补中益气汤合苓桂术甘汤合枳术丸,并加清热利胆之品善后。

(朴德哲　整理)

六、葛根芩连汤合白头翁汤(直肠炎)

林某,男,81岁。

主诉:间断腹痛、腹泻1年,加重1个月。

现病史:患者于2012年6月出现间断腹痛、腹胀、腹泻,因病情进行性加重而于2013年5月28日收住入院。入院查体:腹平软,未扪及异常包块,脐左侧2~4cm处有压痛,无反跳痛,肝脾未及,肠鸣音稍亢。血常规(-)。大便常规示有形软便,白细胞、红细胞未找到,潜血(-)。血肿瘤标志物(-)。腹部CT示肝内多发囊性病变,肝脾多发钙化灶。胃镜检查诊断为慢性萎缩性胃炎。结肠镜检查诊断为直肠炎。选用中西药物无效。

既往史:高血压、冠心病、甲状旁腺功能亢进症、肾功能不全等多种慢性病史。

2013年6月13日首诊:食入腹胀,间断腹痛伴肛门下坠感,大便多、日6~7次,矢气多后症状减轻,苔黄腻,舌质紫红,脉细弦。

西医诊断:慢性萎缩性胃炎,直肠炎,高血压,冠心病,甲状旁腺功能亢进症,肾功能不全。

中医辨证:湿热中阻,肠腑传化失司。

治法:清利湿热,理气和血,稍佐健脾和胃。

予葛根芩连汤、白头翁汤等加减。

葛根 30g	黄芩 10g	黄连 6g	白头翁 15g
木香 6g^{后下}	砂仁 4g^{后下}	炒枳壳 10g	炒白术 15g
白芍 30g	陈皮 10g	焦神曲 15g	仙鹤草 30g
桔梗 6g	炙甘草 6g	蛇莓 30g	

7 剂, 水煎服, 每日 1 剂。

上药内服 7 剂后, 腹痛已除, 腹胀及肛门下坠显减, 大便日 2 次, 苔转薄黄腻, 舌边红, 脉仍细弦。继予原方 7 剂。

按: 对老年患者, 由于其发病的不典型性和多变性, 决定了无论罹患何证何病, 必须尽快查找病因, 明确诊断, 尤其要排除一些恶性肿瘤和罕见疾病。患者入院后, 通过多种理化检查, 排除了肠道细菌感染性疾病、肠肿瘤、肠寄生虫病、肠消化吸收不良及其他全身疾病引起的慢性腹泻病, 确诊为直肠炎。根据中医治法原则, 从发病先后来分析, 高血压病、冠心病、甲状旁腺功能亢进症等先病是"本", 直肠炎后病是"标", 由于目前"标"病比较突出, 而"本"病又相对稳定, 故治疗宜先"标"后"本"。

脾、胃、小肠、大肠是人体消化系统中的主要脏器。脾主运化水谷和输布精微, 胃主受纳和腐熟水谷, 小肠主分清泌浊, 大肠主传化糟粕。并且脾之与胃, 以膜相连, "脾气宜升则健", "胃气宜降则和"。如果任何一方功能失常, 即可产生消化、吸收、输布、排泄等生理功能紊乱而产生疾病。如大肠传化糟粕功能失常可发生腹泻或便秘, 这些与脾失健运、胃失和降以及由此而产生的寒湿、湿热、气机郁滞等病理产物, 又有着密切关系。本患者病程不长, 尚未形成肠虚滑脱和肠液亏耗, 治宜直清肠腑湿热, 用葛根芩连汤、白头翁汤等本属正治, 但考虑患者高龄体弱多病, 所受湿热之邪既是病因, 同时也能伤脾败胃, 故加用木香、砂仁、枳壳、白术、神曲以扶脾和胃。方中还有芍药甘草汤意, 旨在化湿热、除积滞的同时, 参以调气和中, 甘缓急迫。仙鹤草、桔梗相配又名仙桔汤, 是著名国医大师朱良春的独特用药经验。朱良春认为, 仙鹤草虽为止血要药, 但此药止中有行, 因其味苦辛而涩, 涩则能止, 辛则能行, 是以止涩中寓宣通之意。仙桔汤中用仙鹤草取其活血排脓、止泻之功, 临床用之多验。仙鹤草别名脱力草, 还有一定强壮之功, 用于本患者更为贴切。蛇莓又名野杨梅、蛇果草, 性味甘苦、寒, 功能清热解毒, 消肿散结; 临床常用于治疗蛇咬伤, 痈肿疔毒, 瘰疬结核, 癌肿等。江西地区曾单用蛇莓治疗细菌性痢疾, 获得良效。我体会, 对辨证属湿热内注引起的肠炎、细菌性痢疾, 无论急慢性, 用之疗效均较理想, 内服煎剂一般用 10~30g。本品药性苦寒, 易于苦燥伤阴, 苦寒败胃, 所以不宜久用。

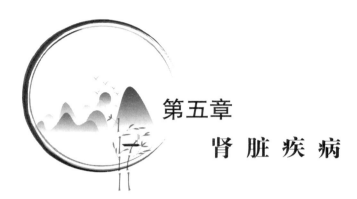

第五章
肾 脏 疾 病

一、真武汤（糖尿病肾病）

赵某,男,80岁。

主诉:间断全身浮肿 20 年,加重 1 个月。

现病史:患者于 1995 年感冒后开始出现全身浮肿、少尿。查 24 小时尿蛋白定量 9.05g/d,ALB 24g/L,总胆固醇(TC)10.45mmol/L,诊断为“肾病综合征”,当地医院给予泼尼松 30mg(每日 2 次)口服治疗 40 天。用药 3 个月后,患者出现口渴、多饮、多尿,伴乏力、体重下降,于当地医院查空腹血糖 10.5mmol/L,诊断为“糖尿病”,给予口服降糖药物及胰岛素治疗。患者 6 个月后停用激素,复查尿蛋白及 24 小时尿蛋白定量均阴性。此后患者病情较为稳定,反复轻度双下肢水肿,曾给予雷公藤多苷片 10mg(每日 3 次)治疗,仍间断出现双下肢浮肿。于 2015 年 5 月再次出现双下肢水肿,无肉眼血尿及尿量减少,当地医院查尿蛋白(++++),未予治疗。2015 年 6 月 8 日由门诊收入院。

既往史:高血压病史 20 年,自服厄贝沙坦 150mg(每日 1 次),血压控制在 120/70mmHg;2012 年因前降支闭塞行支架置入术。

2015 年 6 月 8 日首诊:患者面部及睾丸、双下肢高度水肿,左下肢发凉,食欲好,精神较可,大便秘结,小便频数,夜尿 4 次。体型肥胖,体重 100kg。ALB21g/L,尿常规示尿蛋白(++++),24 小时尿蛋白定量 9.06g/d。面色㿠白,脉沉细尺弱。苔薄白腻、有齿痕,舌质紫暗。

西医诊断:糖尿病,糖尿病肾病Ⅳ期,肾病综合征,冠心病支架置入术后,高血压。

中医辨证：阳虚水泛，气陷血瘀。

治法：温补脾肾，温阳利水，益气升陷。

予真武汤合升陷祛瘀汤加减。

附子 15g	茯苓 15g	苍术 30g	白芍 15g
生姜 15g	熟地黄 30g	生黄芪 30g	知母 20g
莪术 15g	三棱 10g	山茱萸 15g	僵蚕 30g
鸡内金 15g	巴戟天 10g	淫羊藿 10g	枸杞子 15g
红景天 30g			

7剂，水煎服，每日1剂。

口服雷公藤多苷片40mg（每日3次），后于6月29日增加到50mg。

经治疗后，患者7月9日24小时尿蛋白定量0.33g/d，ALB升至25g/L。肝肾功能、血常规均正常，颜面下肢浮肿均完全消退。遂准予患者出院。后电话随访，曾自行出国旅行，多次24小时尿蛋白定量均在正常范围。

按：患者高龄，病情复杂，且平日对健康关注不足，因此病情反复加重。其原先基础病是因为治疗肾病综合征大量使用糖皮质激素后引起的药源性糖尿病。而糖尿病肾病一旦出现大量蛋白尿时，将不可逆地发展至肾功能不全以及终末期肾衰竭。糖尿病肾病的发病有高血糖、晚期糖基化终末产物、肾小球滤过屏障改变以及肾小球内血流动力学等多方面因素，并且与免疫和炎症反应密切相关。目前，西医除ACEI以及ARB外，尚无治疗糖尿病肾病的有效方法。

糖尿病肾病在中医学多属于"消渴""关格""水肿"等范畴，主要病机是本虚标实，其中本虚是脾肾阳虚，标实乃水湿泛滥、痰阻血瘀。肾主水，脾主运化水湿。肾阳虚不能化气行水，脾阳虚不能运化水湿，共同导致水湿内停，外溢肌肤颜面而出现全身水肿。本患者面部及睾丸、双下肢高度水肿，左下肢发凉，面色㿠白，脉沉细尺弱，苔薄白腻，舌质紫暗、有齿痕，均为脾肾阳虚、水泛血瘀之证。《黄帝内经》言："心为阳中之太阳。""阳气者若天与日，失其所则折寿而不彰，故天运当以日光明。"阳主阴从，直以温阳为第一要务。故应用真武汤温阳利水，标本同治。真武汤见于《伤寒论》316条："少阴病，二三日不已，至四五日，腹痛，小便不利，四肢沉重疼痛，自下利者，此为有水气。其人或咳，或小便利，或下利，或呕者，真武汤主之。"脾肾阳气得以振奋，则水肿自然消退，且合用升陷祛瘀汤益气升陷化瘀，可收标本兼治之效。真武汤中使用苍术而不用白术，因汉代并不区分，而苍术更能燥湿，且现代研究又有改善血糖代谢的作用。

雷公藤多苷通过免疫抑制、抗炎、保护足细胞等复杂的作用机制，能有效降低糖尿病肾病患者的尿蛋白，延缓肾功能损伤。本患者体重100kg，雷公藤多苷最大安全剂量是1.5mg/kg体重，因此患者每天服用150mg已经是其体重范围内最大剂量。而从治疗结果看，使用中药温补脾肾益气升陷，调整机体内环境，也能减轻雷公藤的毒副作用，避免不良反应。且在严格监测血常规和肝肾功能的前提下，取得了显著降低尿蛋白的疗效。

（柳　翼　整理）

二、半夏泻心汤（难治性肾病综合征）

王某，女，7岁。

主诉： 反复双眼睑及双下肢水肿年余，加重伴腹部膨隆半月余。

现病史： 患者2011年6月感冒后出现双眼睑及双下肢水肿，逐渐出现腹胀不适，就诊于临沂市人民医院，查尿常规示尿蛋白（+++），诊断为"肾病综合征"，给予泼尼松20mg晨起顿服，住院17天后化验尿蛋白转阴，后泼尼松每月减5mg。泼尼松减量过程中病情多次反复，每次家属自行将泼尼松用至40mg，多次复查尿蛋白（+++）。2012年5月24日，患者受凉后出现鼻流清涕，偶有咳嗽咳痰，渐出现双眼睑及双下肢水肿加重，腹胀明显，复查尿蛋白（+++），遂于2012年6月8日入我院。入院时患者全身水肿，腹胀、腹痛，咳嗽、咳痰，纳呆，纳食后腹痛、腹胀加重，恶心反酸，无呕吐，24小时尿量200ml，大便溏、日2~3次，体重25.9kg。

入院查体： 血压90/60mmHg。神志清，精神差，颜面及双眼睑浮肿，双肺呼吸音粗糙，可闻及少许湿啰音，腹部膨隆，移动性浊音（+），双下肢重度凹陷性水肿。

实验室检查及辅助检查： 血常规示WBC 9.9×10^9/L，N% 79%。尿常规示蛋白（+++）。血沉125mm/h。生化全项示血清总蛋白（TP）39.5g/L，ALB 18.1g/L，Cr 58μmol/L，CHO 14.65mmol/L。腹部彩超示双肾体积增大并实质回声略增强；双肾血流指数符合正常范围；腹水（深约6.5cm）。胸部正侧位片示双侧胸腔积液（右侧少-中量，左侧少量）。

入院后给予头孢曲松钠静脉滴注，鼻塞、咳嗽咳痰症状消失。复查WBC 7.9×10^9/L，N% 51%，给予甲泼尼龙40mg静脉滴注13天，后改为泼尼松40mg晨起顿服，予补钙、利尿、降脂、抗凝、补充白蛋白等治疗，尿量稍有增加，

24小时尿量在600ml左右，仍有腹胀、纳呆、全身水肿。

2012年6月30日首诊：患者全身浮肿，腹胀，纳呆，偶有恶心反酸，无呕吐，24小时尿量600ml左右，大便溏。辅助检查：尿常规示蛋白(+++)，葡萄糖(+)，潜血(−)；生化全套：TP 40.9g/L，ALB 16.6g/L，BUN 13.9mmol/L，Cr 44μmol/L，TG 4.78mmol/L，CHO 15.03mmol/L。舌质暗红，苔薄黄腻，脉沉弦。

西医诊断：肾病综合征，慢性肾小球肾炎，上呼吸道感染。

中医辨证：水肿寒热错杂、痞结水聚，阴阳失于交通。

治法：因"胃关不能飞渡"，治宜开结除痞、打通胃关、和胃降逆，交通阴阳。予半夏泻心汤加味：

半夏10g	黄芩8g	干姜8g	黄连6g
大枣10g	炙甘草8g	党参8g	鸡内金8g
焦四仙各8g			

5剂，每日1剂，水煎200ml分早晚分服。并嘱患者家属加强饮食中蛋白摄入量，以补充体内缺失之蛋白质。

2012年7月5日二诊：服上方1剂后，当天尿量转多，24小时尿量约1 500ml。目前患者饮食较前增加，全身水肿明显减轻，腹水消退，体重下降4kg，大便正常、日1次，舌脉同前。效不更方，继服上方。

2012年7月12日三诊：服上方后，体重持续下降，纳食转佳，24小时尿量维持在900~1 800ml，唯近2日突然小便量转少，每日尿量约300ml。患者舌尖红，苔黄腻，脉沉。上方基础上加白术9g健脾利湿，生地黄12g、麦冬10g以滋胃肾之阴。继服12剂。服药当日，小便量转多，24小时尿量约1 800ml。

2012年7月25日四诊：水肿已消，无腹胀，纳眠佳，24小时尿量1 000~1 500ml，体重下降约6kg。复查：尿常规示蛋白(++)。生化全项：TP 48.5g/L，ALB 20.6g/L，CHO 8.67mmol/L。舌尖红，苔薄白，脉弦细。证属气阴两虚，肾失固摄。方用参芪地黄汤加减。

生黄芪15g	党参15g	生地黄15g	茯苓15g
泽泻9g	山药10g	山茱萸10g	牡丹皮9g
益母草30g	金银花12g	连翘12g	车前子20g
川牛膝12g	芦根30g	白茅根30g	焦四仙各8g

7剂，水煎服，每日1剂。

患者出院 1 个月,随访全身无水肿(书末彩图 4),纳食可,患者母亲述小便量正常,小便泡沫较少。

按: 患者就诊时腹胀纳差,偶有恶心反酸,尿少水肿,便溏,舌质暗红,苔薄黄腻,脉沉弦。辨证为寒热错杂、痞结水聚,治宜开结除痞、打通胃关、和胃降逆。以半夏泻心汤加味。《素问·水热穴论》云:"肾者,胃之关也,关门不利,故聚水而从其类也。上下溢于皮肤,故为胕肿。胕肿者,聚水而生病也。"张介宾亦指出:"关者,门户要会之处,所以司启闭出入也。"肾精充足时,肾主二阴启闭正常;肾精不足时,二阴启闭失于常度,会出现关门不禁或开启不利。关门不禁则见泄泻、消渴;关门不利则肢体水肿、便秘。然而肾精之充足有赖于脾胃运化水谷精微的不断充养,而脾胃水谷精微的化生,又依赖于肾中精气的滋生和推动。因此,胃与肾关系密切,有相互依存、相互为用、相辅相成之要义。

该案例应用半夏泻心汤平调寒热,和胃降逆,胃肾同治,故应手而瘥。半夏泻心汤记载于《伤寒论》第 149 条,原文述小柴胡汤证误下后损伤中阳,少阳邪热乘虚内陷,以致寒热错杂、心下痞结之证。《金匮要略·呕吐哕下利病脉证治》云:"呕而肠鸣,心下痞者,半夏泻心汤主之。"所谓痞者,痞塞不通,上下不能交泰之意;心下即是胃脘,属脾胃病变。脾胃为阴阳升降之枢纽,若升降失司,加之中气虚弱,寒热错杂,以致痞证。脾主升清,胃主降浊,升降失常,则上见呕吐,下则肠鸣下利,于该患者即见恶心、反酸、纳呆、腹胀、水肿、便溏。半夏泻心汤可调其寒热,益气和胃,散结除痞。方中以辛温之半夏为君,臣以干姜之辛热,共奏降逆止呕、温中散寒之功,以消痞结;而黄芩、黄连苦寒之功则在泄热开痞。四味相伍,寒热平调,辛开苦降。然寒热错杂,又缘于中虚失运。该患者乃小儿,先天禀赋不足,脾肾两虚,故方中又以党参、大枣甘温益气,以补脾虚,为佐药。使以甘草补脾和中而调诸药。中焦不足、运化不及,患儿纳差不能饮食,故加鸡内金健脾消食,焦四仙健脾助消化。

该患儿服药 1 剂后,症状明显变化。胃关打通后,患者水肿渐消,纳食转佳,舌苔转薄。此时,患儿病之根本——脾肾气阴两虚便显现出来,故以参芪地黄汤加减善后,以滋补脾肾之气阴。临床证实,中药参与治疗后,患者各项症状、体征均于短期内明显改善,且疗效巩固。

(王铁民　侯建媛　整理)

三、生姜泻心汤(IgA 肾病)

陶某,男,36 岁。

主诉： 发现蛋白尿 6 年，恶心、干呕 10 个月。

现病史： 患者于 2006 年行双下肢静脉曲张手术查体时发现尿检异常，遂入内蒙古当地医院就诊并行肾活检，确诊为"IgA 肾病"，给予控制尿蛋白、保护肾功能等治疗，效果不明显。先后就诊于北京多家医院，给予中西医治疗，尿蛋白一直未转阴。于 2010 年血肌酐开始升高，在当地服用中药治疗，血肌酐仍继续上升，于 2012 年 2 月感乏力恶心，查血 Cr 1 500μmol/L，并多次出现休克现象，遂住院给予颈静脉置管行血液透析治疗及降压、纠正贫血等对症治疗，住院月余好转出院。出院后一直规律血液透析（每周 3 次）至今，每次脱水 2~3kg。目前尿常规示尿蛋白（+）、潜血（－）。血 Cr 799μmol/L，BUN 21.82mmol/L，UA 342μmol/L。腹部 B 超示双肾体积小并实质回声增强，双肾血流速度缓慢。

2012 年 12 月 15 日首诊： 患者恶心，干呕，纳呆，晨起甚。伴乏力、咽痒，干咳，痰少。舌淡暗苔腻，脉虚无力。

西医诊断： IgA 肾病，慢性肾衰竭（CKD5 期）。

中医辨证："虚劳"，虚实并见，脾肾亏虚、湿浊瘀阻。

治法： 和胃降逆，化饮消瘕。

予生姜泻心汤。

生姜 30g	干姜 15g	黄芩 15g	黄连 10g
党参 10g	炙甘草 10g	大枣 15g	半夏 30g

10 剂，水煎服，每日 1 剂。

患者用药 1 剂后已无恶心，2 剂后已愈，共用 10 剂。

2012 年 12 月 25 日二诊： 仍有痰，恶寒，怕风。舌暗，苔薄腻，脉细。上方半夏改为 12g，加柴胡 15g、白芍 15g、枳壳 10g、川芎 30g、浙贝母 15g。

按： 患者发现 IgA 肾病 6 年后发展为慢性肾衰竭（CKD5 期），已接受血液透析治疗 10 个月，近 1 个月来恶心纳呆，乏力明显，舌淡暗苔腻，脉虚无力，为脾虚湿滞，胃失和降，脾运不佳所致，并以恶心纳呆之脾胃症见，故选用生姜泻心汤加减治之。《伤寒论》157 条："伤寒汗出，解之后，胃中不和，心下痞硬，干噫食臭，胁下有水气，腹中雷鸣，下利者，生姜泻心汤主之。" 干噫食臭即嗳气有食物馊腐气味，腹中雷鸣是腹中辘辘作响，即肠鸣。生姜泻心汤为半夏泻心汤减干姜二两，加生姜四两而成。"病痰饮者，当以温药和之。" 方中重用生姜 30g，性温、味辛，入脾，协同少量干姜以温散中焦水湿；入肺又可温肺止咳。姜夏相配，可增强和胃降逆、化饮祛痰之效。配伍黄芩、黄连辛开苦降，制干姜、生姜及半夏温热之性,又可增燥湿泄浊之力。党参、甘草、大枣健脾益气扶正,以助运化,生气血,化水湿。诸药合用,共奏和胃降逆、化饮消痞之功。

此尿毒症透析患者,属中医"虚劳"范畴,虚实并见,脾肾亏虚、湿浊瘀阻。诊时患者以"恶心、干呕、纳呆"为主要不适,属于湿浊阻滞中焦,气机升降失调,胃气不降,脾气不运所致,加之舌苔腻而不甚黄,应辛开苦降,寒热并用,温散寒水,清燥湿热,同时健脾助运,治病求源。"脾为后天之本""胃关不能飞渡",脾胃整体调整为治疗前提,为后续治疗打好基础。

(王铁民 张 新 整理)

四、甘草泻心汤（尿路感染）

陆某,男,63岁。

主诉: 尿热痛20天,加重伴肉眼血尿3天。

现病史: 患者2017年4月15日无明显诱因出现尿热痛,查尿潜血阳性。无发热、尿频、尿急、尿潴留及腰部不适,尿量正常。在当地医院曾以急性下尿路感染行规范抗感染治疗,效果不佳。口腔溃疡反复,食欲可,便干、日2次,眠浅多梦。测血压154/80mmHg。当地医院尿常规示白细胞8.4个/HPF,红细胞3~6个/HPF;泌尿系B超未见异常;泌尿系CT示右肾皮质小囊肿,前列腺钙化。

2017年5月4日首诊: 尿热痛20天。3天前症状加重,伴肉眼血尿。舌质淡暗、有齿痕,苔黄腻,脉沉细滑。

西医诊断: 下尿路感染。

中医辨证: 湿热内蕴。

治法: 清热、化湿、解毒、和中。

予甘草泻心汤加味。

炙甘草6g	生甘草6g	黄连8g	黄芩10g
法半夏10g	炮姜10g	大枣10g	白茅根30g
刘寄奴30g	夏枯草15g	川牛膝15g	

14剂,水煎服,每日1剂。

患者以上方调服2周,2017年5月22日复诊时见:尿热痛、尿血、口腔溃疡均已消失,睡眠明显改善,大便正常,现自觉口苦、怕冷。舌质淡暗、有齿痕,苔腻微黄,脉沉细弦。效不更方,继续以原方巩固。

1个月后,患者随妻子因病来院,问及诸症,均平。

按:尿路感染是指病原体在尿路中生长繁殖,并侵犯泌尿道黏膜或组织而引起的炎症,是细菌感染中最常见的一种感染。尿路感染分为上尿路感染和下尿路感染。上尿路感染指的是肾盂肾炎,下尿路感染包括尿道炎和膀胱炎。下尿路感染主要表现是尿路刺激,即尿频、尿急、尿痛,白细胞尿,偶可有血尿,甚至肉眼血尿,膀胱区可有不适,一般无明显全身感染症状。

尿路感染在中医学系统中可归属于"淋证"范畴。《金匮要略·消渴小便不利淋病脉证并治》云:"淋之为病,小便如粟状,小腹弦急,痛引脐中。"巢元方《诸病源候论·淋病诸候》言:"诸淋者,由肾虚膀胱热故也。膀胱与肾为表里,俱主水。水入小肠,下于胞,行于阴,为溲便也。肾气通于阴,阴,津液下流之道也。若饮食不节,喜怒不时,虚实不调,则腑脏不和,致肾虚而膀胱热也。膀胱,津液之府,热则津液内溢而流于睾,水道不通,水不上不下,停积于胞,肾虚则小便数,膀胱热则水下涩。数而且涩,则淋沥不宣,故谓之为淋。其状,小便出少起数,小腹弦急,痛引于齐。""热淋者,三焦有热,气搏于肾,流入于胞而成淋也。其状,小便赤涩。亦有宿病淋,今得热而发者,其热甚则变尿血。亦有小便后如似小豆羹汁状者,蓄作有时也。""血淋者,是热淋之甚者,则尿血,谓之血淋。心主血,血之行身,通遍经络,循环腑脏。其热甚者,血则散失其常经,溢渗入胞,而成血淋也。"这种以肾虚为本,膀胱热为标的病机理论,已为后世所宗。尤在泾在《金匮翼·诸淋》中说:"初则热淋、血淋,久则煎熬水液,稠浊如膏,如砂、如石也。"说明各种淋证可以互相转化,或同时存在。

本例患者为尿热痛、尿潜血、肉眼血尿,无发热、尿频、尿急、尿潴留及腰部不适,尿量正常,伴发反复出现口腔溃疡,食欲可,便干、日2次,眠浅多梦,舌质淡暗、有齿痕,苔黄腻,脉沉细滑。故综合辨证为湿热内蕴,从"狐惑"论治,上蚀于喉为惑(口腔溃疡),下蚀于阴为狐(下尿路感染、血尿),故以甘草泻心汤加减。甘草泻心汤可清热解毒、化湿和中。服用2周后,尿热痛、尿血、口腔溃疡已消失,睡眠明显改善,大便正常,自觉口苦、怕冷。舌质淡暗、有齿痕,苔腻微黄,脉沉细弦。效不更方,继续以原方巩固。

甘草泻心汤出自《金匮要略·百合狐惑阴阳毒病脉证治》:"狐惑之为病,状如伤寒,默默欲眠,目不得闭,卧起不安,蚀于喉为惑,蚀于阴为狐,不欲饮食,恶闻食臭,其面目乍赤、乍黑、乍白,蚀于上部则声嗄,甘草泻心汤主之。"方中甘草、大枣补中之虚,半夏涤痰而泄水,生甘草清胃中之虚热,芩、连抑心肺两脏之热,使上热下行,湿与痰俱去,炮姜温中以反佐。盖肺为水之上源,肺脏热则水之上源不清,上源不清则下游之水气不泄;另心与小肠相表里,心热下移小肠，泌别失职，故见小便热痛。方中另加白茅根善清肺胃之热，又能凉血止血，还有利尿之功，可导热下行；刘寄奴能破血通经，消肿止痛；夏枯草清热泻火，解郁散结；川牛膝活血通经，祛瘀止痛，利尿通淋。

热毒湿气起于中焦，客于下焦，气化失常，小便不利，故用甘草泻心汤加减清热解毒化湿，执中治下。

（陈　辉　整理）

五、大黄附子汤（糖尿病肾病、尿毒症）

刘某，男，61岁。

主诉：无尿喘憋3日。

现病史：2014年10月发现水肿，少尿，进行性加重，恶心，呕吐。2015年3月初在当地住院，查Cr 1 100μmol/L，HGB 73g/L，24小时尿蛋白定量6.10g/d，糖化血红蛋白9.9%（另：白蛋白低，血钙低，血脂高，同型半胱氨酸高，具体不详）。B超示双侧胸水，分别为6.4cm、11.1cm。诊断为尿毒症，糖尿病肾病V期，肾病综合征，胸腔积液。当地医院因血管过细、技术因素造瘘困难，未行透析。

既往史：糖尿病病史12年；家族史（+）。

2015年3月10日首诊：两家属携扶入诊室，重病容，贫血貌，前倾俯坐位，曲背如虾状，喘息，声低懒言，消瘦，精神疲乏；家人代诉3日无尿，大便3日未行，恶心、呕吐频，夜不能平卧、亦不能仰靠，整夜俯坐，双下肢凹陷性水肿，怕冷，纳差，进食时大汗淋漓。血压140/60mmhg。舌脉：牢脉，舌质胖大淡，苔黄燥。

西医诊断：尿毒症，糖尿病肾病，肾病综合征，胸腔积液。

中医辨证：关格，阳虚水停。

治法：益气温阳、利水通腑，内外兼治。

予大黄附子汤、真武汤合升陷祛瘀汤加减。并建议尽快配合透析。

（1）黑附子30g^{先煎}　　生大黄15g　　干姜20g　　　红参片10g
　　　茯苓30g　　　　白芍15g　　　生姜15g　　　炒苍术30g
　　　炙甘草10g　　　生黄芪30g　　醋莪术20g

　　　　　　　　　　　　　　　　　　3剂，水煎服，每日1剂。

（2）黑丑10g、白丑10g、冰片2g，外敷肚脐。

（3）芒硝500g，独蒜适量捣碎，外敷肾区。

2015年3月13日二诊：精神状态改善，二便通利，呕吐明显减少，且能少量进食。诉3月10日下午13点服药后，17点小便200ml，次日400ml。每日均大便，如羊粪球。第1、第2日呕吐仅发生在服药时，且持续较短。前方续进，并嘱尽快透析。

随访：在协和医院透析4次，肌酐降至500μmol/L，每日尿量400~600ml，精神状态好，复诊时已经可以自行走动。

按：《灵枢·脉度》："阴气太盛则阳气不能荣也，故曰关；阳气太盛则阴气弗能荣也，故曰格；阴阳俱盛，不得相荣，故曰关格。"《证治汇补·癃闭》云："既关且格……阴阳闭绝，一日即死，最为危候。"《辨证录·关格门》云："上吐下结，气逆不顺，饮食不得入，溲溺不得出。"升降出入失司，为"气立孤危""神机化灭"之候。

此案病情危重虚衰，脉象却弦长而大，是阴阳离决、不得相荣，属逆证，是预后险恶之象。如《素问·六节藏象论》记录："人迎与寸口俱盛四倍已上为关格。"《金匮要略·水气病脉证并治》言："脉得诸沉，当责有水，身体肿重，水病脉出者，死。"此案属水气病之类，肾脾阴阳衰惫是本，浊邪内聚成毒是标，本虚标实，其脉弦长而实大。

针对肠腑冷积内结，选用温脾汤（《备急千金要方》）温下冷积，其来源于《金匮要略·腹满寒疝宿食病脉证治》之大黄附子汤。且危症恐脱，益气固脱必用参芪。本案大黄附子汤（温脾汤）、真武汤合升陷祛瘀法，前后分消，前者驱阴寒归后窍，后者化阴寒走前阴，合生黄芪、莪术，重振气机升降出入，体现了中医治病整体观。

为了利水温阳，采用独蒜和芒硝外敷肾区，黑白丑外敷神阙，内外结合，而直捣病所。故而二便皆通，病势得缓，为后续透析治疗赢得了时间。其他治法可选：灸气海、天枢，熏蒸发汗，灌肠等。

另有情志为患，关格轻证，如《辨证录》少阳之气不通之关格证："人有无故而忽然上不能食、下不能出者，胸中胀急，烦闷不安，大小便窘迫之极。"治法：和解汤（柴胡一钱，白芍三钱，甘草一钱，枳壳五分，薄荷一钱，茯神三钱，丹皮二钱，当归三钱）。此种情形多属官能病变，仅以肝之疏泄功能失调所致，临证遣方需辨别病情，如属本案所涉及之尿毒症，恐非和解汤所宜。

本案中应用附子经过反复斟酌，必定要在有通利二便的把握下方可使用，且生黄芪、红参、大黄、附子、莪术等峻补、峻泻、大热、大寒之品熔为一炉。关格危症，实则为肾病尿毒症，按照检查指标，绝对是透析指征，稍有延误则可能并发心律失常、心衰肺水肿、脑病而危及生命。若治疗失当，生命将危在旦夕。

（李　进　整理）

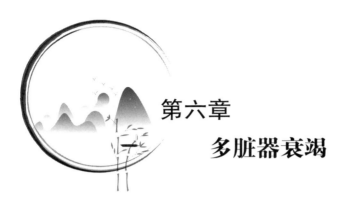

第六章
多脏器衰竭

一、大黄附子汤（高龄多脏器衰竭）

王某，女，82岁。

主诉：间断胸闷、憋气，伴双下肢水肿10天。

现病史：患者2011年突发急性心肌梗死，置入支架2枚。2014年2月23日凌晨2点突发胸闷、憋气，夜间不能平卧，伴双下肢水肿，无明显咳嗽、咳痰。无发热、头晕、胸痛、心悸。当时测血压219/95mmHg，心率113次/min，BNP 907pg/ml。急诊考虑为慢性心力衰竭急性加重，予利尿、平喘、降压、扩血管、抗感染等治疗，疗效不明显，在急诊夜间端坐5夜后，于2014年2月28日收入院。患者入院后，予托拉塞米40mg（每日1次）、螺内酯20mg（每日1次）利尿，抗感染，拜新同（硝苯地平控释片）30mg降血压，普伐他汀40mg降血脂，生脉注射液益气生脉，异舒吉（硝酸异山梨酯注射液）30mg泵入等，但疗效不显，仍然胸闷喘憋明显。

既往史：支气管哮喘40余年；高血压30余年；冠心病9年，高脂血症9年；慢性肾功能不全7年，肾性贫血7年，高尿酸血症2年半。

2014年3月5日首诊：患者喘憋，夜间不能平卧（典型的夜间阵发性呼吸困难），双下肢水肿，饮食可，睡眠可，小便量少，大便每日1次。舌淡暗、有齿痕（有水分），脉沉细短、左寸右尺不足。

辅助检查：BNP 701pg/ml，Cr 274μmol/L；血常规示 WBC 6.1×10^9/L，N% 82%。动脉血气分析示 pH 7.51，PCO_2 69mmHg，PO_2 64mmHg，提示Ⅱ型呼吸衰竭。

西医诊断：慢性心力衰竭急性加重，Ⅱ型呼吸衰竭，慢性肾功能不全，肾性贫血,肺部感染,高血压,冠心病,高脂血症。

中医辨证:寒热错杂,气陷血瘀。

治法:寒热并调,升陷祛瘀。

予大黄附子汤合升陷祛瘀汤加减:

附子 15g	生大黄 15g	干姜 15g	人参 10g
炙甘草 10g	生黄芪 60g	山茱萸 30g	桔梗 10g
三棱 15g	莪术 20g	升麻 10g	柴胡 10g
马鞭草 30g			

5 剂,水煎服,每日 1 剂。

服药 2 剂后,患者病情显著好转,已经可以夜间平卧,不需要高枕卧位,也没有夜间憋醒症状。双下肢水肿完全消退。大便仍然为每日 1 次。BNP 499pg/ml,Cr 167μmol/L;血常规示 WBC 5.6×10^9/L,N% 76.2%。复查动脉血气分析示 pH 7.45,PCO_2 45mmHg,PO_2 76mmHg(图 6-0-1)。5 剂后患者病情明显好转,1 周即出院。

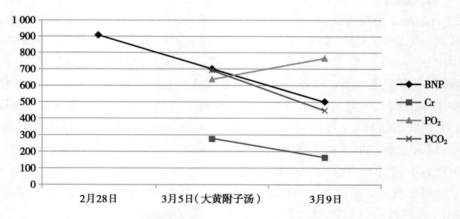

图 6-0-1 患者治疗前后 BNP(pg/ml)、肌酐(μmol/L)、
PO_2(mmHg)、PCO_2(mmHg)的变化

按:本患者为典型的慢性心力衰竭急性发作,病情较重,夜间不能平卧,甚至在急诊一连坐了 5 个晚上。入院后仍然胸闷喘憋症状明显。此患者疾病日久,基础病多,高龄,以感染为诱因,导致相继出现心衰、Ⅱ型呼吸衰竭以及原先的基础病变慢性肾衰竭。合并 3 个脏器衰竭,属多脏器功能障碍综合征

（MODS），病情复杂，治疗难度大，预后不良。一般 2 个以上脏器功能衰竭的患者死亡率为 60% 以上，4 个以上脏器功能衰竭的患者死亡率几乎为 100%。

　　从中医角度来看，本患者大部分症状集中在膈上（心、肺），但也兼有脾肾疾患。辨证属虚实夹杂，寒热交错，升降失调。因此在治疗上，也要多管齐下，针对病因，采取寒热、升降、虚实并调的治法方妥。在虚实夹杂中，以心阳虚最为明显，心为君主之官，心阳不振，则水气不行。此非附子难以振心阳。心脾肺肾是水液代谢的关键脏器。《素问·经脉别论》云："饮入于胃，游溢精气，上输于脾。脾气散精，上归于肺，通调水道，下输膀胱。水精四布，五经并行。"本患者水液代谢失调而致湿浊为患，加上气陷血瘀，血不利则为水，因此构成了虚实夹杂、寒热交错的病机，治疗上当予寒热并调的大黄附子汤。大黄附子汤为温下之剂。《金匮要略·腹满寒疝宿食病脉证治》云："胁下偏痛，发热，其脉紧弦，此寒也，以温药下之，宜大黄附子汤。"但此案脉细短而沉是为寒也。附子温里通阳，大黄之寒以导之。大黄之苦，合附子之辛，苦与辛合，能降能通，寒热合用，温攻兼施，此圣法昭然，不可思议者也。方中使用了人参、干姜、炙甘草等，是《备急千金要方》中以大黄附子汤为基础化裁而成的温脾汤之意，在寒热并调之中，更加注重虚中夹实，故方中配以干姜、人参、甘草以固护中阳。因患者有慢性肾功能不全，根据药理，大黄附子汤中的细辛含马兜铃酸（有肾毒性），因此本方未使用细辛。此外，本患者肾功能不全且水肿明显，在上方基础上加用马鞭草以活血利水，代升陷祛瘀汤中之益母草，也是因为上述现代药理研究显示在肾衰患者中不宜使用益母草之故。

　　高龄多脏器衰竭患者，病情凶险，死亡率高。如能识证明确，也可力挽狂澜，转危为安。个中细节，应仔细品味。面对多脏器衰竭的高龄患者，从虚实、寒热、升降等多方面入手，可达到标本兼治的疗效。大黄附子汤（温脾汤）虽虚实寒热并调，但气血升降难以兼顾，故合用升陷祛瘀汤。两方合用，互补增效，气化归常，乃获转机。亦"大气一转，其气乃散"，故临床喘平、肿消。因为辨证施治明确，如此高龄，即使使用 15g 大黄，患者服药后也并未腹泻，因此可见辨证施治法及药味配伍佐制至关重要。

（柳　翼　整理）

二、大青龙汤（高龄多脏器衰竭）

崔某，女，81 岁。

主诉：反复喘憋、下肢水肿 10 年，加重伴咳嗽、咳痰半个月。

现病史：患者于 1993 年脑出血后遗留右侧肢体活动不利，长期卧床。自 2004 年以来无明显诱因出现喘憋，下肢浮肿。2014 年 3 月 31 日因感染后出现喘憋和水肿进行性加重，伴咳嗽、咳痰，痰黄。无发热、胸痛、咯血等症。4 月 5 日就诊于当地医院，查血常规示 WBC 12.75×10^9/L、N% 84.2%，肾功能示 Cr 142μmol/L、BUN 7.51mmol/L。胸片示右下肺感染。给予头孢呋辛、左氧氟沙星抗感染治疗，并予平喘、化痰、利尿、改善微循环治疗，患者于当日夜间出现无尿，先后予托拉塞米、呋塞米（速尿）等药物，排尿约 100ml。于 2014 年 4 月 7 日就诊于我院急诊科，予以异舒吉、沐舒坦、多索茶碱、喜炎平静脉滴注，急查血常规示 WBC 13.26×10^9/L、N% 83.3%，遂加用舒普深抗感染。4 月 8 日收入我科。刻下症：喘憋，偶有咳嗽，咳痰，白色泡沫痰夹黄色痰块，四肢水肿，右下肢为甚，食欲差，数日未进食，小便少，大便秘结。

患者入院后，予哌拉西林钠舒巴坦钠 4.5g（每 8 小时 1 次）抗感染，多索茶碱平喘，托拉塞米 20mg（每日 1 次）利尿，阿司匹林 100mg（每日 1 次）抗血小板聚集，单硝酸异山梨酯 60mg（每日 1 次）扩血管，厄贝沙坦 75mg（每日 1 次）降血压，以及对症支持治疗。病情未见缓解。

既往史：高血压、冠心病、慢性肾功能不全病史。

辅助检查：2014 年 4 月 6 日血常规示 WBC 12.75×10^9/L，N% 84.2%。Cr 142μmol/L。

2014 年 4 月 7 日血常规示 WBC 13.26×10^9/L，N% 83.3%。Cr 172μmol/L。

2014 年 4 月 8 日血常规示 WBC 17.73×10^9/L，N% 86.5%。Cr 203μmol/L。

2014 年 4 月 16 日首诊：患者极度肥胖，双下肢重度凹陷性水肿，球结膜水肿。喘息不能平卧，无汗烦躁。夜间也只能坐姿入睡。一旦躺下立刻咳嗽。有咳痰，有时痰中带血。尿量 600ml/d，使用托拉塞米 50mg 仍然不见尿量增加。自觉时热（需晾着）时冷（需盖被）。查 WBC 15.57×10^9/L、N% 84.6%；NT-proBNP 13 000pg/ml，Cr 363.5μmol/L，GGT 351U/L。应用抗生素、利尿剂等疗效不佳。舌质暗淡，舌下脉络迂曲，脉弦滑。

西医诊断：慢性心力衰竭急性加重，慢性肾功能不全，Ⅱ型呼吸衰竭，肺部感染，脑出血后遗症。

中医辨证：外寒内热，虚实夹杂，真阳虚衰，痰浊化热。

治法：振奋阳气，发越水湿。

予大青龙汤：

| 生麻黄 15g | 杏仁 12g | 炙甘草 12g | 生石膏 100g |
| 桂枝 15g | 大枣 15g | 生姜 12g | |

3 剂，水煎服，每日 1 剂。

2014 年 4 月 20 日二诊：患者服药后在西药未变的情况下，每日尿量达到 5 000ml。双下肢水肿显著消退，球结膜水肿消失，皮肤已可见褶皱。原先时冷时热症状消失，汗不多。咳嗽咳痰仍存在，脉弦滑，舌质暗淡苔薄。水肿大部已退，因此改用辛凉宣泄、清肺平喘之麻杏甘石汤加味：

| 生麻黄 20g | 杏仁 15g | 生石膏 120g | 炙甘草 12g |
| 金荞麦 100g | 金银花 20g | 连翘 20g | 黄芩 15g |

水加黄酒 50ml 煎服。4 剂。

服药后患者症状明显缓解。双下肢水肿显著消退。咳嗽咳痰明显好转，痰中带血消失。夜间已经可以卧位入睡。查 WBC 7.74×10^9/L、N% 69%；NT-proBNP 716pg/ml，Cr 72μmol/L，GGT 143U/L（图 6-0-2）。血象已正常，肌酐也改善至正常范围。10 天后出院，随访未复发。

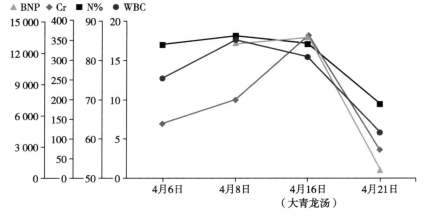

图 6-0-2　治疗前后患者 BNP（pg/ml）、WBC（×10^9/L）、N%、Cr（μmol/L）的变化

按：本患者 81 岁高龄，同时出现心力衰竭、呼吸衰竭、肾衰竭。外加脑出血后遗症和肝功能异常，肺部感染作为加重因素，导致病情危重。患者入院后水肿持续加重，整日不可平卧，肌酐逐步上升而尿量下降。造成病情持续恶化的原因，是因为多脏器衰竭。这种四脏器衰竭患者的死亡率将近 100%。此时西医治疗方面持续增加西药利尿剂用量但尿量并不相应平行增加，每天 600ml

左右，全身水肿均明显加重，此谓"利尿剂抵抗"，是心力衰竭的独立危险因素。此时应用大青龙汤后尿量迅速增加到5000ml，水肿迅速消退，夜间可以平卧。

中医认为，肺与脾、肾、三焦等脏器分司水液代谢，维持水道的通调。肺位于五脏的最高位置，中空玲珑，所以称五脏之华盖，主气司呼吸，主宣发和肃降，为水道的上源。在肺气闭阻，肃降失职，影响其他脏器而气化失司的情况下，可出现喘促胸满、小便利或不利、浮肿等症。治疗应先宣发肺气，因人体内的水液运行皆赖气之推动，肺气得宣，水道则通调，喻为"提壶揭盖"，使水液通利，水肿消除。大青龙汤见《伤寒论》第38条："太阳中风，脉浮紧，发热恶寒，身疼痛，不汗出而烦躁者，大青龙汤主之。若脉微弱，汗出恶风者，不可服之。服之则厥逆，筋惕肉瞤，此为逆也。"另《金匮要略·痰饮咳嗽病脉证并治》："病溢饮者，当发其汗，大青龙汤主之。"方中诸药配伍，一是寒热并用，表里同治，侧重于"在表者，汗而发之"，"水在阴者宜利，在阳者宜汗"；二是发中寓补，汗出有源，祛邪而不伤正。

《黄帝内经》云："其在皮者，汗而发之。"本案咳喘，四肢肿胀，无汗，烦躁，日夜不得平卧，素体极度肥胖，对西药利尿剂不敏感（大剂量使用，尿量仍为600ml/d）。脉弦滑，痰中血丝。表寒里热，水气内蕴可鉴。《黄帝内经》"开鬼门，洁净府"应为治疗大纲，而"鬼门"即"玄府"（汗腺），净府乃膀胱，故生麻黄用量宜大。本人经验，生麻黄可15g起步，依临证逐次递加。有石膏相配，不必多虑，量小则无效。本患者服用后，不仅喘息、咳嗽等上焦症状好转，且尿量增加、下肢重度水肿消退，可见"提壶揭盖"之效。

二诊时患者水肿消退大半，因此已经不是主要矛盾，此时咳嗽、喘息上升为主要矛盾，应用"汗出而喘，无大热者"的麻杏甘石汤，加用清肺热的黄芩、清热解毒的连翘等。最终患者不仅肺系感染得愈，而且随着加重因素的解除而使得多脏器衰竭亦得以纠正，好转出院。

（柳　翼　整理）

三、泻心汤（多脏器衰竭）

左某，女，61岁。

主诉：发热、喘憋3天，加重伴昏迷、呕血、便血1天。

现病史：患者1990年8月13日因发热（38.9℃）、恶寒、喘憋3天入院，伴恶心、纳呆、周身疼痛。血压110/80mmHg，R 84次/min，桶状胸，两肺呼吸音粗，散在干湿性啰音。查WBC 1.7×10⁹/L，N% 89%。入院后经一般抗感染、解痉，以及中药宣肺清化治疗，病情未见好转。

既往史：慢性支气管炎病史 20 多年，发展为肺气肿、肺心病。

1990 年 8 月 16 日突然出现反复呕血、便血约 400ml，昏迷，呼之不应，对光反射消失，瞳孔散大（直径约 0.6~0.8cm），四肢发绀冰冷，出现肢体散在自发性瘀斑，血压 0/0mmHg，R 30 次/min，球结膜水肿，无尿，查 WBC 3.33×10^9/L，N% 90%。Cr 76.7μmol/L，ECG 提示 Ⅲ 度房室传导阻滞，无脉。治疗予扩容，应用血管活性药，抗感染 [先锋 B（头孢哌酮钠）、氧哌嗪青霉素（哌拉西林）]。

西医诊断：呼吸循环衰竭，肺性脑病，应激性溃疡出血，肝肾功能损害，严重凝血功能紊乱。

中医辨证：心气不足。

治法：培补心气，泻火止血。

予泻心汤化裁（紧急状态下黄连、黄芩可暂减）。急煎中药通过保留的鼻饲管给药。

生大黄 3g、三七 3g，研细末调成稀糊状，用注射器推入；同时予支持疗法（包括生脉注射液 100ml 静脉滴注）。经中西医结合抢救，血压逐步回升，四肢转温，神清，呕血和便血止，调治月余恢复，步行出院。经追访多年，一般情况优于往年。

按：多脏器功能障碍综合征（MODS）是指机体遭受严重创伤、休克、感染及外科大手术等急性损害 24 小时后，同时或序贯出现 2 个或 2 个以上的系统或器官功能障碍或衰竭，不能维持体内环境稳定的临床综合征。有一部分患者会在 24 小时左右的时间范围内同时或相继发生 2 个以上的脏器突然衰竭。一旦发生，预后极差，死亡率极高。老人高龄，患有肺部感染并发感染性休克症状，并且多个脏器功能都已衰竭，随时危及生命。一般 2 个以上脏器功能衰竭的患者死亡率为 60% 以上，4 个以上脏器功能衰竭的患者死亡率几乎为 100%。

该患者呼吸、循环、脑、胃肠功能衰竭，肝肾功能损害，单纯西医治疗目前如上述死亡率 100%，单纯中医治疗尚未见文献报道。该患者采取中西医结合治疗，抢救时保持鼻饲管，以生大黄为主，配合三七，先控制呕血、便血，为进一步治疗打下基础。生大黄取之经方泻心汤（紧急状态下黄连、黄芩可暂减）。《金匮要略·惊悸吐衄下血胸满瘀血病脉证治》云："心气不足，吐血、衄血，泻心汤主之。"对于本条"心气不足"有不同认识，有学者认为这里指心阴不足。我认为，仍然以壮火食气，导致心气不足使然，临床屡见急性左心衰，吐血、衄血，实质是心气不足所致。

20 世纪六七十年代，上海焦东海教授以大黄治疗上消化道出血，临床已有大样本验证，临床疗效良好。以泻心汤治心气不足吐血、衄血，甚至便血，验证于临床，效果可信。

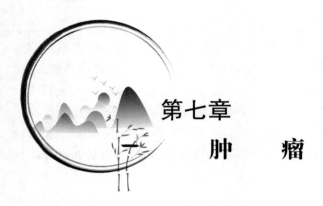

第七章

肿　瘤

第一节　肿瘤围手术期并发症

一、大柴胡汤（脊索瘤术后耐甲氧西林金黄色葡萄球菌感染高热）

张某，女，77岁。

主诉：发热35天。

现病史：患者因视力下降4年，鼻塞2年，头痛、右侧眼睑疼痛1年，于2004年4月13日住我院神经外科。体格检查：神志清楚，第Ⅰ、Ⅱ、Ⅴ、Ⅵ、Ⅶ、Ⅷ对脑神经受损，双眼视野缺损，左侧神经性耳聋，左眼外展受损，视力全盲，右侧视力下降。辅助检查：头颅CT及MRI示斜坡区脊索瘤。于4月22日在全麻下行左侧上颌骨翻转入路斜坡区脊索瘤切除术。术后第5天出现发热，体温在38℃以上。实验室检查：5月8日血常规示 WBC 4.58×10^9/L，N% 77.1%，L% 15.3%。HCT 26.8%，HGB 94g/L。痰培养：耐甲氧西林金黄色葡萄球菌（MRSA），对万古霉素敏感。5月21日咽拭子培养为 MRSA。5月30日鼻腔分泌物培养：MRSA。

西药治疗多次更换抗生素，如头孢曲松钠（罗氏芬）、氟康唑（大扶康）等，效果不佳，遂于5月26日请耳鼻喉科会诊，发现左侧鼻孔创面少许脓液，行鼻腔冲洗3~4次/d。5月25日始用稳可信（万古霉素）0.5g，每8小时1次，至6月2日停用。体温仍不退。

2004年6月2日首诊：发热月余，体温38℃以上，汗出，恶寒，头晕，上腹不适,苔黄腻,脉弦。

西医诊断:耐甲氧西林金黄色葡萄球菌感染。

中医辨证:少阳阳明合病。

治法:和解少阳,清泻里热。

予大柴胡汤加味。

柴胡 15g	黄芩 15g	枳实 12g	半夏 10g
白芍 12g	大枣 10g	生姜 10g	生大黄 6g
黄连 6g	全瓜蒌 15g		

3 剂,水煎服,每日 1 剂。

同时应用甲硝唑 500mg 静脉滴注,每日 2 次;大蒜素 90mg 加入 5% 葡萄糖注射液中,静脉滴注,每日 1 次。

2004 年 6 月 10 日二诊:药后第 3 天,即 6 月 4 日起体温降到 37℃以下,症状明显改善。此后体温一直维持在正常范围。表解里和,转予升陷汤合玉女煎,气阴兼顾,以祛余邪。

柴胡 10g	生黄芪 10g	山茱萸 10g	升麻 10g
知母 12g	桔梗 6g	石膏 30g	怀牛膝 6g
生地黄 10g	天麦冬各 10g		

5 剂,水煎服,每日 1 剂。

上述输液至 6 月 15 日停药,病愈出院。

按:20 世纪 40 年代末,当应用青霉素治疗葡萄球菌感染不久,出现了耐药性金黄色葡萄球菌和耐药性凝固酶阴性葡萄球菌。目前,90% 的金黄色葡萄球菌对青霉素耐药。1960 年诞生了第一个对青霉素酶稳定的半合成青霉素叫甲氧西林,应用于临床克服耐药菌。不幸在 1961 年就出现了耐甲氧西林金黄色葡萄球菌(MRSA),此后在世界许多国家逐步上升流行。20 世纪 80 年代初期,MRSA 再次上升流行,在美国、加拿大、澳大利亚和欧洲国家急剧增加。

MRSA 通常存在于皮肤、鼻、耳和女性外生殖器,一般不表现症状者也无须治疗。但当身体部位受伤或抵抗力降低,它会侵入皮肤、组织和骨骼等部位引起疖、脓肿、伤口感染、手术感染、软组织感染、骨髓感染等,严重的引起深部感染如菌血症、败血症和肺炎等。MRSA 的发现和传播主要在医院和疗养院,主要通过医护人员与患者、患者与患者的接触,特别是手的接触以及皮肤插管器械等的接触传播。感染 MRSA 后,一般疗程长、耗费大、难以根除,还危及生命。由于 MRSA 是多药耐药的微生物,感染的患者选用抗生素受极大限制。

从体外药敏试验中看出,MRSA 对青霉素类抗生素、头孢菌素(一、二、三代)、大环内酯类抗生素均耐药,对氨基糖苷类、喹诺酮类、泰能(注射用亚胺培南西司他丁钠)的耐药率超过 70%。对 MRSA 敏感的抗生素仅有万古霉素、利福平。MRSA 感染患者具有以下特点:①龄较大;②多有基础疾患,如糖尿病、粒细胞缺乏、肺癌等;③部分病例行机械通气治疗;④多有使用广谱抗菌药物史;⑤院内感染比例较大,病情较重。因此,凡遇此类患者(尤其院内感染患者)应考虑到 MRSA 感染的可能,特别是当用广谱抗革兰氏阴性菌抗生素治疗无效时,可用万古霉素治疗。近年来也发现对万古霉素耐药的 MRSA 菌株。

本例患者为术后发热 35 天,主症为发热、恶寒、头晕、汗出、脉弦。通过细菌学检查确诊为 MRSA 感染。用常规抗菌药物无效。予万古霉素 8 天,效果不显著。推测是对万古霉素耐药的 MRSA 菌株。改用中药大柴胡汤,并用甲硝唑及大蒜素(为预防合并厌氧菌和霉菌的感染)后,体温正常,诸症改善。大柴胡汤为治疗少阳枢机不利兼阳明里热的方剂,有解热、泄实、除烦、止呕的作用。临床上只要是少阳病兼邪热入里,或热结肠胃的病机,以本方加减治疗,均可收效。大柴胡汤主药为柴胡、大黄。柴胡辛寒气轻,入少阳经,疏解气机,升举阳气,达表散邪;大黄苦寒味重入阳明经,通腑泄热,活血解毒,逐下祛邪。二者一表一里,一上一下,合少阳阳明之病而治,恰中其的。因此,表里不和、升降失序是使用大柴胡汤的主要指征。兼有上腹不适、苔黄腻等湿热中阻之象,加小陷胸汤以清热化湿宽胸。因是老年女性、术后发热月余,气阴两虚难免,予升陷汤合玉女煎善后。

本案为现代医学抗生素时代面临的世界性难题——广谱耐药菌的感染。西医无药可用,束手待毙。传统医学理论可弥补其缺陷,采用中医辨证论治,于平淡中见神奇,使中医中药的魅力得以彰显。

(李 格 整理)

二、大柴胡汤(睾丸精原细胞瘤术后发热)

菅某,男,33 岁。

主诉:发热 2 天。

现病史：患者行睾丸精原细胞瘤术后，出现肺及锁骨上淋巴结转移，症见喑哑、胸闷、气短、痰中带血月余。7 天前开始用氮芥、卡铂等药物化疗，2 天前恶寒发热交替出现，体温 38℃，头痛，身痛，咳嗽剧烈，咳白痰。用祛风散寒解表中药和青霉素、先锋霉素治疗 2 天，体温升至 39.6℃，遂来就诊。

1990 年 9 月 27 日首诊：寒热往来，咳嗽，喑哑，咳白痰，时痰中带血，头痛身痛，胸闷，气短，口苦，咽干，目眩，耳鸣，默默不欲饮食，大便干结，舌胖暗淡，苔白腻，脉弦数。

西医诊断：睾丸精原细胞瘤。

中医辨证：少阳阳明合病。

治法：和解少阳，清泻里热。

予大柴胡汤：

柴胡 15g	枳实 12g	黄芩 15g	半夏 15g
白芍 12g	生大黄 6g^{后下}	生姜 10g	大枣 4 枚
甘草 6g			

3 剂，日 1 剂，水煎取 150ml，分 3 次服。

1990 年 9 月 30 日二诊：用药 3 剂后，寒热往来减轻，体温 38℃，大便已通，但仍干，余症也见好转。脉弦略数。继以柴胡加芒硝汤和解少阳，泻热祛实。

柴胡 12g	黄芩 12g	半夏 15g	白芍 12g
党参 10g	大枣 4 枚	生姜 10g	甘草 6g
芒硝 3g^{冲服}	北沙参 15g	苏子 10g	全瓜蒌 30g
焦三仙各 10g			

2 剂，日 1 剂，水煎取 150ml，分 3 次服。

1990 年 10 月 2 日三诊：用药 2 剂后，寒热往来消失，体温降至 36.5℃，纳食增加，口苦、咽干、耳鸣、便秘均明显好转，唯仍剧咳，继以扶正抗癌药治疗。

按：癌性发热是恶性肿瘤生长迅速，组织相对缺氧而坏死或肿瘤（化疗后）细胞大量破坏，释放肿瘤坏死因子（TNF）导致。也可能是其本身的内源性致热原、免疫反应等导致，抗生素治疗多无效。

本案久病体虚,再加化疗,正气每况愈下,极易感受外邪。初期患者恶寒发热,头身痛,似属风寒外感,然与祛风散寒解表中药不效。而后所见口苦咽干,耳鸣目眩,不欲饮食,舌胖淡暗,苔白腻,又类小柴胡汤证。着眼于大便干结,脉弦数,辨证为少阳阳明合病,投以大柴胡汤3剂应手而效。再诊时大便通畅,脉弦略数,示阳明之热已挫,少阳之热未罢,投以柴胡加芒硝汤,2剂后热罢,诸症明显好转。

大柴胡汤见于《伤寒论》第103条:"太阳病,过经十余日,反二三下之,后四五日,柴胡证仍在者,先与小柴胡汤。呕不止,心下急,郁郁微烦者,为未解也,与大柴胡汤,下之则愈。"第136条:"伤寒十余日,热结在里,复往来寒热者,与大柴胡汤。"第165条:"伤寒,发热,汗出不解,心中痞硬,呕吐而下利者,大柴胡汤主之。"以及《金匮要略·腹满寒疝宿食病脉证治》:"按之心下满痛者,此为实也,当下之,宜大柴胡汤。"大柴胡汤证是少阳病失治误治后的变证。本为太阳病表证,未得到及时恰当的治疗,邪气由太阳之表而进入半表半里之少阳,故谓之"过经",由心烦而成郁郁微烦,由胸胁苦满更变为心下急迫或疼痛,或心中痞硬,是因胆胃气滞,热邪阻结,邪入阳明之里而化燥成实之故;呕吐而下利,是气机壅滞,升降失司所致;寒热往来或汗出热不解,乃太阳病邪传少阳,正邪纷争,邪气入里化热之变。该患者初起证似外感风寒,然与祛风散寒解表中药不效,殆因药证不符,继而表邪入里,出现寒热往来、默默不欲饮食、胸闷、气短、口苦、咽干、目眩、耳鸣、咳嗽、喑哑等伤寒少阳证,同时又兼有大便干结之阳明里实证,辨证为少阳阳明合病,故选用大柴胡汤以和解少阳与通下里实并行,属表里双解之法。

患者用药3剂后,寒热往来减轻,体温38℃,大便已通,但仍干,复选用柴胡加芒硝汤。柴胡加芒硝汤出自《伤寒论》第104条:"伤寒十三日不解,胸胁满而呕,日晡所发潮热,已而微利。此本柴胡证,下之以不得利,今反利者,知医以丸药下之,此非其治也。潮热者,实也。先宜服小柴胡汤以解外,后以柴胡加芒硝汤主之。"是论少阳兼阳明里实,燥实较轻,正气偏虚的证治。柴胡加芒硝汤即小柴胡汤加芒硝。本方用小柴胡汤和解少阳,加芒硝泻热润燥,原无奥义。而不用大黄、枳实者,是因下后正虚,里有燥热而结实未甚,故不用行气荡涤之大黄、枳实,而选用咸寒润下之芒硝,为和解通下之轻剂。唯其正气不足,仍予党参、甘草以益气和中,是于大柴胡汤中,别裁一法矣[1]。本案患者久病体虚,再加化疗,正气更虚,经前面治疗后寒热往来减轻,体温下降,大便干缓解,可知阳明之热已挫,少阳之热未罢。继以柴胡加芒硝汤和解少阳,泻热祛实。

本案紧抓"往来寒热"之主症,以小柴胡汤变法辨证施治,兼阳明燥结者,予大柴胡汤以和解少阳与通下里实并行。兼阳明里实、正虚邪轻者,予柴胡加芒硝汤和解少阳与泻热润燥,益气和中并用。上述过程体现了辨证论治过程与疾病动态变化的辩证统一。

(刘 妙 贾海忠 整理)

参 考 文 献

[1] 李培生. 伤寒论 [M]. 北京: 人民卫生出版社, 1987: 393.

三、大柴胡汤(直肠癌术后发热)

某男,53 岁。

主诉: 发热 2 个月。

现病史: 患者因乙状结肠直肠癌伴肝、肺转移于 2015 年 3 月 4 日行乙状结肠部分切除术, 直肠造瘘术。手术后一直恶寒发热, 持续 2 个月(>38.5℃), 每天靠退烧针维持。

2015 年 5 月 7 日首诊: 每天晚上 20—22 时是发热高峰。腹痛, 夜间加重, 每日需服用止痛片 2 片。自汗盗汗显著, 乏力、气短, 室内步行、上厕所均感困难。术后消瘦 30kg, HGB 88g/L。咳嗽、咳痰, 口干苦显著。纳差, 大便干结不畅。苔黄腻, 边尖红。脉弦滑。

西医诊断: 乙状结肠直肠癌伴肝、肺转移, 术后高热。

中医辨证: 少阳阳明合病。

治法: 和解少阳, 清泻里热, 升陷祛瘀。

予大柴胡汤合升陷祛瘀汤加味:

柴胡 15g	枳实 15g	黄芩 20g	法半夏 30g
生大黄 10g	赤芍 15g	生姜 15g	大枣 15g
生黄芪 30g	莪术 15g	三棱 12g	知母 20g
生石膏 100g	半枝莲 30g	白花蛇舌草 30g	藤梨根 30g

7 剂, 水煎服, 每日 1 剂。

2015 年 6 月 6 日复诊: 服上方 1 周后, 热退净。汗显减。腹痛解除。食欲改善,口干苦减。退烧针、止痛片均已停用。乏力显著改善。HGB92g/L。改小柴胡汤合升陷祛瘀汤加味善后。

按:《伤寒论》97 条:"服柴胡汤已,渴者,属阳明,以法治之。"136 条:"伤寒十余日,热结在里,复往来寒热者,与大柴胡汤。"该患者往来寒热,休作有时,口苦纳呆等。除少阳证外,腹痛便秘、口渴大汗等阳明腑证及经证并见,故选大柴胡汤加石膏,伍入方中之知母,兼具白虎汤意。

另有柴胡白虎汤,为《伤寒论》小柴胡汤和白虎汤的合方,是少阳病和阳明经病兼治之法,最初见于明代皇甫中的《明医指掌》。因为本患者兼见大便干结不畅,可知是阳明经证与腑证同现,故选大柴胡汤与白虎汤合方。还有,患者肠癌,肝肺转移,气虚血瘀已显现,故加升陷祛瘀汤,以标本兼治。

四、大承气汤(胃癌术后肠梗阻)

王某,女,53 岁。

主诉:间断腹痛、反酸、烧心、便秘 1 个月。

现病史:患者于 2009 年 2 月 22 日行胃癌(Borrmann Ⅳ型)根治术,术中见肿瘤侵及横结肠,与胰腺组织粘连密切,行全胃切除,胰体尾、横结肠、脾切除,食管空肠吻合术。术后病理回报:低分化腺癌。术后患者出现肺部感染、胰瘘、胰腺炎等术后并发症,经美平(注射用美罗培南)抗感染、腹腔持续冲洗引流等治疗,病情平稳。2009 年 3 月患者出现间断腹痛、腹胀,反酸、烧心,排便困难。治疗予杜密克(乳果糖口服溶液)及甘油灌肠剂后,可暂时排下细软便,几天后又再发腹痛、腹胀,大便不通。

辅助检查:立位腹平片示右半结肠积气,2 处小液平,左半结肠大便堆积明显。CT 示升结肠少量液平,降结肠肠壁增厚。血常规示 WBC 14.1×10^9/L,HGB 101g/L,PLT 692×10^9/L。

2009 年 4 月 4 日首诊:腹痛、腹胀,左下腹持续性疼痛伴阵发性加重,咽部及胸骨后烧灼感,反酸,恶心,呕吐,不能食,大便不通。立位腹平片示积气及多发液平。舌红质裂苔薄,脉弦滑。

西医诊断:胃癌根治术后不完全性肠梗阻。

中医辨证:阳明腑实证。

治法:通腑泄热,行气导滞。

予大承气汤加味。

生大黄15g^{后下}	厚朴20g	枳实30g	芒硝8g^{分冲}
莱菔子30g	炙甘草10g	白芍30g	玄参15g
生黄芪20g	当归15g	生地黄20g	

3剂,水煎服,每日1剂。

2009年4月7日二诊:患者服上方当夜即解大便6~7次,水样便,腹痛明显减轻。现大便每日一行,仍腹胀,排气少,可进少量米汤。自汗,盗汗,口干,舌红苔少,脉弦滑。复查立位腹平片示液平面消失。改以增液承气汤滋阴增液,泻下通腑。

生地黄20g	玄参15g	麦冬15g	生大黄15g
厚朴20g	枳实30g	莱菔子30g	焦三仙各15g
鸡内金15g	三棱15g	莪术15g	槟榔15g
木香10g	当归20g	生黄芪30g	

5剂,水煎服,每日1剂。

随诊1个月左右,患者腹痛明显减轻,排便每日1~2次,可进少量半流食。患者后来又发生3次不全肠梗阻,2009年6月16日行腹腔镜探查术,见胃癌术后肿瘤腹腔广泛转移,癌性肠梗阻。予营养支持,静脉、腹腔注射化疗等,于7月2日出院。

按:本例患者已做胃癌根治术,胰体尾、横结肠、脾切除,食管空肠吻合术。术后出现腹胀、腹痛,排便困难,立位腹平片示结肠积气并液平。诊断为不完全性肠梗阻。开始考虑可能与患者术后胃肠动力不足,粪便堆积有关,使用杜密克及甘油灌肠剂等措施,只能暂时排便,不久又出现梗阻症状。首诊时视其脉证,腹满胀痛,大便不通,脉弦滑。辨证为阳明腑实证无疑。舌红质裂,阴液已伤。治当通腑泄热,急下存阴。故方中生大黄荡涤积滞,泄热通便;芒硝咸寒软坚,泻下通便;枳实、厚朴下气消胀,助大黄、芒硝推荡积滞;加莱菔子行气消胀。因本例患者术后体虚,气血亏虚,阴液耗伤,单纯苦寒峻下,恐重伤正气,使推动无力,肠中积滞更结。故又加生地黄、玄参滋补阴液,增水行舟;白芍、甘草酸甘化阴,缓急止痛;黄芪、当归益气养血。全方攻补兼施,祛邪为主,以补为攻,共奏行气导滞、推陈致新之效。患者服用上方后大便已通,腹痛减轻,复查立位腹平片示液平消失。又以增液承气汤滋阴增液,泻下通腑;配厚朴、枳实、莱菔子、槟榔、木香行气导滞;焦三仙、鸡内金消食化积；黄芪、当归益气养血；三棱、莪术活血化瘀、软坚散结。后患者又发生3次不全肠梗阻，腹腔镜探查见肿瘤腹腔广泛转移，癌性肠梗阻。虽然对于此类机械性肠梗阻保守治疗效果欠佳，但是中药治疗在诊断明确之前，确能解除肠梗阻的症状，提高患者的生活质量。

（李春岩 整理）

五、大黄牡丹汤（结肠癌术前便血）

高某，男，68 岁。

主诉：便血 1 年，加重 1 个月。

现病史：患者 2013 年无明显诱因出现便血，2014 年 1 月时便血加重，为鲜红色，附着大便表面，量不多，大便不成形。当地结肠镜检查示横结肠绒毛状腺瘤。病理诊断报告：高级别上皮内瘤变。于 2014 年 2 月 17 日收入消化内科行手术前化疗。

2014 年 2 月 19 日首诊：患者间断便血年余，时轻时重，便溏不成形、一日 2 次。腹痛不显，血色暗红，体重半年内降低 2kg。脉短沉细，苔薄质暗紫，舌下瘀阻。

西医诊断：结肠癌。

中医辨证：瘀毒内结，脾虚湿阻。

治法：清热凉血，祛瘀散结，利湿排脓。

予大黄牡丹汤合薏苡附子败酱散加减。

生大黄 4g	牡丹皮 15g	败酱草 30g	炒薏苡仁 60g
党参 15g	茯苓 15g	陈皮 12g	炙甘草 10g
白花蛇舌草 30g	半枝莲 30g	红藤 30g	三七粉 3g^{冲服}

7 剂，水煎服，每日 1 剂。

2014 年 2 月 27 日二诊：患者服药后，第 2 天大便血量减少，7 天之后便血全无。腹胀，大便仍然不成形，脉细弦，苔白腻，质淡暗。遂以原方更进：上方加马齿苋 30g、赤芍 30g，7 剂。

患者服药后便血未反复，遂于 3 月 7 日行"腹腔镜右半结肠癌根治性切除"。手术顺利，术后情况良好。

按：大黄牡丹汤和薏苡附子败酱散都是治疗肠痈的著名代表方剂，均出自《金匮要略·疮痈肠痈浸淫病脉证并治》。所谓肠痈,《金匮要略》明示:"肠痈者,少腹肿痞,按之即痛如淋,小便自调,时时发热,自汗出,复恶寒。其脉迟紧者,脓未成,可下之,当有血。脉洪数者,脓已成,不可下也。"虽然在当今临床上,肠痈几乎等于阑尾炎,而这两个方剂,尤其是大黄牡丹汤也确实广泛应用于急性阑尾炎的治疗,但古人辨证和诊断,显然并不以结肠、阑尾解剖结构以及肠镜结果为依据,故临床上只要符合上述肠痈症状的结肠疾病,都可归属于肠痈范畴,也同样适用于此方。本案方中大黄泻肠中瘀结之毒,牡丹皮凉血祛瘀,薏苡仁利湿排脓,败酱草破瘀排脓,共奏清热凉血、祛瘀散结、破血消肿之功。薏苡附子败酱散原方用附子(二分)辛热散结,振奋阳气,以行滞而托脓。胡希恕老师认为:"因为这个证虚啊,不足以排脓,所以他用一种强壮亢奋药辅佐其他的药物,使它达到排脓的目的。"而本案不用附子的原因,是因为虽结合"肠痈"辨治,然针对"结肠癌便血"的主症,化解瘀毒,健脾止血,仍为第一要务;附子辛热温燥,略显欠妥。而凉血解毒,化瘀止血,迅速控制便血,减少耗损,健脾扶正,为手术创造条件,至关重要。此外,方中加用半枝莲、白花蛇舌草、马齿苋等,均为清热解毒、消肿散结之药,且现代药理证明其有抗肿瘤的作用;三七则祛瘀止血。党参、茯苓、炙甘草等,以固护正气,活血祛瘀散结而不伤正。本患者病情较久,虚实夹杂,因此选方用药,既有清热散结,祛瘀消肿,亦有调护正气,做到攻补兼施、虚实兼治之意。中医药不仅仅在外科手术后治疗并发症方面有独到之处,而且在术前准备阶段亦有用武之地。本患者横结肠癌,手术之前化疗,而此时仍然反复便血,因此应用中药在术前控制便血及其他症状,以更好的状态施行手术,也是中医药在围手术期患者治疗中发挥优势的时机,真正做到中西医有机结合,共同为祛除疾患而携手。

(柳　翼　整理)

六、小柴胡汤(宫颈癌术后高热)

耿某,女,45岁。

主诉:发热20天。

2017年1月5日首诊:患者50天前因宫颈癌行切除根治术,术后放疗近1个月。近20天出现高热,体温在38~41℃之间波动,其间规范应用抗生素至万古霉素及亚胺培南仍无效。每次发热均为先冷后热、夜间发作,时有小腹隐痛、肠鸣、咳嗽痰白,偶有恶心、呕吐,无腹胀。大便一日行7~8次,为淡红黏液稀便,时为黑便。自觉乏力倦怠,口中黏腻无味、有凉气。腹部 B 超示左侧结肠水肿,左侧肾盂轻度扩张,左侧盆壁髂肌内有小脓肿、输卵管下端梗阻。舌质红,苔干黄腻,脉弦滑数。

西医诊断:宫颈癌术后发热。

中医辨证:瘀留胞宫,郁而化热,邪热内陷,下迫大肠。

治法:活血化瘀,疏利枢机,清热止利。

予小柴胡汤合葛根芩连汤、桂枝茯苓丸加味:

柴胡 20g	黄芩 18g	党参 12g	法半夏 15g
炙甘草 10g	大枣 15g	生姜 15g	桂枝 15g
茯苓 30g	桃仁 10g	赤芍 15g	牡丹皮 15g
黄连 10g	葛根 30g	木香 10g	

4 剂,水煎服,每日 1 剂。

2017 年 1 月 9 日复诊:1 剂药后即体温正常,4 剂药后已无腹痛、肠鸣、咳嗽痰白。大便次数减为一日 4 次,为黏液稀便。自觉口中黏腻无味、乏力倦怠明显改善。喜唾涎沫,口中凉气无改善,睡眠可。舌质红,苔黄腻,脉沉细短。改为桂枝茯苓丸加减巩固。

按:宫颈癌根治切除术后、放疗后高热可归属于"热入血室"范畴。张介宾《类经附翼·三焦包络命门辨(附子宫血室)》云:"子宫者……医家以冲任之脉盛于此,则月事以时下,故名之曰血室。"

本例患者,自诉宫颈癌根治切除术后放疗伴间断高热,每次发热均为先冷后热,夜间发作、发作有时,时有小腹隐痛、肠鸣、咳嗽痰白、恶心、呕吐,大便一日七八次、为淡红黏液稀便,自觉乏力倦怠、口中黏腻无味有凉气,舌质红、苔干黄腻,脉弦滑数。辨证为"血室"空虚,表邪乘虚而入,故为瘀留胞宫、热入血室、挟湿下迫大肠,首诊处以小柴胡汤合葛根芩连汤、桂枝茯苓丸加味,以活血化瘀、疏利枢机、清热止利。服用 1 剂药后即体温正常,4 剂药后已无腹痛、肠鸣、咳嗽痰白,大便次数减为 4 次/d,为黏液稀便,口中黏腻无味、乏力倦怠明显改善,喜唾涎沫、口中凉气无改善,舌质红、苔黄腻,脉沉细短,改为桂枝茯苓丸加减巩固。成无己《注解伤寒论》言:"中风七八日,邪气传里之时,本无寒热,而续得寒热、经水适断者,此为表邪。乘血室虚,入于血室,与血相搏而血结不行。"此处"经水适断"与今之"子宫全切"应相应理解。

葛根芩连汤主治协热下利证。方中葛根甘辛而凉,既能解表退热,又能升发脾胃清阳之气而治下利；黄连、黄芩苦寒而清热燥湿，厚肠止利；炙甘草甘缓和中，调和诸药。本病例中，四药合用，外疏内清，表里同治，使表解里和而下利得以明显改善。

桂枝茯苓丸出于《金匮要略·妇人妊娠病脉证并治》："妇人宿有癥病，经断未及三月，而得漏下不止，胎动在脐上者，为癥痼害。妊娠六月动者，前三月经水利时，胎也。下血者，后断三月衃也。所以血不止者，其癥不去故也，当下其癥，桂枝茯苓丸主之。"桂枝茯苓丸主治瘀阻胞宫证。方中桂枝辛甘而温，温通血脉，以行瘀滞。桃仁味苦甘平，活血祛瘀，化瘀消癥。牡丹皮、赤芍味苦而微寒，既可活血以散瘀，又能凉血以清退瘀久所化之热，并且赤芍能缓急止腹痛。茯苓甘淡而平，渗湿祛痰，健脾益胃，扶助正气。本病例中，患者行宫颈癌切除后放疗，胞宫瘀瘕未必全除，当遵《黄帝内经》"有故无殒"之旨，故当活血化瘀、消除癥积，以达"阴平阳秘""气血冲和""以平为期"。

"癌坚之处，必有伏阳。吐下之余，定无完气"乃清代医家尤在泾针对"膈间支饮，其人喘满，心下痞坚……得之数十日，医吐下之，不愈"予木防己汤的病证而立论，对本病的治疗仍有启发。该患者宫颈癌根治切除，必有瘀滞郁热；多次放射治疗后，耗阴伤阳。气血既损，正不胜邪，热入血室、下迫大肠乃病理之必然。立方和解枢机，匡扶正气，泄化瘀热，可与尤氏之说相印证。

（陈 辉 整理）

七、桃核承气汤（直肠癌术后肠梗阻）

祁某，男，53 岁。

主诉：发热腹胀腹痛半月余。

现病史：患者于 2011 年 10 月以"直肠癌"入院，10 月 10 日行直肠癌根治术，术后出现腹胀、腹痛、发热、便血，肠镜示吻合口微瘘。10 月 22 日行腹腔镜探查、腹腔冲洗引流、回肠临时造口术，胃管减压后每日抽出约 3 500ml 胃液。已应用头孢哌酮钠舒巴坦钠等广谱抗生素，但患者仍发热（最高体温 38.9℃）、腹胀腹痛，腹大如鼓，胃脘胀。心率 110~130 次 /min。查血常规示 WBC 9.53×10^9/L，RBC 3.91×10^{12}/L，PLT 496×10^9/L。腹部 CT 示小肠梗阻，肠腔胀气，双侧胸腔少量积液。

2011 年 10 月 26 日首诊：发热（体温 39℃），下午及晚上明显，伴腹胀大如鼓、腹痛、汗出、烦躁不眠，舌暗，苔黄褐质裂，脉细数。

西医诊断：直肠癌术后肠梗阻，胸腔积液。

中医辨证: 下焦蓄血,血热互结。

治法: 泻热逐瘀。

予桃核承气汤加减。

桃仁 10g	生大黄 15g	芒硝 6g^{冲服}	枳实 15g
厚朴 15g	生黄芪 30g	三棱 10g	莪术 15g
木香 10g			

2 剂,水煎服,每日 1 剂。

2011 年 10 月 28 日二诊: 服药 2 小时后,患者自觉腹胀减轻,腹部变软,体温顿挫,当晚仅低热,体温 37.5℃,心率 90 次/min。服完 3 剂后,未再发热,腹胀、腹痛基本消失,造瘘口流出较多粪便。仍汗多,舌暗,苔黄腻,脉滑数。上方去大黄、芒硝、桃仁,加藿香 15g、佩兰 15g、陈皮 15g、半夏 15g、炒白术 15g,水煎服,4 剂。后患者体温正常,切口愈合出院。

按: 患者为直肠癌根治术后出现吻合口微瘘、腹腔血肿,"离经之血即为瘀血",瘀热搏结于下焦,腑气不通,故出现腹胀、腹痛;瘀热内结,故发热夜甚。

《伤寒论》106 条:"太阳病不解,热结膀胱,其人如狂,血自下,下者愈。其外不解者,尚未可攻,当先解其外;外解已,但少腹急结者,乃可攻之,宜桃核承气汤。"热与血结,蓄血重证,桃仁活血化瘀已难胜任,故加三棱、莪术祛瘀,合厚朴、枳实、木香行气散结;术后高热已逾半月,正气渐耗,加黄芪益气扶正,以保万全。

八、柴胡桂枝干姜汤(间皮瘤发热)

王某,男,86岁。

主诉: 间断发热 1 个月。

现病史: 患者因胸膜间皮瘤,左侧大量血性胸水,行胸腔穿刺引流术,待胸水引净后,于 2017 年 7 月 14 日行胸膜固定术(图 7-1-1)。术后胸水生成明显减少(图 7-1-2),但术后半个月,患者开始出现发热,体温最高 38℃,午后 14—15 时开始发热,乏力明显,纳差、焦虑,二便可,出汗不多。外院先后给予头孢噻肟钠舒巴坦钠静脉滴注,后改予莫西沙星 0.4g、每日 1 次口服,痰热清 20~30ml 入液静脉滴注、每日 1 次。又给予芬必得(布洛芬)、双氯芬酸钾、柴银口服液、清热解毒口服液等多种药物,仅能短时退热,随后热势再起,此间多次给发汗药退热。8 月 15—23 日给予泼尼松 10mg、每日 1 次和中药滋阴清热治疗,服药后效果不佳,腹泻 3 次,仍发热。

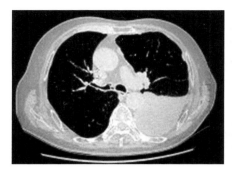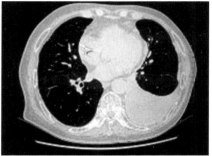

图 7-1-1　胸膜粘连术前,显示左侧大量胸水

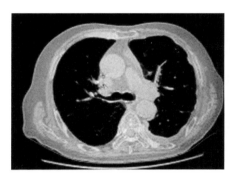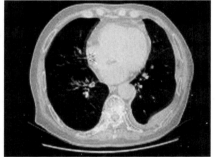

图 7-1-2　胸膜粘连术后,左侧胸壁串珠样改变

既往史:慢性支气管炎病史 10 年;冠心病病史 10 年,冠状动脉支架置入术;心律失常,3 个月前行起搏器置入术;高血压病史 4 年,脑梗死、高脂血症病史 4 年余。

查体:T 37.2℃,P 83 次 /min,R 20 次 /min,BP 140/70mmHg。神清,精神萎靡,左肺呼吸音稍低,未闻及明显干湿啰音,心率 83 次 /min,律齐,腹软,肝脾肋下未及,双下肢无水肿。

辅助检查:2017 年 8 月 1 日,血常规示 WBC 5.2×10^9/L,N% 66.0%,HGB 133g/L,PLT 214.0×10^9/L;CRP 50.0mg/L;血液生化示 ALT 67U/L↑,AST 62U/L↑,Glu 9.27mmol/L。2017 年 8 月 8 日,血常规示 WBC 7.1×10^9/L,N% 64.8%,HGB 102.6g/L,PLT 239.0×10^9/L;CRP 64.39mg/l↑;血沉 109mm/h↑;

血液生化示 ALT 74U/L↑，AST 72U/L↑；肿瘤标志物示癌抗原 15-3（CA15-3）346.4U/ml↑（较 6 月 30 日结果 134.7U/ml 明显上升），细胞角质蛋白 19 片段抗原 21-1（CYFRA21-1）24.64ng/ml；胸水彩超提示左侧少量液性暗区，深度约 2.7cm。心电图示起搏心律。

2017 年 8 月 29 日首诊：午后发热，乏力明显，食欲差，少汗，二便可。舌质暗红，苔薄，舌底瘀，右脉弦滑，左脉触诊不清（PCI 后破坏）。

西医诊断：肿瘤性发热，左侧胸膜间皮瘤，胸膜固定术后，冠状动脉粥样硬化性心脏病，PTCA+ 支架术后，高血压 3 级（极高危），心律失常，双腔永久性起搏器置入术后，高脂血症，陈旧性脑梗死。

中医辨证：少阳证兼水饮内结。

治法：和解少阳，温化寒饮。

予柴胡桂枝干姜汤。

柴胡 20g	桂枝 15g	干姜 10g	黄芩 15g
天花粉 30g	生牡蛎 30g	炙甘草 10g	

7 剂，水煎服，每日 1 剂。

2017 年 9 月 5 日二诊：8 月 30 日服药当晚，未再发热，唯感心悸、胸闷不适。查体：BP 160/80mmHg，神清，精神尚可，口唇不绀，颈软，无抵抗，双肺呼吸音粗、低，双肺可闻及少许干啰音，心率 90 次 /min，心电图无特殊变化。体温 36.7℃。9 月 2 日患者喘憋症状减轻，查体：双肺呼吸音粗，双肺可闻及少许散在哮鸣音，心电监护示 HR 81 次 /min，血压 145/65mmHg，SPO$_2$ 98%。胸腔彩超示左侧胸腔少量积液，深度约 2.0cm。

刻下症：体温正常，咳嗽、喘憋症状好转，无明显咳痰，食欲及睡眠可，唯乏力。效不更方，原方加减，干姜易炮姜，加白芍 12g、党参 12g、半夏 15g、生黄芪 12g、炒白术 10g，去天花粉、生牡蛎。7 剂。

药后 2 日，患者体温正常（36.1℃），BP 130/70mmHg，咳嗽、喘憋症状好转，无明显咳痰，食欲及睡眠可。很快出院休养。

本案患者 2018 年元旦前因间皮瘤去世，至终基本再无发热。

按：本案高龄男性，间皮瘤大量血性胸水引流术后，予安尔碘胸腔内注射粘连脏壁两层胸膜，致胸水无从排泄，邪热内陷，术后半个月开始发热，血沉、CRP 等炎性指标增高，CA15-3、CYFRA21-1 等肿瘤标志物水平明显增高。热起后，患者多次使用退热药、抗生素、激素等治疗均无效，单纯滋阴清热亦无

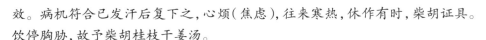

效。病机符合已发汗后复下之,心烦(焦虑),往来寒热,休作有时,柴胡证具。饮停胸胁,故予柴胡桂枝干姜汤。

柴胡桂枝干姜汤出自《伤寒论》第147条:"伤寒五六日,已发汗而复下之,胸胁满微结,小便不利,渴而不呕,但头汗出,往来寒热,心烦者,此为未解也,柴胡桂枝干姜汤主之。"本方主要治疗"阳微结"、水饮内结少阳之经,应属小柴胡汤增减法而成,因口渴不呕,加天花粉,去生姜、半夏;因胸胁满结,去大枣,加牡蛎;因发热,去人参,加桂枝,取桂枝通阳之功;柴胡、黄芩清利肝胆、和解枢机,桂枝、干姜温阳化气,又因下后里寒,以干姜、炙甘草温补脾阳;天花粉止渴润燥,牡蛎伍柴胡能祛胁下痞坚;甘草调和诸药。诸药合用,为少阳太阴相兼、寒热互见之治方。总之,本方为和解少阳兼温化水饮之剂。"胸胁满微结"若有CT、MRI等佐证,更有利于辨证识病。

二诊时,患者热退,烦躁已解,唯乏力。药后并无便溏,予柴胡桂枝汤加减。柴胡桂枝汤作为小柴胡汤和桂枝汤的合方,原为伤寒太阳少阳合病而设。既有和解少阳,解肌发表之功,可治外感伤寒太少两阳之病;又有外和营卫,内调气血之效,可治内外杂病营卫气血经脉不通之病。方中干姜改为炮姜,为去热存性,生黄芪、白术健脾益气,以善其后。

(张雪芹　整理)

第二节　肿瘤化疗并发症

一、甘草干姜汤(直肠癌化疗后所致口腔多发溃疡)

曾某,女,55岁。

主诉:腹胀、便血6个月,口唇多发溃疡流涎疼痛,呕吐、进食困难2周。

2012年2月29日首诊:患者2011年9月出现腹胀、便血,于2012年2月2日入我院消化内科,肠镜病理证实为直肠腺癌。为行保肛手术,术前行辅助化疗,采用改良FOLFOX方案。化疗第2周期,患者出现口腔、食管、口唇多发溃疡(书末彩图5)。疼痛,恶心、呕吐,进食困难,每餐只能进食20~30ml左右流食,口内干燥黏腻,频吐白色涎沫,恶寒、发热,体温37.0~37.8℃,汗出,失眠,胃脘胀满,呛咳,舌光红无苔(书末彩图5),脉沉细数无力、寸弱。

西医诊断:直肠癌化疗后所致口腔多发溃疡。

中医辨证:从"肺痿"论治,肺中虚冷,不能制约下焦。

治法:温上制下。

予甘草干姜汤：

炙甘草 15g　　　干姜 20g

浓煎 100ml，3 剂。

2012 年 3 月 5 日二诊：患者体温正常，口腔溃疡逐步愈合（书末彩图 6），吐白涎减少，恶心呕吐明显减轻，进食增加，每餐可进 100ml 流食，舌淡苔白腻（书末彩图 6），脉沉细弦、寸弱。予半夏干姜散治之。

炙甘草 15g　　　干姜 30g　　　半夏 30g

3 剂，水煎服，每日 1 剂。

2012 年 3 月 8 日三诊：患者已出院，准备休养 4~6 周后再次入院行手术治疗。诉口腔、食管溃疡基本痊愈（书末彩图 7），吐白涎也明显减少，背冷，口干，每餐可进 200ml 半流食，大便量少，舌紫暗，苔白腻渐化（书末彩图 7），脉细弱。处方如下：

炙甘草 20g　　　干姜 20g　　　半夏 30g　　　附子 15g

4 剂，水煎服，每日 1 剂。

2012 年 3 月 12 日四诊：患者口腔、唇周溃疡已痊愈，可进米粥、蛋羹等，精神、体力恢复，食多呃逆，舌紫暗，苔黄微腻，脉沉细短。予麦门冬汤气阴兼顾治之。

麦门冬 15g　　　半夏 30g　　　南沙参 15g　　　吴茱萸 5g
大枣 15g　　　　干姜 15g　　　生黄芪 15g　　　莪术 20g

水煎服，7 剂。

按：本患者因肿瘤化疗引起食管、口腔广泛黏膜溃疡，进食困难，口干燥、恶寒、频频吐白色涎沫，故从"肺痿"论治。《金匮要略·肺痿肺痈咳嗽上气病脉证治》第 5 条："肺痿吐涎沫而不咳者，其人不渴，必遗尿，小便数，所以然者，以上虚不能制下故也。此为肺中冷，必眩，多涎唾，甘草干姜汤以温之。"核心病机为肺中虚冷，不能制约下焦。阳虚不能化气摄津，故见频吐涎沫。

主症为"吐涎沫""多涎唾"、口干燥,甚则舌痹。已故印会河老师对此曾有创见论述,提出应用清燥救肺汤。我认为"肺痿"早期可以应用清燥救肺汤,到肺痿已成,肺中寒势已甚,乃以"甘草干姜汤"为妥。甘草、干姜两味药辛甘化阳,温复中阳,脾土厚则虚火自敛,以散上焦寒邪,实乃仲景培土生金之意。同时,"频吐涎沫、遗尿、小便频数"等又表明本病有阴伤之嫌,所以选用相对平和的甘草干姜汤扶阳而不伤阴。本患者除了频吐涎沫外,尚有口腔溃疡、食管溃疡、口燥、寒热、舌红苔少等热盛伤阴之象。肺痿本有"重亡津液,故得之"之说。虚热肺痿,津伤日久,阴损及阳,转化为虚寒肺痿。此时温阳补虚是关键,只有寒去阳复,津回热退,才能从根本上止住吐涎沫。二诊、三诊患者吐涎明显减少,口腔、食管溃疡逐步愈合,进食增加,舌苔反而转为白腻,这才是患者原本的舌苔,故二诊治以半夏干姜散,三诊加附子温阳祛寒(昔人有用附子蜜炙含咽治阴火上攻的口疮之说,见《金匮翼》等书,可为此证用附子之佐证)。四诊待患者阳气已回,又改予麦门冬汤以气阴兼顾。

此外,患者西医诊断为"直肠癌",中医依患者现阶段临床表现诊断为"肺痿",看似风马牛不相及,但是中医"肺合大肠"脏腑相表里的理论值得深思,并可以此案作为借鉴。还有舌质红,甚至光红无苔,看似阴虚津伤。但患者脉沉细微、寸弱,手术及化疗导致大量肠液丢失,频吐涎沫,此时应舍舌取脉,抓住核心病机。况频频吐涎,且不能饮食,阴亏津伤,有效循环血量不足,阴损及阳。舌红无苔,但以甘草干姜汤温上制下,则热退津还,胃气得发,苔复纳增,看似"神奇",实为胃气已伤,此时阳生才能阴长,亦"善治阴者,阳中求阴也"。一症一证(如舌苔)不足为凭,必综观全局,"谨守病机",整体辨证,方获效机。

(李春岩　整理)

二、生姜泻心汤(胃癌术后化疗呕吐)

李某,男,68岁。

主诉:恶心呕吐2个月余。

2014年11月3日首诊:患者胃癌术后2个月余(胃切除1/3),现化疗中。静脉滴注化疗药物后恶心、呕吐不消化食物或痰涎,胃脘满闷,不欲饮食,呃逆,肠鸣,大便不畅。乏力神疲,面色晦暗,脉细短,苔白腻,舌面有瘀斑。

西医诊断:胃癌术后化疗呕吐。

中医辨证:寒热互结、脾胃失和,内有停饮。

治法：和胃消痞，散结消水。

予生姜泻心汤加味：

生姜 20g	姜半夏 30g	党参 15g	黄连 10g
黄芩 15g	干姜 10g	炙甘草 15g	大枣 15g
炒白术 10g	刀豆子 30g		

14 剂，水煎服，每日 1 剂。

2014 年 11 月 17 日复诊：患者药后恶心呕吐渐止，胃脘满闷减轻，食欲逐渐恢复，肠鸣止，排便通畅。已顺利结束第 1 阶段化疗。休息 1 周，现开始第 2 阶段化疗第 3 天，恶心呕吐等反应较前减轻。脉细弦，苔薄白质暗有瘀斑。给予香砂六君子汤加减，以调护脾胃善后。

按：本案为胃癌术后化疗呕吐患者，本为脾胃之病，手术后损伤气血，脾胃功能更弱，应用毒性很大的化疗药物更重伤脾胃，致胃失和降，故胃脘满闷、呃逆、呕吐；脾失健运，则肠鸣、大便不畅。饮停于胃则呕吐痰涎，停于肠间则肠鸣沥沥。故用生姜泻心汤和胃消痞、散结消水，取效后再以香砂六君子汤健脾和胃，调养巩固。

生姜泻心汤出自《伤寒论·辨太阳病脉证并治法》："伤寒汗出，解之后，胃中不和，心下痞硬，干噫食臭，胁下有水气，腹中雷鸣下利者，生姜泻心汤主之。"原为伤寒表证已解之后，胃中不和而出现的证候而设。脾胃失和，寒邪凝滞，气机升降不利，则心下痞硬，消化不良；胃内腐熟的食物不能随胃气和降，则干噫食臭；脾运失常，水湿停聚于胁下、肠间，故腹中雷鸣、下利。上述症状为胃肠功能紊乱的表现，既有胃排空障碍，消化功能不良，又有肠蠕动过快的症状。因此，本方在现代多用于治疗胃肠功能紊乱见腹胀、呃逆、腹泻症状者。方中重用生姜（原方为四两）健胃散水，半夏、干姜辛温开结散寒，黄连、黄芩苦寒泄降，党参、炙甘草、大枣甘温益气补中，共奏和胃消痞、散结消水之功。生姜泻心汤有两个特点：一是辛开苦降甘调、寒热并用，八味药中，用辛散、苦降、甘调补多种途径起到散邪、扶正、调理气机、恢复脾胃功能的作用。寒热并用，既有苦寒直折的药物清利郁热，又合温散之品温化停聚的水湿。二是生姜、干姜并用，前者擅长健胃消水，后者长于温里寒。本方主证是心下痞结、水湿停聚，故重用生姜健胃散水，干姜用量则稍减。

胃癌术后化疗，呕吐、呃逆、肠鸣，胃气伤残，自不待言。刀豆子乃寻常食品，甘平下气，为胃所喜，能益胃气，又能温中止哕，加入生姜泻心汤中益增此方益胃安中、消痞化水之效，并且可缓芩、连苦寒之性，总以顾护胃气为第一要义，对此证很适宜，说明经方加减变化之妙。

《伤寒论》中方名冠以"泻心汤"者有五——大黄黄连泻心汤、附子泻心汤、半夏泻心汤、生姜泻心汤、甘草泻心汤。临床中这几个泻心汤，尤其是后三者，广泛用于各种胃肠疾病的治疗，但其治疗的重点和范围却不尽相同。如大黄黄连泻心汤用于仅有胃脘胀满，脉象滑数有热证者；附子泻心汤用于心下痞满而兼有寒证者；半夏泻心汤主要治疗胃胀且不硬，或兼见干呕者；生姜泻心汤主要治疗胃反酸，口有异味，干哕，胀硬兼肠鸣下利者；而甘草泻心汤主要治疗胃有烧灼感，胀硬而且满，干呕，心烦，兼肠鸣下利次数多者。

（贺　琳　总结）

第三节　其　　他

一、木防己汤合厚朴大黄汤（肺癌咳喘）

刘某，女，70岁。

主诉：咳嗽1年，加重伴喘息3个月。

现病史：患者2015年12月20日因肺空洞行左肺叶切除术，病理提示黏液腺瘤（恶性）伴胸膜、淋巴侵犯。2016年年初开始出现咳嗽，同年底加重伴喘息。

2017年2月27日首诊：症见咳嗽伴喘息、憋闷、痰多，就诊期间几乎每1~2分钟吐一口痰，呈白色泡沫状，咳声重浊，喉中痰鸣，咳喘夜间为重，难以平卧，喘憋，胸闷，端坐呼吸。后背疼痛，自汗、盗汗，汗出量多，反酸，纳差，腹胀。双下肢乏力，便干、7日一行，需人工辅助排便，小便量少，近3个月以来，因咳喘及排痰影响睡眠，每日仅能睡1~2小时。面色、唇色暗，舌质暗，苔腻，脉沉弦紧。

西医诊断：肺癌术后。

中医辨证：虚寒肺痿，膈间停饮。

治法：温肺化饮，通腑泻肺。

予木防己汤合甘草干姜汤、厚朴大黄汤加味。

木防己30g	石膏60g	桂枝10g	红参10g
炙甘草30g	干姜炭15g	厚朴15g	生大黄20g^{单包}

枳实 18g 全瓜蒌 30g 炙桑白皮 15g 生黄芪 20g
莪术 15g

7 剂，水煎服，每日 1 剂。

2017 年 3 月 6 日复诊：咳嗽喘憋明显好转，痰量减少一半，咳嗽间隔延长，现 10 分钟左右吐一口痰，睡眠可延长至 4 小时，精神状态转佳，汗出减少，盗汗渐止，食欲改善，大便干有所缓解，2 日一行，仍需人工辅助。舌质暗，苔腻，脉弦滑。前方加减继服。

按：该患者为肺黏液腺瘤（恶性）、肺叶切除术后，咳嗽，喘息，憋闷，痰多、泡沫状、色白，自汗盗汗，反酸，纳差，腹胀，便干。病位在肺与胃，病邪为饮停于肺，热结于阳明，然患者有肺叶切除病史，为"肺叶焦枯"之象，是"肺痿"之证。结合患者面色唇色暗、舌质暗、苔腻、脉沉弦紧，证属虚寒肺痿、阳不化气、水饮内停，故予甘草干姜汤辛甘化阳、木防己汤温肺化饮兼清热、厚朴大黄汤通腑泻肺，加瓜蒌通腑散结，桑白皮泻肺平喘，生黄芪与莪术相配一者升陷祛瘀利水、二者以复胃气。

木防己汤首见于《金匮要略·痰饮咳嗽病脉证并治》："膈间支饮，其人喘满，心下痞坚，面色黧黑，其脉沉紧，得之数十日，医吐下之不愈，木防己汤主之。"膈间有支饮，饮邪迫肺，肺气上逆，则气喘胸满；饮邪滞于胃，胃失和降，则心下痞闷；饮邪内停，营卫不行，故面色黑而晦暗。水饮留伏，结聚不散，故见脉沉紧。虚实夹杂，用木防己汤补气化饮，药用木防己、石膏、桂枝、人参（党参）四味。本方之功效正如尤在泾《金匮要略心典》所说："木防己、桂枝，一苦一辛，并能行水气而散结气。而痞坚之处，必有伏阳；吐下之余，定无完气……故又以石膏治热，人参益虚……"该方兼具温补与清利之效，正合痰饮郁结化热，而又兼阳气虚弱之证。厚朴大黄汤出自同一篇："支饮胸满者，厚朴大黄汤主之。""肺与大肠相表里"，喘满腹胀，腑气 7 日未行，故合厚朴大黄汤加味。

本案病机为阳虚不能制水，治节不用，故以甘草干姜汤温补中焦阳气，二者辛甘化阳，温阳化气，以使"脾气散精，上归于肺"，濡润焦枯之肺叶。

二、黄连阿胶汤（直肠癌便血）

赵某，女，75 岁。

主诉：便血 20 天。

现病史：患者 2014 年 10 月出现腹泻，排出黏血便，伴腹部膨隆，双下肢水肿。行电子乙状结肠镜检查示符合直肠癌晚期，另伴肝硬化、贫血、低蛋白血症。失去手术机会，于 2014 年 11 月 3 日收入院。入院后仅予以输血、对症支持治疗。病情持续恶化。

2014 年 11 月 19 日首诊：患者神志清楚，极度消瘦，乏力。腹泻，一日 10 余行，为黏血便。夜寐不安，纳呆腹胀。恶心，口苦。心烦，小便如常，无腹痛。舌光红无苔，脉沉细数，寸脉弱微涩。

西医诊断：直肠癌晚期，肝硬化，贫血，低蛋白血症。

中医辨证：少阴病。肾阴亏虚，心火亢盛，心肾不交。

治法：交通心肾，滋阴清火。

予黄连阿胶汤加味。

黄连 12g	生阿胶 10g^{洋化}	黄芩 10g	鸡子黄 1 枚
白芍 15g	仙鹤草 60g		

　　　　　　　　　　　3 剂，水煎服，热汤入鸡子黄，每日 1 剂，早晚分服。

并予中药保留灌肠：

鸦胆子 20 粒^{去壳}	三七粉 3g	半枝莲 30g
白花蛇舌草 30g	金银花 30g	藤梨根 30g

　　　　　　　　　　3 剂，保留灌肠，每日 1 次。30° 卧姿保留 20~30 分钟。

服药后，患者夜寐得安，饮食较前有所改进。大便虽然仍一日 10 余次，但已由血便转为黄色稀便。

按：本患者是直肠癌晚期，黏液脓血便，恶液质，精神萎靡，食欲不振，夜寐不安。在这一系列严重症候群中，此案抓住患者便血之主症。"睡觉是最好的补药。"中医尤其重视带瘤生存，注重患者的生活质量。本患者因为高龄体弱，不能经受手术和放化疗治疗，尤其应当调动人体正气以抵御肿瘤侵袭，获得自身修复的效果。患者脉道干涩不畅，舌质光红无苔，符合阴伤虚热之证。《伤寒论》第 303 条："少阴病，得之二三日以上，心中烦，不得卧，黄连阿胶汤主之。"方中黄连泻心火为君药，阿胶益肾水，黄芩清火，芍药益水，鸡子黄滋肾阴、养心血而安神，共奏交通心肾、滋阴清火之功。此方尤其需要注意在汤药稍凉的 60~70℃时冲入鸡蛋黄，不能太热，否则成蛋花汤；也不能太凉，否则太腥影响患者服用。另加用仙鹤草，有止血补虚之效，取扶正祛邪之意。此外，除不寐主症外，患者有出血性疾病，也有取大黄黄连泻心汤治心气不定之吐血、衄血之意。对于阿胶，仲景也多用在止血方中。

本患者所患恶性肿瘤乃湿热蕴结之毒。鸦胆子可抗癌止血，亦治肠痈、假膜性小肠结肠炎等。因为患者为直肠癌，病位在消化道末端，因此可予局部灌肠，以减少鸦胆子毒性吸收，减小肠道刺激。鸦胆子，味极苦，性凉，不能入煎剂，尤其该患者胃气已衰，更为不宜。但其去腐生肌，凉血解毒，作用显著，遂改灌肠，另辟蹊径，也多有效。近代研究显示，鸦胆子有抗癌作用，并已制成静脉注射剂。加上三七活血止血等功效，患者应用后出血得止。但需要高位灌肠（离肛门20cm），30°卧姿，尽量保留20~30分钟以发挥疗效。

（柳　翼　整理）

三、炙甘草汤（多发性骨髓瘤）

何某，男，49岁。

主诉：形体消瘦，乏力纳呆2个月。

2014年1月13日首诊：患者2个月前于外院经骨髓穿刺等检查确诊为多发性骨髓瘤。在当地进行化疗中（盐酸吡柔比星注射液），但副反应较明显，患者形体消瘦，面色晦暗，诉乏力明显，恶心纳差，不欲饮食，有内热感，气短懒言、稍事活动即感胸闷心悸，步履维艰，难以坚持继续化疗。血Cr 420μmol/L，HGB 51g/L。脉细弦滑、寸弱，苔薄腻，舌质嫩。

西医诊断：多发性骨髓瘤。

中医辨证：虚劳。气血两亏，瘀毒内结。

治法：育阴逐痹，益气升陷。

予炙甘草汤合升陷祛瘀汤、生脉散加味：

炙甘草15g	生地黄30g	阿胶10g	火麻仁10g
桂枝10g	西洋参10g	麦冬15g	五味子10g
炒白术15g	补骨脂15g	地骨皮10g	半枝莲30g
白花蛇舌草30g	生黄芪30g	知母20g	桔梗10g
柴胡10g	升麻10g	山茱萸20g	三棱10g
莪术15g	水煎服。		

2014 年 8 月 14 日复诊：患者间断服上方共 56 剂，其间在当地医院同时进行了 7 个疗程的化疗，目前化疗已结束，且化疗过程顺利，心悸、恶心等副反应较前减轻。现乏力较前明显减轻，体力增加，精神转佳，仍有活动后气短及内热感，程度较前减轻。纳眠可，大便干结，小便调。复查骨髓穿刺提示已完全缓解，血红蛋白升至 96g/L，肾功能稳定。脉沉细短，苔薄质淡嫩。上方炒白术改为生白术 15g，火麻仁加至 15g，加党参 15g 健脾益气、润肠通便，地骨皮加至 15g 以清虚热，继服。

2015 年 7 月随访，近 1 年半中，患者精神、体力佳，乏力气短等症缓解，心悸未再发作，基本恢复正常生活。

按：肿瘤患者一方面存在瘀毒内蕴的邪实之证，另一方面必然存在不同程度的正气虚弱。气阴不足、某一个或几个脏腑气血亏虚是罹患肿瘤的初始病机，但随着病情进展，瘀毒之邪进一步侵袭人体，正气进一步耗伤，必将累及胸中大气。胸中大气即"宗气"，来源于先天元气、脾胃运化的水谷精微之气和自然界清气，三者结合生成的宗气"积于胸中，出于喉咙，以贯心脉，而行呼吸"，故宗气的生成与肾、脾、肺三脏的功能正常有关，而宗气功能的正常运行是推动心肺行使司呼吸、主血脉功能正常的保障。周身血脉运行通利，方能使各器官脏腑功能得以正常发挥。肿瘤患者或有先天禀赋因素，或有后天调养失常、过劳耗伤，引起宗气生成来源不足，久之大气下陷，无力推动心肺的气血运行，血脉瘀滞，进一步加重病情。故此类患者常见乏力、神疲、心悸、气短甚至气不足以吸等大气下陷的表现，同时又有面色晦暗、口唇色暗、肌肤甲错、体内癥瘕积聚等血瘀证表现。本案患者由于应用的化学药物对心脏的毒性，更导致心阴受损，心悸症状尤为突出。故给予升陷祛瘀汤合生脉散、炙甘草汤以升陷祛瘀、调补心之阴阳、温阳复脉，重用生地黄，同时加半枝莲、白花蛇舌草清热解毒以祛除体内邪毒。

本案患者为多发性骨髓瘤，是血液系统的恶性肿瘤，预后不佳。目前虽然有化疗药物治疗，但患者原本身体虚弱，化疗时严重的副反应使患者受到进一步打击，如无良好的支持保障，难以完成化疗的疗程。在化疗结束后的恢复过程中，中药可起到明确的支持、改善作用。此案说明肿瘤分阶段中西医结合治疗是一条可行之路。中医辨证，应认清虚实夹杂，既有气阴两虚，也有瘀毒内陷，气陷、阴火内生，加之化疗伤津耗阴，阴伤瘀凝、毒热互结，故治以育阴逐痹、升陷祛瘀，方能切合效机。

（贺　琳　整理）

四、柴胡桂枝干姜汤（直肠癌肝肺转移高热）

孔某，女，60岁。

主诉：发热4个月，加重2天。

1993年12月14日首诊：患者直肠癌肝肺转移，低热4个月，乏力，2天前加重开始恶寒发热，一日发作2~3次，体温可达39℃，口苦口干，纳差，时有耳鸣，大便1周未行，舌质暗淡瘀斑，舌体胖大，苔薄白，脉细弱。

西医诊断：直肠癌肝肺转移发热。

中医辨证：少阳寒化证。

治法：和解少阳，温化寒饮。

予柴胡桂枝干姜汤加减：

柴胡20g	黄芩10g	干姜6g	桂枝10g
党参12g	半夏15g	甘草6g	大枣3枚

10剂，日1剂，水煎取150ml，分3次服。

1993年12月23日二诊：服上方2剂后热退，恶寒发热无反复，口苦口干及耳鸣消失，给予健脾和胃、解毒抗癌中药善后。

按：癌性发热颇为顽固，西药对症治疗多仅有暂效。该患者久病体虚，邪热直入少阳，故在长期低热乏力的基础上出现恶寒发热间作、口干口苦、耳鸣、大便干。虽然少阳郁热比较明显，但从中焦虚寒的纳差、舌淡胖紫暗、脉细弱等分析，辨证为少阳寒化证，故药仅2剂即应声热退。

若患者素体中寒，或过用寒凉，均可因寒滞中焦而致已入少阳之邪寒化。此种情况下的病机特点为：邪入少阳寒化。证候特点为：往来寒热，心烦，胸胁满微结，渴而不呕，或不渴，头汗出，小便不利，大便溏薄，脉弦而缓，苔薄白。治疗上寒热并用，既用柴胡、黄芩疏解少阳郁热，又用桂枝、干姜、甘草辛散温中，除太阴之寒滞。此中应突出柴胡剂量达20g，两倍于桂枝剂量以主少阳之表。

（贾海忠 整理）

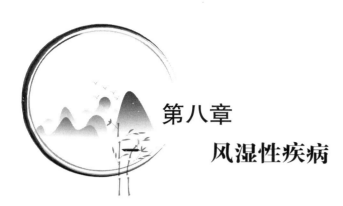

第八章
风湿性疾病

一、麻黄杏仁薏苡甘草汤（颞下颌关节紊乱综合征）

宋某,女,60岁。

主诉: 颌下肿痛月余。

2014年10月9日首诊: 颌下肿胀、疼痛、局部发热月余,说话、吃饭受影响,颇受其苦,腿沉倦,身痛,髋、膝关节疼痛,恶风,反复胸闷痛,胃脘不适。舌暗,苔薄腻,脉沉细短。既往冠心病病史。

西医诊断: 颞下颌关节紊乱综合征。

中医辨证: "风湿"。

治法: 解表祛湿。

予麻黄杏仁薏苡甘草汤。

麻黄 8g	杏仁 10g	生薏苡仁 60g	炙甘草 10g
			7剂,水煎服,每日1剂。

2014年10月16日二诊: 服上方7剂,颌下肿胀、疼痛、发热均显减,腿倦沉亦好转,双髋、双膝关节疼痛明显缓解,恶风轻,仍有胸闷痛,胃脘不适。舌暗,苔薄腻,脉沉细短。原方巩固,改拟麻黄杏仁薏苡甘草汤合升陷祛瘀汤。

麻黄 10g	杏仁 15g	生薏苡仁 60g	炙甘草 12g
生黄芪 30g	桔梗 10g	柴胡 10g	升麻 10g

三棱 15g　　莪术 20g　　山茱萸 15g　　知母 15g

生牡蛎 30g

14剂，水煎服，每日1剂。

2014年10月30日三诊：服上方14剂，颞下颌关节诸症消失，胸痛显减。

按：颞下颌关节紊乱综合征是口腔科常见病，好发于20~40岁青壮年人，常一侧发病，亦可累及双侧。临床表现为颞下颌关节疼痛、下颌运动异常、弹响或杂音三大症状，持续或用力咀嚼、受寒冷刺激时症状可加重。X线平片可发现有关节间隙改变和骨质改变，如硬化、骨破坏和增生、囊样变等。关节造影可发现关节盘移位、穿孔、关节盘诸附着的改变以及软骨面的变化。本病的发生多与情绪、外伤、劳损、寒冷刺激等有关，确切病因尚不清楚。

颞下颌关节紊乱综合征临床并不少见，西医治疗尚无特效。中医认为本病属"痹证"范畴。曾有报道以独活寄生汤、五味消毒饮等治疗，亦有针灸及其他外治，效果多不甚理想。我曾学习国医大师刘志明前辈运用麻黄杏仁薏苡甘草汤治疗"颞下颌关节炎"的经验，后移用于颞下颌关节紊乱综合征亦有效，此案即是例证。

麻黄杏仁薏苡甘草汤出自《金匮要略·痉湿暍病脉证治》："病者一身尽疼，发热，日晡所剧者，名风湿。此病伤于汗出当风，或久伤取冷所致也。可与麻黄杏仁薏苡甘草汤。"此条文指出风湿病成因有二：一则身热汗出，感触风邪，汗出不彻，风湿闭阻而为痹；二则久居寒湿之处，寒湿侵袭人体不即发病，客邪留于经络，久之经络闭阻不通，邪著致痹。风寒湿邪凝滞经络，易从阳化热，故见发热，日晡所剧。盖风与湿合，湿邪容易化热化燥，日晡所为阳明之气所主，故于此时而病剧。尤在泾言："此亦散寒除湿之法，日晡所剧，不必泥定肺与阳明，但以湿无来去，而风有休作，故曰此名风湿。然虽言风而寒亦在其中。观下文云，汗出当风，又曰久伤取冷，意可知矣。盖痉病非风不成，湿痹无寒不作，故以麻黄散寒，薏苡除湿，杏仁利气，助通泄之用，甘草补中，予胜湿之权也。"

本案患者肌腠疏松，加之汗出当风，感受风湿之邪，风湿郁于肌表，经络壅滞不畅，见颌下肿胀；不通则痛，则见颌下疼痛，说话、饮食受影响；风湿之邪凝滞经络，易从阳化热，故见肿胀部位发热；风湿之邪留滞四肢、关节，经络运行不畅，则见腿沉倦、身痛、髋膝关节疼痛，颇合"病者一身尽疼"；风湿之邪伤于肌表，腠理开阖失司，故见恶风。故予麻黄杏仁薏苡甘草汤解表通络化湿。患者药后颌下肿胀、疼痛均显减,局部发热也除,腿倦沉、双髋及双膝关节疼痛均明显缓解,恶风亦好转。

本方药仅四味,组方严谨。《素问·至真要大论》曰:"风淫于内,治以辛凉,佐以苦,以甘缓之,以辛散之。"方中麻黄解表散邪,杏仁利气破壅。二者相配,一则宣利肺气,通调水之上源,则湿邪不能停聚;二则畅达一身之气,痹痛自止。《素问·至真要大论》曰:"湿淫于内,治以苦热,佐以酸淡,以苦燥之,以淡泄之。"薏苡仁味甘淡以去湿利水,性微寒以清热,与麻黄相配,使在表之风湿得散,在内之湿得利。甘草调和诸药。本方似平淡无奇,却配伍精妙。正如程国彭在《医学心悟》中所说:"药不贵险峻,惟期中病而已。"使用该方的关键在于紧扣"风湿在表,有化热趋势"的病机。

(赵 璐 整理)

二、桂枝芍药知母汤(类风湿关节炎合并银屑病)

何某,女,51岁。

主诉:周身关节疼痛4年,加重半个月。

现病史:患者2012年无明显诱因出现周身关节疼痛,以双腕、掌指关节为甚,晨僵约30~60分钟,手腕肿胀,足部稍肿,畏风、畏寒、恶湿,肿胀发作明显时有关节红肿,曾就诊于北京大学第一医院、复旦大学附属华山医院等医院,化验类风湿因子及抗环瓜氨酸肽抗体均明显升高,诊断为"类风湿关节炎",服用雷公藤多苷、氨甲蝶呤、柳氮磺砒啶等药物治疗,后因出现白细胞计数降低停用。患者2016年5月关节疼痛症状加重。5月8日查类风湿因子245U/ml,血沉60mm/h。既往史:银屑病10余年。

2016年5月19日首诊:双腕、掌指关节疼痛肿胀,晨僵1~2小时,足部肿痛,皮损红肿,皮肤瘙痒、影响睡眠,伴有脘腹胀满,纳谷尚可,夜寐欠安,二便调。舌暗苔腻,脉沉细。

西医诊断:类风湿关节炎,银屑病。

中医诊断:历节病,白疕风。

中医辨证:风湿痰瘀痹阻、寒热错杂,日久耗损气血,为风湿痰瘀寒热虚实并见。

治法:祛风散寒,除湿通络。

予桂枝芍药知母汤合活络效灵丹加味。

桂枝 10g	赤芍 15g	知母 15g	炙甘草 10g
生麻黄 6g	干姜 10g	附子 10g	防风 10g
防己 10g	苍术 20g	丹参 30g	乳香 6g
没药 6g	当归 15g	生石膏 30g	乌梢蛇 30g
首乌 15g	白蒺藜 15g	熟地黄 15g	鲜地黄 10g
生黄芪 30g	莪术 15g	黄柏 12g	

7剂，水煎服，每日1剂。

2016年5月26日二诊：患者诉关节疼痛缓解，晨僵消失，手腕肿、足部肿缓解，脘腹胀减轻，皮损仍然，大便溏。舌苔薄腻，脉沉细尺弱。考虑患者治疗有效，继用上方加减。

2016年10月17日患者回当地后，继续服用上方。药后关节疼痛明显缓解，化验提示类风湿因子61U/ml，血沉15mm/h（图8-0-1）。手腕、足肿消退，便溏，夜间偶有盗汗。唯皮损反复，皮肤干裂痒甚，舌暗苔白微腻、边嫩红，脉沉细。

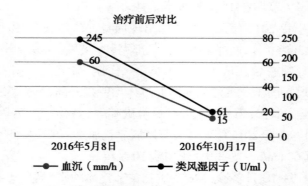

图 8-0-1 治疗前后，类风湿因子、血沉的变化

辨证为瘀热在里。处方以桂枝芍药知母汤合麻黄连轺赤小豆汤、升陷祛瘀汤加减。

桂枝 15g	赤芍 20g	知母 15g	炙甘草 10g
炒白术 20g	防风 10g	防己 10g	附子 15g
生麻黄 6g	连翘 15g	赤小豆 30g	乌梢蛇 30g
白鲜皮 60g	白蒺藜 15g	首乌 15g	鲜地黄 20g

生黄芪 30g　　　三棱 15g　　　莪术 18g　　　　益母草 30g
生石膏 40g

7 剂，水煎服，每日 1 剂。

2016 年 11 月 17 日随访，关节疼痛基本好转，皮损基本未再发作。

2018 年 5 月 1 日随访，患者关节疼痛、皮损基本未反复。

按：类风湿关节炎（RA）是一种以侵犯外周关节及关节周围软组织为主要病变特征的慢性炎症性自身免疫性疾病。RA 的基本病理表现为持续进行性滑膜炎，具体发病机制目前尚不清楚。《金匮要略》述及"诸肢节疼痛"，乃属"历节病"。如类风湿关节炎不能得到有效的治疗，会导致关节软骨破坏、功能丧失，致畸致残等不良后果。银屑病是一种常见的慢性炎症性皮肤病，也可以累及关节导致银屑病关节。当类风湿关节炎合并银屑病时，明确诊断及辨证至为关键，尤其西医治疗鲜效而不良反应明显时，突出中医思维，运用经方治疗，或可另辟蹊径。

该患者以类风湿关节炎合并银屑病就诊，外院应用多种药物，效果不佳，且副作用明显。本例患者在诊断及治疗上均存在一定的困难。因银屑病亦可累及手关节出现银屑病关节炎，故需要鉴别本病为类风湿关节炎合并银屑病，还是银屑病关节炎合并类风湿因子阳性。银屑病关节炎的关节受累主要累及外周关节，中轴关节也可以受累，多以多关节炎起病。WrightV 等[1] 指出，银屑病关节炎虽然也可以出现多关节炎，如出现对称性多关节炎时与类风湿关节炎的鉴别较为困难[2]；但银屑病关节炎多为非对称性，且手关节主要累及远端指间关节，血清类风湿因子及抗环瓜氨酸肽抗体阴性[3]。另外，中轴关节的受累也有助于区别类风湿关节炎及银屑病关节炎[4]。本患者以双腕关节及双手掌指关节关节炎为表现，且伴有类风湿因子及抗环瓜氨酸肽抗体阳性，因此本病考虑类风湿关节炎合并银屑病。

该患者既有类风湿关节炎，亦有银屑病，风湿痹阻，则见关节疼痛、肿胀；病症日久，寒热错杂，故见怕风寒恶湿，肿胀发作明显时有关节和皮损红肿，皮温升高；气滞血瘀，故见脘腹胀满、瘙痒夜甚，影响睡眠。结合舌暗苔腻，脉沉细，治疗以桂枝芍药知母汤祛风除湿、寒热同调，活络效灵丹活血理气。服药后，患者关节疼痛、肿胀有所缓解。然而其皮损反复发作，甚至有加重迹象时，关节痛、肿反而明显缓解。其后合用麻黄连轺赤小豆汤、桂枝芍药知母汤、升陷祛瘀汤，以表里双解、祛风除湿、泄热祛瘀立法，患者关节痛、皮损皆有明显好转。

对于皮损发作明显，关节痛反而缓解的问题，概因于"伏邪外出"。伏气学说起源于《黄帝内经》，并有多处体现。《素问·阴阳应象大论》提到："冬伤于寒，春必温病。"《素问·金匮真言论》又提到："夫精者，身之本也。故藏于精者，春不病温。"这两条经文提出了感邪之后，伏而后发，导致温病的机制，为后世伏气温病奠定了基础。此外，《灵枢·贼风》曰："夫子言贼风邪气之伤人也，令人病焉，今有其不离屏蔽，不出室穴之中，卒然病者，非必离贼风邪气，其故何也？岐伯曰：此皆尝有所伤于湿气，藏于血脉之中，分肉之间，久留而不去；若有所堕坠，恶血在内而不去。卒然喜怒不节，饮食不适，寒温不时，腠理闭而不通。其开而遇风寒，则血气凝结，与故邪相袭，则为寒痹。"指出湿邪伏于血脉，遇新感引触，新故相引而发为寒痹的机制，可为伏邪致痹之源。至张仲景《伤寒论·平脉法》始提出伏气之名，经后世医家不断总结完善，伏气与新感也得到了明确的区分，伏邪性质也渐从伏寒、伏温、伏疟、伏暑，扩展至六淫皆可伏藏。内生痰、瘀、虫、积皆可为伏邪，治疗范围也由外感扩展到内伤，而邪气藏匿的部位广泛，如三焦、脏腑、经络、气血营卫、阴分、阳分、三阴三阳、膜（募）原、骨节、骨髓、脂膜、俞穴，都是藏邪之处。伏邪为病，治疗中要处处以透邪为念。结合具体病邪性质，给邪气以外出之机。该患者即在邪气外达之后，关节痛、银屑病皆得以好转，随访年余未复发。

（朱婷婷 整理）

参 考 文 献

[1] Wright V, Moll JM. Psoriatic arthritis[J]. Bulletin on the rheumatic diseases, 1971, 21(5): 627-632.

[2] Moll JMH, Wright V. Psoriatic arthritis[J]. Seminars in arthritis and rheumatism, 1973, 3(1): 55-78.

[3] Ritchlin CT, Colbert RA, Gladman DD. Psoriatic arthritis[J]. New England Journal of Medicine, 2017, 376(10): 957-970.

[4] Turkiewicz AM, Moreland LW. Psoriatic arthritis: Current concepts on pathogenesis-oriented therapeutic options[J]. Arthritis Rheum, 2007, 56(4): 1051-1066.

三、桂枝芍药知母汤（风湿性多肌痛案一）

宋某，女，64岁。

主诉：肢体疼痛8年。

现病史：患者 2009 年 3 月 17 日因"肌无力、肌痛 1 个半月，加重伴发热月余"于首都医科大学附属北京安贞医院住院治疗，血沉最高至 114mm/h，CRP 46mg/L；抗核抗体示阳性（1：320），颗粒型；抗 ENA 抗体及抗中性粒细胞胞质抗体（－）；血清蛋白电泳示白蛋白 39.6%，α_1 球蛋白 5.5%，α_2 球蛋白 17.2%；类风湿因子（－），抗链"O"（－）；行肌活检送北京大学第一医院检查，示选择性 Ⅱ 型肌纤维萎缩，提示"风湿性多肌痛"。住院期间予甲强龙、雷公藤多苷片治疗后，症状有所好转出院。后口服泼尼松龙 5mg 维持，并间断服用中药治疗，仍肢体疼痛。

2017 年 3 月 30 日首诊：双手晨僵持续 20 分钟可缓解，自觉肢体筋骨、肌肉酸胀疼痛，双臂疼痛明显，入夜加重，影响睡眠，可疼醒，口干，自觉肌肤干燥，纳谷尚可，无发热，无腹胀，无怕冷，双下肢无浮肿。舌暗苔薄白中裂，脉沉细弦。

西医诊断：风湿性多肌痛。

中医辨证：寒湿痹痛，日久化热，渐入血络。

治法：散寒除湿。

予桂枝芍药知母汤合活络效灵丹加减。

桂枝 15g	赤芍 30g	知母 20g	干姜 15g
黑顺片 15g	麻黄 8g	防风 10g	细辛 9g
防己 15g	苍术 30g	炙甘草 10g	炒薏苡仁 30g
丹参 30g	乳香 6g	没药 6g	当归 15g
生石膏 60g	生黄芪 15g		

14 剂，水煎服，每日 1 剂。

2017 年 4 月 13 日二诊：服上方后，身上微汗出，双手痛减 70%，晨僵时间明显缩短、现持续 2~3 分钟，现双足底痛，眠佳，大便稀，次数多，舌淡暗、边有齿痕，苔薄白中裂，脉沉细弦。上方麻黄减至 7g，细辛减至 3g，防风加至 15g，生黄芪加至 30g，加葛根 30g、山茱萸 15g。14 剂。

2017 年 4 月 27 日三诊：服上方后，发热、汗出、晨僵消失，双手关节痛减 80%，足跟痛消失，大便黏、不成形、日 1 行，舌苔薄白、有裂纹，脉细弦。

按：风湿性多肌痛是一种炎症性风湿性疾病，临床特征为肩部、骨盆带、颈部及躯干疼痛和晨僵。症状通常呈对称性。其特征性实验室检查结果为血沉和 C 反应蛋白水平升高，其他非特异性检查如血清学检查（如抗核抗体、类风湿因子和环瓜氨酸肽抗体)通常呈阴性。肌电图检查可正常。肌肉组织病理学或者正常，或者显示Ⅱ型肌纤维萎缩。应用低剂量糖皮质激素后，症状迅速缓解。

中医学中，风湿性多肌痛应属于"痹证"范畴。《素问·痹论》："风寒湿三气杂至，合而为痹也。"痹，即痹阻不通。痹证是指人体肌表、经络因感受风、寒、湿、热等引起的以肢体关节及肌肉酸痛、麻木、重着、屈伸不利，甚或关节肿大灼热等为主症的一类病症。主要病机是气血痹阻不通，筋脉关节失于濡养。古代痹证，包括内脏痹和肢体痹。风湿性多肌痛属于"肢体痹"范畴。

桂枝芍药知母汤见于《金匮要略·中风历节病脉证并治》："诸肢节疼痛，身体魁羸，脚肿如脱，头眩短气，温温欲吐，桂枝芍药知母汤主之。"《金匮玉函经二注》注解为："此风寒湿痹其荣卫、筋骨、三焦之病。头眩短气，上焦痹也；温温欲吐，中焦痹也；脚肿如脱，下焦痹也；诸肢节疼痛，身体魁羸，筋骨痹也。"《神农本草经》谓麻黄能破癥坚积聚，配桂枝、防风发散风寒。该患者以肢体痛为主要症状，而寒邪致病多表现为疼痛，故易桂枝芍药知母汤中生姜为干姜，并加用细辛(《神农本草经》载细辛主治百节拘挛、风湿痹痛)，合用附子，起到散寒止痛之效。易原方中白术为苍术，加薏苡仁以加强祛湿之功效。知母、甘草清热滋阴。久病入络，久病多夹瘀，加用丹参、乳香、没药、当归活血通络，取活络效灵丹之意。久病多耗气，加用生黄芪益气健脾。该患者口干、肌肤干燥，乃痹证日久化热，故予生石膏清解里热，并制约全方诸药之温燥。寒热同调，复诊时诸症皆减。上方中麻黄、细辛等发汗药，使体内风湿之邪从汗而解，但发汗亦不可太过，以防耗伤阳气及汗出当风，复感外邪。现患者肢体疼痛缓解，故需减轻原方发汗之力，遂减麻黄、细辛用量。并加大防风、生黄芪剂量，固护肌表，抵御外邪。患者复诊症见双足底痛，乃因肢体痹日久，损伤肝肾，故加用山茱萸补益肝肾(《神农本草经》记载山茱萸主温中，逐寒湿痹)，合用主治"诸痹，起阴气，解诸毒"之葛根，共奏祛寒湿痹之功。

（陈　英　整理）

四、桂枝芍药知母汤（风湿性多肌痛案二）

单某，女，69岁。

主诉：腿痛，发热4个月。

现病史：患者2012年4月无明显诱因出现发热，多发生于18—21时。体温波动在 38℃上下。伴双腿肌肉疼痛,以大腿、骨盆带肌群疼痛为主,伴足冷畏寒,咳痰时作,偶有低热(体温 37.1~37.5℃),4 个月来体重下降 5kg。化验:ESR 83mm/h,CRP 15mg/L。

既往史:糖尿病,现注射普通胰岛素治疗。高血压病史 20 年。

2012 年 8 月 13 日首诊:患者双腿疼痛明显 2 个月,以大腿、骨盆带肌群疼痛为主,伴足冷畏寒,咳痰时作,偶有低热。纳呆,便畅。脉沉细弦滑,苔白腻微黄。

西医诊断:风湿性多肌痛。

中医辨证:风寒湿痹。

治法:祛风散寒除湿。

予桂枝芍药知母汤加味:

桂枝 10g	白芍 15g	知母 15g	麻黄 4g
炙甘草 15g	炮姜 10g	炒白术 15g	附子 10g
防风 10g	生石膏 60g		

7 剂,水煎服,每日 1 剂。

2012 年 8 月 23 日二诊:热退,体温最高 37.1℃,咳痰渐止,腿疼缓解,足冷畏寒,食欲仍差,便 3 日一行、不干。

上方调整,原方下列药剂量增加:附子 30g(先煎 1 小时),麻黄 6g,生石膏 100g,桂枝 15g,白芍 20g。另,雷公藤多苷 20mg,每日 2 次,口服。

2012 年 9 月 17 日三诊:腿痛减轻 40%~50%,仍感双下肢乏力酸胀,体温 37℃。脉沉细,苔薄质腻、根稍厚。予桂枝芍药知母汤合升陷祛瘀汤加减。

桂枝 10g	赤芍 15g	知母 15g	炙甘草 15g
生白术 30g	苍术 15g	麻黄 4g	干姜 10g
附子 30g	防风 10g	生黄芪 30g	三棱 10g
莪术 20g	生石膏 80g	青海风藤各 15g	僵蚕 30g
天花粉 30g			

7 剂,水煎服,每日 1 剂。

继续服用雷公藤多苷 20mg(每日 2 次)。

患者药后发热咳嗽、腿痛均罢,纳增,大便日行 1 次,偶感乏力。体重增加 5kg，面色红润。目前停用中药及雷公藤多苷片已 1 个月，随访 5 个月症状未复发。2012 年 12 月 8 日复查 ESR 32mm/h。

按：风湿性多肌痛常见于老年人，是以持续性颈、肩胛带、骨盆带肌群疼痛、僵硬感为临床特征的证候群。风湿性多肌痛的支持诊断标准：患者症状突然发作，全身症状包括体温经常＜38℃、厌食、体重下降超过 2kg。

本案病例特点与风湿性多肌痛的诊断标准吻合，实验室检查也支持此诊断。糖皮质激素是西医治疗风湿性多肌痛的有效手段。但本案患者合并糖尿病，故使用激素对控制糖尿病不利，且易罹患机会性感染。

患者腿痛凸显，以大腿、骨盆带肌群为主。《金匮要略·中风历节病脉证并治》："诸肢节疼痛，身体魁羸，脚肿如脱，头眩短气，温温欲吐，桂枝芍药知母汤主之。"《金匮玉函经二注》："桂枝治风，麻黄治寒，白术治湿，防风佐桂，附子佐麻黄、白术。其芍药、生姜、甘草亦和发其营卫，如桂枝汤例也。知母治脚肿，引诸药祛邪益气力；附子行药势，为开痹大剂。"

本案患者病久体虚，风寒湿邪侵入机体，痹阻阳气，气血流行不畅，故肢体疼痛。湿邪郁于体内，郁积化热，湿热上蒸而耗气伤阴，故纳差、身体瘦弱。患者病机可总结为风、湿、热、虚、瘀。桂枝芍药知母汤温阳行痹，祛风除湿。方中桂枝散风通络；麻黄散寒透湿；白术健脾化湿；附子温阳通络，散寒化湿；防风散风；炮姜、甘草仍取甘草干姜汤意，温中扶阳散湿；芍药敛阴活络；于原方中加石膏取桂枝白虎及白虎加人参汤意。《吴鞠通医案》治赵姓太阳痹案，提及"停饮兼痹，脉洪，向用石膏，无不见效"。患者病程日久，形体渐虚，并且瘀损，故取升陷祛瘀意，加生黄芪、三棱、莪术。另，雷公藤多苷为雷公藤提取物，有较强的抗炎和免疫抑制作用，而没有类固醇激素样作用，对风湿免疫疾病有肯定疗效。

本病属痹证范畴。痹证病因不外风、寒、湿、热、虚、瘀六字，治法归为祛风、散寒、化湿、清热、补虚、化瘀、开痹、通络。涉及治痹方剂除桂枝芍药知母汤外，张仲景还有：①桂枝加附子汤（组成：桂枝、芍药、生姜、大枣、甘草、附子），主治太阳病汗太过，遂致汗出不止，恶风，小便难，四肢拘急，难以屈伸者；②甘草附子汤（组成：甘草、附子、白术、桂枝），主治风湿相搏，骨节疼烦，掣痛不得屈伸，近之则痛剧，汗出短气，小便不利，恶风不欲去衣，或身微肿。后世《太平惠民和剂局方》有五积散，龚廷贤《万病回春》有舒筋立安散。焦树德前辈在本方的基础上，加补肾祛寒、活血化瘀药物，研制成尪痹冲剂。

（张雪芹　整理）

五、柴胡桂枝各半汤（白塞综合征）

刘某，女，41岁。

主诉： 口腔溃疡反复发作2年，生殖器溃疡6个月。

现病史： 患者2009年以来反复发生口腔溃疡，发病时双颌下可触及肿大的淋巴结，有触痛。开始溃疡短时间可自愈，近期溃疡较难愈合且伴有明显疼痛。2010年10月，患者因阴道异常分泌物入我院妇科病房，行宫颈活检及子宫分段诊刮术，术中发现宫颈、外阴、肛周均有溃疡。取溃疡组织送病理检查，并请风湿免疫科及皮肤科会诊，考虑为不全型白塞综合征。给予雷公藤多苷20mg（每日3次），沙利度胺50mg（每日2次）。患者2011年1月行扁桃体摘除术后间断低热，体温波动在37.2~37.5℃。

2011年3月3日首诊： 诉间断发热，微恶寒，外阴肿痛，溃疡难愈，咽痛，面白无华，口淡无味，左耳鸣，平素易外感，怕风，月经前期、量少、有块，舌淡苔白腻，脉细弱。

西医诊断： 白塞综合征。

中医辨证： 狐惑病。湿热内蕴，正气已伤，外邪未解。

治法： 祛邪解表，补气固表为主，后以清利湿热。

予柴胡桂枝各半汤加减：

桂枝10g	白芍10g	炙甘草10g	柴胡12g
黄芩15g	党参10g	半夏15g	干姜8g
大枣15g	生黄芪15g	三棱10g	莪术15g
知母15g			

7剂，水煎服，每日1剂。

2011年3月10日二诊： 体温正常，未再发热。面色少华，饮食无味，外阴溃疡已愈，腹股沟淋巴结仍肿痛，分泌物减少，自觉体力增加，舌淡苔白，脉细数。处方如下：

生黄芪20g	柴胡10g	升麻10g	桔梗10g
知母15g	黄柏15g	三棱15g	莪术15g

金银花 15g　　　连翘 15g　　　青陈皮各 10g　　　川芎 15g
赤芍 30g

7 剂，水煎服，每日 1 剂。

2011 年 3 月 17 日三诊：自觉腹股沟处淋巴结缩小，疼痛减轻，下肢有力，舌淡苔薄，脉细数。上方生黄芪加至 30g，水煎服，7 剂。

2011 年 3 月 28 日四诊：无发热，口腔及外阴溃疡已愈，分泌物减少，偶心慌、胸闷，胃纳改善，体重增加约 5kg，舌淡苔白，脉沉细。上方去青陈皮，加益母草 30g、生牡蛎 30g、山茱萸 15g，水煎服，14 剂。

随访 1 个月无复发。

按：白塞综合征又称眼 - 口 - 生殖器综合征，是一种原因不明的以血管炎为病理基础的慢性多系统疾病；主要病变为口腔溃疡、生殖器溃疡及葡萄膜炎，也可出现多系统病变。本病多见于 25~35 岁的青年人，女性多于男性。对于本病的治疗目前无特效药，主要是局部对症处理，严重时应用激素及免疫抑制剂等。白塞综合征与《伤寒论》记载的狐惑病很相似，由湿热虫毒引起。本例患者反复口腔溃疡、生殖器溃疡，同时伴低热、恶风、耳鸣等，此时尚有外邪未解，当先去外邪，故用柴胡桂枝各半汤以祛除在表之邪。柴胡桂枝各半汤本治太阳少阳合病，邪在半表半里之间。本患者间断发热 2 个月，微恶寒，说明表邪仍未解。但同时湿热之邪内蕴日久，正气已伤，故见溃疡难愈、面白无华、口淡无味等，故加生黄芪、党参、大枣，以固扶正气，托毒生肌。二诊患者发热已退，溃疡已愈，仅腹股沟淋巴结肿痛，病情处于缓解期，且伴面白少华、饮食无味、舌淡脉细等气虚之象，此时治疗当以益气培本为主，兼以清热解毒，活血祛瘀。故方中以生黄芪益气扶正，托毒外出；金银花、连翘、升麻、桔梗、柴胡清热解毒利咽；知母、黄柏清热利湿；三棱、莪术、川芎、赤芍活血祛瘀；青陈皮行气散结。诸药合用，使正气充沛，气血调畅，湿热之邪得以消散。

（李春岩　整理）

六、大黄䗪虫丸（幼年特发性关节炎）

某女，3 岁半。

主诉：左膝关节肿胀半年。

现病史：患者左膝关节肿胀半年，局部肿胀，皮肤有热感，红不明显，曾经检查抗链球菌溶血素 O 试验（ASOtest）正常、类风湿因子（RF）正常。曾于莫斯科当地抽取膝关节液 120ml，并予口服及关节腔注射泼尼松，效果不显。

X线检查提示膝关节关节腔增大。大便两三日一行、呈球状。舌质偏红,舌苔薄腻微黄、中剥脱,脉细弦数。辗转来中国治疗。曾在某院风湿病科予独活寄生汤、四妙散、四神煎等方药治疗,效果不显。

西医诊断:幼年特发性关节炎。

中医辨证:热毒内蕴,瘀浊凝滞。

治法:清热解毒,祛瘀化浊。

方药:1. 大黄䗪虫丸(同仁堂)1/4 丸,一日 2 次。

2. 四妙勇安汤合犀角地黄丸加减

金银花 30g	当归 15g	玄参 15g	甘草 15g
丹参 30g	牡丹皮 15g	赤芍 15g	生地黄 30g
土茯苓 15g	萆薢 15g	皂角刺 10g	牡蛎 30g
鸡内金 15g	川牛膝 15g		

30 剂,水煎服,每日 1 剂。

汤剂间断服用,大黄䗪虫丸坚持服用。以上述方剂为末,装胶囊,每粒3g,一天 2 次。后关节肿胀和局部发热均逐步消退好转,渐恢复至正常(书末彩图 8,图 8-0-2,图 8-0-3)。

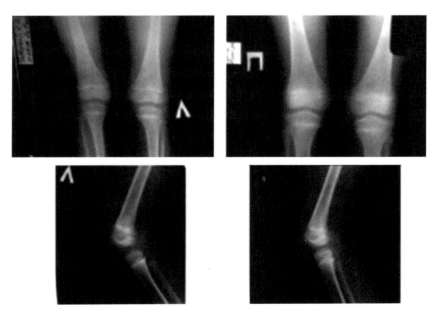

图 8-0-2 治疗前后影像学对比

Динамика измерений коленных суставов Говарчии Лизы (6 лет)

Левое (боль) 患侧				健侧		
Дата	Сверху	Середина	Снизу	Сверху	Середина	Снизу
2010 03 24	23,5	24	20,5	22	21,5	19,5
2010 04 28	22,5	23	20	21,5	21,5	19,5
2010 06 01	21,5	22	19,5	21	21	19
2010 07 12	21	22	19,5	21	21	19
2010 08 15	21,5	22,5	19,5	21,5	21,5	19,5
2010 11 11	22	23	20,5	22	20,5	20
2011 03 29	22,5	23,5	21	22	23	20,5
2011 08 18	22	23,5	21	22	23	20,5
2012 01 02	22,5	24	21	23	23,5	20,5
2012 02 27	23	24	21,5	23	23,5	21
2012 06 01	23	24	21,5	23	23,5	21
2012 09 06	23	24,5	22	23	24	21,5
2012 11 15	23	24,5	22	23	24	21,5

В течение последних 18 месяцев разница между коленями стабильная ~ 0,5 см в окружности (~2%) т.е. практически не заметна. Никаких обострений не было. Колени не болят. Рентген показал практически гладкие поверхности хрящевых суставов (заключение прилагаем). Есть небольшие изменения по краям, практически незаметные.

图 8-0-3 双膝关节周径变化比较

按: 幼年特发性关节炎(JIA)是指16岁以下儿童不明原因关节肿胀,持续6周或6周以上的单关节炎或多关节炎,并除外其他已知原因,是小儿常见的风湿病之一。本病以慢性关节肿胀、疼痛,常伴发热,也可伴皮疹、内脏损害为特征,临床表现有较大差异,可分为不同类型。中医主要隶属于“痹证”“风寒湿痹”范畴。大黄䗪虫丸见于《金匮要略·血痹虚劳病脉证并治》:“五劳虚极羸瘦,腹满不能饮食,食伤、忧伤、饮伤、房室伤、饥伤、劳伤、经络营卫气伤,内有干血,肌肤甲错,两目黯黑,缓中补虚,大黄䗪虫丸主之。”是为虚劳病而有瘀血的证治。本案小儿形气未充,脏腑娇嫩,先天不足,素体虚弱,病程长达半年之久,经络气血运行受阻,从而产生瘀血停于体内,此即所谓“干血”。瘀血内停,不通则痛,且妨碍新血生成,复导致疾病迁延不愈。故以大黄䗪虫丸祛瘀生新,缓中补虚。同时结合患儿舌苔薄腻微黄、中剥脱,舌质偏红,脉细弦数的特点,辨证属热毒血瘀,佐以四妙勇安汤、犀角地黄汤,以增强清热解毒、凉血活血止痛之功。诸药并用,共奏活血化瘀、补虚止痛之功。

(刘 妙 参与整理)

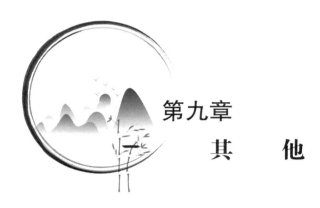

第九章 其 他

第一节 妇 科 疾 病

一、下瘀血汤（盆腔血肿）

孟某,女,44岁。

主诉: 下腹疼痛7天。

现病史: 患者因盆腔子宫内膜异位症行手术切除,术后仍下腹部疼痛。B超提示盆腔囊性包块,大小6cm×5cm×5cm,考虑血肿。于2011年9月2日经阴道端行血肿穿刺术吸出血块约20ml,术后痛不减。

2011年9月8日首诊: 患者左下腹疼痛,呈持续性,夜间痛甚,每晚需服去痛片数片方能入睡。伴恶寒,小腹下坠感。纳谷尚可,夜寐欠安,大便干结。舌暗,苔白腻,脉沉细短。

西医诊断: 盆腔血肿。

中医辨证: 瘀血内结。

治法: 逐瘀定痛。

予下瘀血汤合少腹逐瘀汤加减:

桃仁10g	生大黄6g	地鳖虫12g	小茴香10g
当归15g	干姜12g	延胡索30g	赤芍30g
没药6	川芎15g	肉桂6g	五灵脂10g
生蒲黄15g			

7剂,水煎服,每日1剂。

2011 年 9 月 15 日二诊：患者诉服上方后腹痛减半，已无须服用止痛药即可安寐。其他诸症皆减。舌质暗，苔薄白腻，脉沉细不畅。效不更方，上方加茯苓 15g、牡丹皮 15g、鸡内金 15g、生牡蛎 30g，续服 7 剂。

药后痛止，诸症悉除。随访 2 年半，未再反复。

按：患者原发病为子宫内膜异位症。子宫内膜植于盆腔内，每于经期出血导致腹痛。中医认为"血行失度"，离经叛道，后虽经手术切除，但术后出现盆腔内血肿，亦属"离经之血"，瘀血内结，不通则痛，因而疼痛持续不止，伴下坠感，恶寒脉沉。针对盆腔少腹瘀血内结，予下瘀血汤合少腹逐瘀汤，逐瘀定痛。

下瘀血汤出自《金匮要略·妇人产后病脉证治》，原为产妇瘀阻腹痛，恶露不下而设。本案患者虽非产妇，然术后少腹血肿留存，与原文中"腹中有干血着脐下"所述病因相类。《腹证奇览》述及下瘀血汤云："脐下有瘀血，小腹急痛下不可忍，甚则不可近手者，本方所主也。此症诊脐下时，触指觉坚硬物，病人急痛者，此方之正证也。"可见先人临床，查体之征记录颇详，腹部压痛及触及肿块，与今之 B 超所见应为一致。

少腹逐瘀汤出自王清任《医林改错》，主治少腹瘀血积块所致疼痛、月经不调、不孕等。本患者因并非产后体弱不耐攻伐，且疼痛剧烈，每日需服去痛片方能入睡，伴见恶寒、小腹坚痛等症，故在下瘀血汤基础上合少腹逐瘀汤，以小茴香、干姜、肉桂味辛性温之品温通经脉，当归、赤芍、川芎、蒲黄、五灵脂活血祛瘀，延胡索加强理气止痛。气行则血行，气血调畅、瘀血祛除，则疼痛自止。

本案例中，充分体现出中医"异病同治"的思想。子宫内膜异位症、术后盆腔血肿，与产后血瘀证、月经不调不孕之血瘀证病机相同，病症表现相似，故用经方与少腹逐瘀汤的经典方剂原方直接组合而奏效。

（贺　琳　整理）

二、桃核承气汤（卵巢脓肿）

陆某，女，43 岁。

主诉：发热、腹痛 10 天。

现病史：患者于 2012 年 7 月 31 日突然出现下腹痛，呈持续性，伴发热，体温 37.4℃。经检查，西医明确诊断为右侧卵巢脓肿（8cm×6cm）并子宫肌瘤。WBC $14.2×10^9$/L，N% 92.4%，HGB 86g/L。经妇科住院穿刺抽吸脓肿治疗，患者热退，仍腹胀腹痛，不能仰俯，且自汗、盗汗明显。

既往史：宫颈口子宫肌瘤病史。月经规律，经量特多，带经 10 天。轻度失血性贫血。

2012 年 8 月 9 日首诊：低热，腹胀腹痛，自汗盗汗，体虚乏力。二便正常。舌质暗苔黄，脉沉细滑。

西医诊断：卵巢脓肿，子宫肌瘤。

中医辨证：太阳蓄血证。瘀热互结。

治法：泻热逐瘀。

予桃核承气汤加减：

桃仁 10g	生大黄 6g	桂枝 10g	芒硝 6g^{分冲}
炙甘草 10g	生黄芪 10g	三棱 10g	莪术 15g
牡丹皮 15g			

4 剂，水煎服，日 1 剂，早晚分服。

患者服药后，腹痛腹胀基本消失，低热退尽，盗汗减少，乏力改善。

随访半年，病情无反复。

按：本案患者卵巢脓肿抽吸术后，子宫肌瘤，发热，自汗盗汗。下焦蓄血证明确存在，故予桃核承气汤。《伤寒论》第 106 条："太阳病不解，热结膀胱，其人如狂，血自下，下者愈。其外不解者，尚未可攻，当先解其外；外解已，但少腹急结者，乃可攻之，宜桃核承气汤。"原方中加入三棱、莪术，加强破血逐瘀的力量。

桃核承气汤为治疗下焦蓄血证的主方，临床当以少腹急结、小便自利、脉象沉实或涩为使用依据。现代应用本方可治疗急性盆腔炎、附件炎、胎盘残留、肠梗阻，亦可用于急性坏死性肠炎、精神分裂症、脑外伤后头痛、胸腰椎压缩性骨折、血小板减少性紫癜、脑血管病、宫外孕、子宫肌瘤等，均有散在报道，而卵巢脓肿尚未见报道。

本方原治太阳蓄血证，病机核心为邪热与瘀血互结。抵当汤、抵当丸、下瘀血汤同具破血下瘀之功，均治疗瘀热互结于下焦的蓄血证。抵当汤证瘀结日久，深重症急，少腹硬满，此时全无通下之机，治疗虽有表证亦应先攻其里，为逐瘀峻剂，服后当下血。抵当丸证瘀结深但病势缓，少腹满而不硬，治疗不可不攻，又不可峻攻，故改抵当汤为丸，水蛭、虻虫减汤方三分之一，共制九服四分之一，剂量居汤方十分之六，其作用介于桃核承气汤与抵当汤之间，服后晬时当下血。下瘀血汤证为干血着于脐下，血之干燥而凝滞，少腹瘀疼而有硬块，故加蜂蜜为丸再煎，破血下瘀之中兼有润燥缓急之功。

（张雪芹 整理）

三、大黄甘遂汤（多囊卵巢综合征）

张某，女，34岁。

主诉：月经愆期1周。

2014年5月15日首诊：症见月经愆期1周，伴白带多，手汗出，心烦。脉沉细，苔薄质暗。

既往史：平素月经3~6个月一行。孕1产1，一子6岁。

辅助检查：2013年12月25日B超示子宫内膜回声欠均匀并有小囊性结构，右侧卵巢多囊性改变（3.6cm×2.2cm），其内可见15个卵泡样回声，左侧卵巢可见1个无回声（3.6cm×2.6cm）。诊为多囊卵巢综合征。

先拟活血化瘀，温阳理气。方取少腹逐瘀汤加味7剂，不应。

2014年5月22日复诊：月经愆期2周，伴腰痛，小腹膨胀且较前隆起，如壶腹状。脉沉细弦，苔薄微黄腻。

西医诊断：多囊卵巢综合征。

中医辨证：闭经。血水结于血室。

治法：下血逐水。

予大黄甘遂汤：

生大黄15g　　　甘遂0.3g　　　阿胶15g^{烊化}

1剂，水煎分3次服。

患者服上药1剂，月经来潮，小腹胀满消失，腰痛显减。脉沉细，苔薄黄。予四物汤、二至丸、四妙丸加减以养血活血，益肾利湿，以善其后。

　　按：大黄甘遂汤出自《金匮要略·妇人杂病脉证并治》第13条："妇人少腹满如敦状，小便微难而不渴，生后者，此为水与血并结在血室也，大黄甘遂汤主之。……大黄四两，甘遂二两，阿胶二两。上三味，以水三升，煮取一升，顿服之，其血当下。"尤在泾《金匮要略心典》指出："按《周礼》注：盘以盛血，敦以盛食，盖古器也。少腹满如敦状者，言少腹有形高起如敦之状，与《内经》胁下大如覆杯之文略同。……乃是水血并结，而病属下焦也。故以大黄下血，

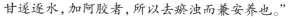

甘遂逐水,加阿胶者,所以去瘀浊而兼安养也。"

本案闭经、愆期,间或3~6个月一行。腹膨腰痛,苔腻脉沉。B超示多囊卵巢改变。先拟少腹逐瘀汤不应,腹征可见"少腹满如敦状",考虑水血俱结血室,故选大黄甘遂汤一剂知,诸症失。此处核心为识证,大黄甘遂汤证重点为"少腹满如敦状"。此处"体征"应重视,经方中记述"体征"处不多,一经识别,多效显著。结合病机,月经当行而不行之时,不必拘泥于产后、小便难而不渴等,本案即为例证。

(张雪芹 整理)

第二节 外科疾病

一、大黄牡丹汤(急性阑尾炎)

周某,男,71岁。

主诉: 右下腹痛、发热1天。

2011年10月24日首诊: 患者昨夜无明显诱因出现低热,恶寒,右下腹痛,位置固定,无腹泻、无脓血便,无反酸,来诊前未服用抗生素。查体:T 37.2℃,BP 110/65mmHg,神志清,急性面容,麦氏点压痛、反跳痛,右下腹局限性肌紧张,余无阳性体征。血常规示 WBC 8.73×10^9/L,N% 75.6%。舌质红,苔白腻,脉细数、参伍不调。

既往史: 心房颤动、房性期前收缩病史。

西医诊断: 急性阑尾炎,心房颤动。

中医辨证: 肠痈,热毒蕴肠。

治法: 行气祛瘀,通腑泄热。

予大黄牡丹汤合薏苡附子败酱散、大柴胡汤加减。

生大黄15g^{后下}	牡丹皮30g	芒硝6g^{冲服}	败酱草60g
薏苡仁60g	炒白术10g	枳实10g	柴胡15g
赤芍25g	鸡内金15g	红藤80g	防风10g

6剂,水煎服,每日1剂。

2011年10月31日二诊: 服上方第2天即体温如常,腹痛消失,大便稀糊状,每日大便2~3次;服药第3天大便正常,腹胀减轻,胃纳欠佳。查体:

T 36.8℃, BP 110/60mmHg。血常规示 WBC 4.78×10⁹/L, N% 66.9%。舌质淡，苔薄腻，脉仍参伍不调。肠痈已愈，年迈体弱，病后体虚，拟以健脾益气，扶正固本。予六君子汤加减。

党参 15g	茯苓 15g	炒白术 10g	炙甘草 10g
陈皮 10g	半夏 10g	干姜 15g	大枣 15g
红藤 40g	牡丹皮 15g		

7 剂，水煎服，每日 1 剂。

随访至今，腹痛已近 1 年未复发，体力恢复，精力充沛。

内蒙古学生马永存医师也以本方治疗急性阑尾炎 1 例，疗效得以重复，兹附录于后：

张某，男，37 岁。

主诉：腹痛 1 天。

2012 年 7 月 4 日首诊：患者来诊前 1 天因朋友聚会，饮酒多食肥甘厚味，夜间出现中上腹痛，伴有恶心呕吐，清晨起床自觉右下腹痛，位置固定、腹痛加剧，遂来就诊。就诊前未服用抗生素及其他药物治疗。刻下：发热、恶寒、寒战，无腹泻，无反酸。查见：T 37.6℃, P 89 次/min, BP 135/80mmHg。神志清，急性面容，右侧腰、腹麻，麦氏点压痛，反跳痛，局限性肌紧张，余无阳性体征。血常规示 WBC 11.8×10⁹/L, N% 88.3%。舌质红，苔薄黄腻，脉弦数。

西医诊断：急性阑尾炎。

中医辨证：肠痈，湿热壅积。

治法：行气祛瘀，通腑泄热。

予大黄牡丹汤合薏苡附子败酱散加减。

生大黄^后下 15g	牡丹皮 15g	芒硝 6g^冲	桃仁 12g
冬瓜仁 10g	薏苡仁 60g	败酱草 60g	炒白术 10g
枳实 10g	柴胡 15g	赤芍 25g	防风 15g
鸡内金 15g	红藤 80g		

5 剂，水煎服，每日 1 剂。

2012 年 7 月 9 日二诊：精神较前好转，腹痛减轻 80%，压痛、反跳痛均阴性，右侧腰腹麻已愈，无发热，无上腹痛，大便偏稀、一日 2 次。血常规示 WBC 6.7×10^9/L，N% 62%。舌淡红，苔薄黄，脉滑数。前方芒硝减至 3g，大黄减至 10g。3 剂，水煎服，日服 1 剂，分 2 次温服。

2012 年 7 月 12 日电话回访：腹痛已愈，一如正常。

按：肠痈是以发热，右少腹疼痛拘急，或触及包块为主要表现的疾病。痈疽之发肠部者，出《素问·厥论》。肠痈可包括今之急慢性阑尾炎、阑尾周围脓肿等。本病多因进食厚味、恣食生冷和暴饮暴食等，以致脾胃受损，胃肠传化功能不利，气机壅塞而成；或因饱食后急暴奔走，或跌仆损伤，导致肠腑血络损伤，瘀血凝滞，血败肉腐而成痈脓。《金匮要略·疮痈肠痈浸淫病脉证并治》："肠痈者，少腹肿痞，按之即痛如淋，小便自调，时时发热，自汗出，复恶寒，其脉迟紧者，脓未成，可下之，当有血。脉洪数者，脓已成，不可下也。大黄牡丹汤主之。""肠痈之为病，其身甲错，腹皮急，按之濡，如肿状，腹无积聚，身无热，脉数，此为腹内有痈脓，薏苡附子败酱散主之。"

以上两则病案均以右下腹痛为主症，伴有发热，均有麦氏点压痛、反跳痛，诊为肠痈无疑。腹痛拒按属实证，当下之。两者均以大黄牡丹汤合薏苡附子败酱散为基础，第一例尚合大柴胡汤。大柴胡汤见于《金匮要略·腹满寒疝宿食病脉证治》："按之心下满痛者，此为实也，当下之，宜大柴胡汤。"

方中大黄苦寒攻下，泄热逐瘀，荡涤肠中湿热郁结之毒；牡丹皮苦辛微寒，能清热凉血、活血化瘀，与大黄合用泄热破瘀；芒硝咸寒，泄热导滞，软坚散结，助大黄荡涤实热，使之速下；薏苡仁利湿消肿毒，败酱草排脓破血，二药配伍能增强排脓之功；柴胡透热解郁，和解表里，达邪外出，并能疏理气机；枳实理气宽中，泄热下气，消积导滞，与柴胡相合，解表和里，升清降浊，"推陈致新"、理气泄热导滞。赤芍敛阴，和营止痛[1]；枳实、白术相合，行气宽中，健脾燥湿；鸡内金消积滞，健脾胃；防风为风药中之润剂，能助肠风下行；红藤清热解毒，活血通络[2]。本方配伍以清热解毒，散瘀排脓，行气通便为纲领。大黄牡丹汤合薏苡附子败酱散和而用之，可以促进炎症的吸收，防止反复发作。前例患者二诊肠痈已愈，年迈体弱，方选六君子汤补中气、健脾胃，兼加干姜、大枣温中健脾，红藤与六君子汤相合能使气血通而不滞，活血而不伤正气，使得脾胃健，瘀滞得除而病痊愈。

从以上 2 例治疗中可以体会到，在临床应用中还应密切注意病情变化，凡出现坏疽性阑尾炎，或者合并中毒性休克腹腔脓液较多等情况，以及婴儿、孕妇均慎用此方案，应及时更改治疗方案。上述案例提示，对于高龄、急性阑尾炎合并冠心病、心房颤动等合并症，或偏远地区紧急情况难以手术者，选用大黄牡丹汤合薏苡附子败酱散治疗，可谓一种安全、有效、方便的治疗选择。

（马永存 整理）

参 考 文 献

[1] 赵德平. 四逆散加味治疗阑尾炎 28 例 [J]. 安徽中医临床杂志, 1996, 8（5）: 225.

[2] 杨宏武, 姜礼. 红藤饮治疗急性阑尾炎 485 例 [J]. 中国中医药科技, 1999, 6（5）: 344-345.

二、桃核承气汤合桂枝茯苓丸（术后不完全性肠梗阻）

东某，女，37 岁。

主诉: 腹胀腹痛 12 天。

现病史: 患者于 2011 年 12 月 14 日行子宫肌瘤剔除术后开始出现腹胀、腹痛，尤其脐周明显，影响睡眠。伴有肠鸣、脐周及会阴部皮肤瘀青。血常规示中度贫血。B 超示腹腔积液。12 月 24 日立位腹部平片示小肠不全肠梗阻（图 9-2-1）。

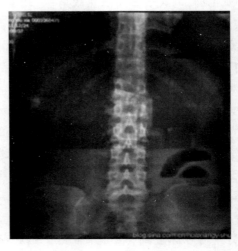

图 9-2-1　治疗前腹部平片

2011 年 12 月 26 日首诊: 腹痛腹胀,纳呆,大便秘结,无恶心呕吐,舌红苔薄黄,脉沉细无力。

西医诊断: 不完全性肠梗阻。

中医辨证: 瘀热互结。

治法: 化瘀泄热。

予桃核承气汤合桂枝茯苓丸加减:

桃仁 10g	生大黄 10g	芒硝 6g	炙甘草 10g
桂枝 10g	茯苓 15g	牡丹皮 15g	赤芍 15g
枳实 15g	生黄芪 30g	莪术 20g	

7 剂,水煎服,每日 1 剂。

2012 年 1 月 5 日二诊: 服药后腹痛、腹胀显减,大便已通畅,仍肠鸣,头晕,乏力,时有恶心,舌红苔薄,脉沉细。复查立位腹部平片显示液平消失(图 9-2-2)。效不更方,原方加附子 10g、生鸡内金 15g。7 剂。

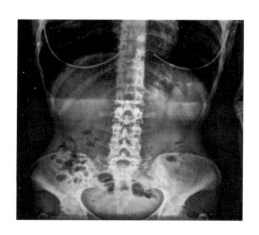

图 9-2-2 治疗后腹部平片

按:《伤寒论》第 106 条:"太阳病不解,热结膀胱,其人如狂,血自下,下者愈。其外不解者,尚未可攻,当先解其外;外解已,但少腹急结者,乃可攻之,宜桃核承气汤。"以桃核承气汤逐瘀泄热。方中桃仁破血祛瘀;大黄、芒硝泄热下瘀;枳实行气通腑;莪术破血祛瘀;生黄芪补气扶正,使祛瘀而不伤正。蓄血去,瘀热清,腑气通,则诸症自平。

《金匮要略·妇人妊娠病脉证并治》曰："妇人宿有癥病……所以血不止者,其癥不去故也,当下其癥,桂枝茯苓丸主之。"癥病一般指腹中有形可征的包块之病。盆腹腔积液虽非包块,但亦为有形之实邪,当属"癥病"范畴。故当去其癥积,方用桂枝茯苓丸消癥化癥。桃核承气汤以逐瘀泄热为主,桂枝茯苓丸以缓消癥块为主,两方合用,共奏活血化瘀消癥之功。

三、泻心汤合真武汤（多发性淋巴管炎）

宋某,女,70岁。

主诉:发热寒战,伴双下肢、脐周、少腹、双乳下红肿疼痛3个月。

现病史:患者2001年6月初发热,每于午后15—16时寒战、发热,持续1小时,体温最高达39℃。患者女儿为首都儿科研究所医师,此前反复使用抗生素,如青霉素、交沙霉素、阿莫西林、头孢呋辛等,均无效。

既往史:高血压40年,发现肾囊肿9年。

2001年9月4日首诊:寒战、发热,伴恶寒,双下肢、脐周、少腹、双乳下红肿疼痛,脚肿3个月,趾蹼糜烂,夜尿2~3次,舌质偏红,苔黄腻褐,脉沉细。BP 160/90mmHg。

西医诊断:淋巴管炎。

中医辨证:年迈体虚,热毒久稽,阳伤饮停。

治法:清热解毒,温阳利水。

予泻心汤合真武汤加味:

生大黄6g	黄芩15g	黄连6g	野菊花30g
淡附子8g	白芍10g	猪茯苓各15g	苍白术各5g
草河车15g	银翘各15g	焦楂曲各15g	

6剂,水煎服,每日1剂。

2001年9月11日二诊:午后寒热已罢,下肢浮肿显著消退,脐周红肿减而未退。上方加紫草30g、生地榆15g、益母草30g。7剂。

2001年9月20日三诊:浮肿已消退,胃脘不适,烧心。原方略事出入:

生大黄6g	黄芩15g	黄连6g	野菊花30g
淡附子10g	白芍15g	猪茯苓各15g	苍白术各10g

生内金 10g　　　焦楂曲各 15g　　　　草河车 15g　　　　　银翘各 10g
乌贼骨 20g　　　茜草 15g

7 剂，水煎服，每日 1 剂。

2001 年 9 月 27 日四诊： 诸症大减，唯夜尿仍频。

淡附子 8g　　　生大黄 6g　　　　黄芩 15g　　　　黄连 6g
白芍 15g　　　　猪茯苓各 15g　　　白术 10g　　　　泽兰泻各 15g
阿胶 10g　　　　滑石 30g　　　　　炒荆芥 10g　　　麦冬 10g

10 剂，水煎服，每日 1 剂。

2001 年 10 月 16 日五诊： 上方加益母草 30g、马鞭草 30g，10 剂。
2001 年 10 月 25 日六诊：

淡附子 8g　　　白芍 15g　　　　猪茯苓各 15g　　白术 15g
益母草 40g　　　乌贼骨 15g　　　茜草 12g　　　　荆防风各 10g
泽兰泻各 15g　　山茱萸 8g　　　　牛膝 10g　　　　夜交藤 30g
合欢皮 15g

10 剂，水煎服，每日 1 剂。

诸症消失，随访 4 年未复发。

按： 本例为慢性淋巴管炎，反复应用抗生素治疗无效。年老体虚，寒热错杂，虚实兼夹，既有热毒内蕴之高热、局部红肿热痛，亦有阳虚之尿频、下肢浮肿、脉沉细，故治以泻心汤与真武汤合方，寒热并用，标本同调，实仿大黄附子汤意。《金匮要略·腹满寒疝宿食病脉证治》："胁下偏痛，发热，其脉弦紧，此寒也，以温药下之，宜大黄附子汤。"患者双乳胁下疼痛，高热但浮肿尿频，脉沉细，实为寒也，当宜温下。古稀老妪，反复使用抗生素，与性味苦寒之品无异，单以苦寒直折，难以取效，以致拖延三月不愈，所幸未成二重感染，否则更难以想见。中医理论体系与西医单纯对抗性治疗迥异，整体观念或更胜一筹。

（李　格　整理）

第三节 荨 麻 疹

一、桂枝汤（慢性荨麻疹）

张某，女，28岁。

主诉：反复发作全身散在红色斑疹2年，加重半月。

现病史：患者于2013年开始反复发作全身散在红色斑疹，西医皮肤科诊断为"慢性荨麻疹"。2015年5月以来斑疹此消彼长，伴瘙痒。

2015年6月4日首诊：四肢、腹部、背部多发散在红色斑疹，高出皮肤表面，边界清楚，无水疱、破溃、脱屑等皮损，斑疹消退处与正常皮肤无明显差别。眼圈周围色素沉着，颜色较深，项背部皮肤色素沉着明显，呈花斑状。苔白腻，口唇、牙龈紫黑色。乏力，气短，胸闷，易困倦，月经量少、色暗，行经3天，白带量多，伴外阴瘙痒。脉细涩不畅。

西医诊断：荨麻疹。

中医辨证：营卫不和，风热郁表。

治法：调和营卫，凉血疏风止痒。

予桂枝汤加味：

桂枝 15g	赤芍 15g	炙甘草 10g	大枣 15g
生姜 15g	桃仁 15g	红花 15g	当归 15g
生地黄 30g	乌蛇 30g	白蒺藜 15g	玄参 15g
白鲜皮 60g	地肤子 15g	紫草 30g	生地榆 15g
牡丹皮 15g	蛇蜕 10g	益母草 30g	

7剂，水煎服，每日1剂。

2015年6月11日二诊：患者诉服上药3天后红斑全部消退，皮损处无瘙痒感，乏力较前减轻，大便畅，仍觉外阴瘙痒，白带较多。全身皮肤未见斑疹，仅可见斑疹消退处皮肤略红，脉细弦，苔黄腻根厚质紫。辨证为营卫不和，风热袭表，脾虚湿盛。治法：调和营卫，凉血疏风止痒，佐以健脾利湿。于上方去益母草，加山药15g、荆芥炭10g、苍术30g、生白术10g、半夏15g、薏苡仁30g、椿根皮15g。7剂。

2015年6月18日三诊：未再出现皮肤红斑及瘙痒（书末彩图9），带下、外阴瘙痒亦无，大便通畅，脉细弦不畅，苔腻微黄质暗。改拟他方调理经带。

2015年8月18日电话随访，患者诉未再出现广泛皮疹，偶休息不好时衣服勒紧处出现4~5个直径3~4cm大小斑疹，无瘙痒，次日即可消退。带下、外阴瘙痒亦在着凉或贪凉饮冷时偶尔出现。

2018年夏，因他疾来诊，述及近3年来荨麻疹再未复发。

按：患者皮肤散在红色斑疹，高出皮肤，融合成片，凹凸不平，此起彼伏，瘙痒明显，来去迅速，消退后不留痕迹，符合西医"慢性荨麻疹"的诊断，中医又称"瘾疹""风疹块"。《诸病源候论·风病诸候·风瘙身体隐轸候》指出："邪气客于皮肤，复逢风寒相折，则起风瘙隐轸。"中医认为，荨麻疹的病因病机主要是由于卫气不固、营气不足，容易感受风邪，引发瘾疹、皮肤疹痒等。治疗此类证型当以调和营卫，祛风止痒，标本同治之法。

此患者全身散在红色斑疹反复发作，此消彼长，伴明显瘙痒。望诊可见患者消瘦，斑疹颜色鲜红，眼圈周围及项背部皮肤色素沉着，苔白腻，口唇、牙龈紫黑色；问诊可知患者乏力，气短，胸闷，易困倦，月经量多、色暗，行经3天，白带量多，伴外阴瘙痒；切诊脉细涩不畅。故辨证为营卫不和，风热郁表。治以调和营卫，凉血疏风止痒。方用桂枝汤调和营卫，佐以玄参、紫草、生地黄、牡丹皮、生地榆凉血清肌肤之郁热，乌蛇、蛇蜕、白蒺藜、白鲜皮、地肤子祛风以除肌肤之风邪，桃仁、红花、当归、益母草活血以散肌肤之瘀滞，兼以活血调经。3剂即显效，患者斑疹全部消退，瘙痒亦止。复诊加用山药、荆芥炭、苍术、生白术、半夏、薏苡仁、椿根皮等健脾祛湿，俾脾胃健运，生化有源则营卫充实，不易感受外邪，起到防止病情反复，巩固疗效的作用。另取完带汤之法，健脾化湿止带，治疗患者带下瘙痒之症。三诊患者斑疹瘙痒未作，带下瘙痒亦止。

桂枝汤出自《伤寒论》，用于治疗太阳中风证，外感汗后表未解证，表证下后表证仍在，营卫不和所致的自汗或时发热汗出等。然而桂枝汤并非只是发表解肌之剂，正如徐彬在《金匮要略论注》中说："桂枝汤，外证得之，为解肌和营卫；内证得之，为化气和阴阳。"《金匮要略》内还用于治疗妊娠恶阻。内伤杂病有阴阳不和，营卫失衡之病证时，也可选用桂枝汤。

荨麻疹患者由于卫虚营弱，营卫失调，抗病能力低下，每遇风冷邪气的侵袭则出现此起彼伏、疹痒不已的斑丘疹。桂枝汤中桂枝助卫阳，通经络，解肌发表而祛在表之风邪；芍药敛阴和营。桂枝与芍药等量合用，一治卫强，一治营弱，散中有收，汗中寓补，使表邪得解，营卫调和；生姜辛散止呕，且助桂枝；大枣味甘益阴和营，以助芍药；炙甘草调和诸药。诸药相合，共奏解肌祛风、调和营卫之功。

加味要点：①祛风药："风为百病之长，善行而数变。"荨麻疹之斑疹此起彼伏，来去迅速，此消彼长，瘙痒明显等特征符合风邪的特点，故治疗时祛风止痒尤为重要，常用乌蛇、蛇蜕、蝉蜕、僵蚕、白蒺藜等。②凉血活血："治风先治血，血行风自灭。"荨麻疹之斑疹常颜色鲜红伴舌质绛红，或斑疹颜色暗红伴舌质紫暗，辨证属血热或血瘀证，或二者共见，治当凉血活血，常用生地黄、玄参、生地榆、牡丹皮、丹参、桃仁、红花、当归、川芎、益母草、鸡血藤等。③健脾祛湿：脾虚湿胜，湿性黏滞，则病情反复，缠绵难愈，且脾虚则营卫之气生化乏源，营卫空虚，虚邪易犯，故健脾祛湿常用白术、苍术、茯苓、半夏、陈皮、薏苡仁等。

（秦春艳　整理）

二、桂枝汤（荨麻疹、严重食物过敏）

某女，塔吉克斯坦人，28 岁。

主诉：荨麻疹反复发作伴严重食物过敏半年。

现病史：患者于 2015 年 6 月 3 日人工流产 4 天后，周身荨麻疹发作，隆起肿块焮赤痒甚，频繁发作，诱发因素众多，稍受凉或不慎食入过敏食物立即诱发。过敏原广泛，据自诉除大米、面粉、牛奶外，蔬菜、坚果、鸡蛋、鱼肉等均过敏，故防不胜防。服用抗过敏、组胺类等西药无效。因发作严重，每隔三五日必须去当地医院注射抗过敏或激素类药物，故十分苦恼，寝食难安。

2015 年 12 月 29 日首诊：平时伴自汗、恶风，便秘，经行量多有血块，舌质嫩偏红，苔薄白，脉弦细。

西医诊断：荨麻疹。

中医辨证：风邪外袭，营卫失和，气血两亏，邪郁化热，升降失调，虚实夹杂。

治法：调和营卫，凉血疏风，清热止痒，调节升降。

病机复杂，选合方治疗，予桂枝汤、升降散、玉屏风散、桃红四物汤、过敏煎加味。

桂枝 10g	赤芍 15g	炙甘草 12g	生姜 12g
大枣 15g	生黄芪 15g	防风 10g	生白术 15g
蝉蜕 8g	僵蚕 15g	姜黄 12g	生大黄 4g
桃仁 10g	红花 10g	当归 15g	生地黄 15g

| 川芎 12g | 银柴胡 12g | 胡黄连 6g | 乌梅 15g |
| 地肤子 15g | 白鲜皮 30g | | |

上方服药共 2 个月（中间时有间隔，因中药需要从北京请人带回），荨麻疹渐次控制，症状未再发作（书末彩图 10）。现百无禁忌，任何食物吃后无发作过敏，体重增加颇显。因患他疾，再来求治，故追记如上。

按：桂枝汤散见于《伤寒论》《金匮要略》多篇，配伍严禁，功效卓著，为群方之首。该方具有解肌发表、调和营卫、调和气血、调节阴阳之功，应用极其广泛，对荨麻疹由于外感表寒、营卫不和、气血不和、阴阳不调者疗效甚佳。《金匮要略·妇人产后病脉证治》中载阳旦汤一方："产后风，续之数十日不解，头微痛，恶寒，时时有热，心下闷，干呕汗出。虽久，阳旦证续在耳，可与阳旦汤。"后世医家虽对阳旦汤组成莫衷一是，但均认为该方以桂枝汤为底方加减。观该患者之疾，由流产后 4 日始得，其疹焮赤痒甚，且有"自汗、恶风"之症，与原文颇为合拍。产后"百脉空虚"，气血两亏，风邪外袭，营卫失和，邪郁化热、升降失调，虚实夹杂，故以该方为主加减化裁，加玉屏风散以加强益气固表之功。复加升降散、桃红四物汤、过敏煎以升清降浊，散风清热，祛瘀补血，调节升降，对症论治。

三、麻黄连翘赤小豆汤（慢性荨麻疹）

徐某，女，56 岁。

主诉：皮疹反复发作 1 年。

2016 年 3 月 24 日首诊：患者 1 年以来荨麻疹反复发作，多见于腹部，呈红色团块状，始于劳汗当风之后，发作时局部皮肤发热，瘙痒，夜间为甚，影响睡眠。自汗，欠寐，口气臭，便黏。曾应用扑尔敏（马来酸氯苯那敏片）、地塞米松等，效果不显，仍频繁发作。舌红苔黄腻，舌底静脉粗显。脉细浮滑。

西医诊断：慢性荨麻疹。

中医辨证：风湿久郁于肌腠化热，瘀热内阻，日久伤阴。

治法：祛风除湿，泄热祛瘀，调和营卫，育阴逐痹。

予麻黄连翘赤小豆汤加味：

| 生麻黄 6g | 连翘 30g | 赤小豆 30g | 桃仁 10g |
| 苦杏仁 10g | 桂枝 10g | 赤芍 30g | 炙甘草 10g |

白鲜皮 60g	地肤子 30g	乌梢蛇 30g	白蒺藜 15g
鲜地黄 20g	生地黄 20g	玄参 15g	苦参 10g
徐长卿 30g	生薏苡仁 30g		

7剂，水煎服，每日1剂。

患者于2017年2月27日因他疾来诊，诉服上方3剂后，皮疹近1年未作，疗效巩固。

按： 通常荨麻疹病程超过6周者，称为慢性荨麻疹。慢性荨麻疹病因复杂，西医发病机制未明，治疗较困难，疗程较长。其之所以难以治愈，皆因其病机复杂，非一方一法可治。患者素体积热，劳汗当风，汗出不畅，风湿热邪薄于肌腠，表郁不达，内湿难清，迁延日久，故见荨麻疹反复发作1年之久。风邪外客，故见风团阵发、瘙痒；湿热蕴蒸于肌腠，故见皮色红、身潮；瘀热于内，故见口臭、便黏；病程反复迁延，耗伤阴津，现血虚风燥之象，则见欠寐、瘙痒夜甚。舌红苔黄腻，为湿热之象；舌底静脉粗显，为有血瘀；脉细浮滑，乃营卫失和、表邪未解之征。

一方面有风、湿、热之邪客于肌表，另一方面内有瘀、湿、热邪，故当以外发其表，内逐其邪，处以麻黄连轺赤小豆汤为基本方，使表里宣通。麻黄连轺赤小豆汤见于《伤寒论》262条："伤寒，瘀热在里，身必黄，麻黄连轺赤小豆汤主之。麻黄二两（去节），连轺二两（连翘根是），杏仁四十个（去皮、尖），赤小豆一升，大枣十二枚（擘），生梓白皮（切）一升，生姜二两（切），甘草二两（炙）。上八味，以潦水一斗，先煮麻黄再沸，去上沫，内诸药，煮取三升，去滓，分温三服，半日服尽。"方以麻黄、杏仁发表，生梓白皮、连翘、赤小豆清热祛湿，原文用以主治兼有表邪的湿热黄疸。但后世取该方外解表邪、内清湿热之功，辨证加减用于多种外有表邪、内有湿热之证。《医宗金鉴》："伤寒表邪未解，适遇其人阳明素有湿邪，热入里而与湿合，湿热蒸瘀，外薄肌表，身必发黄也。若其人头有汗，小便不利，大便硬，则或清、或下、或利小便，自可愈也。今乃无汗小便利，是里之瘀热未深，表之郁遏犹甚，故用麻黄连轺赤小豆汤，外发其表，内逐其湿也。"

另外，患者风疹团块反复迁延，当以乌梢蛇、白鲜皮、地肤子、白蒺藜、苦参之品祛风搜剔，解毒止痒。患者伴有自汗、面浮等营卫不和表现，故用桂枝、芍药以调和营卫。略参麻黄、桂枝、杏仁，取"桂枝二麻黄一汤"在调和营卫中寓发散外邪之意。《退思集类方歌注》云："治太阳病服桂枝汤后，大汗出，风乘汗入，玄府反闭，形如疟状，日再发，桂枝汤二升，麻黄汤一升，合为三

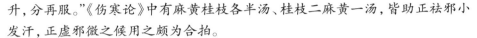

升，分再服。"《伤寒论》中有麻黄桂枝各半汤、桂枝二麻黄一汤，皆助正祛邪小发汗，正虚邪微之候用之颇为合拍。

患者病程日久，耗伤阴津，鲜地黄、生地黄、玄参滋阴兼活血；日久成瘀，以桃仁、赤芍、徐长卿活血兼祛风。加生薏苡仁者，合麻黄、苦杏仁、炙甘草，取麻黄杏仁薏苡甘草汤之意。《金匮要略·痉湿暍病脉证治》："病者一身尽疼，发热，日晡所剧者，名风湿。此病伤于汗出当风，或久伤取冷所致也。可与麻黄杏仁薏苡甘草汤。"该患者始于劳汗当风，风湿并重，卫阳不充，失于防御，风湿之邪乘虚而入，阻于经络，气血运行不利。取麻黄杏仁薏苡甘草汤疏风散邪，除湿通络。病机复杂，三方合用，共奏祛风除湿、泄热祛瘀、调和营卫、育阴逐痹之功。《金匮要略·中风历节病脉证并治》："邪气中经则身痒而瘾疹。"此"邪气"复合而杂，非一方所能胜任。

以经方联合组方，"谨守病机，各司其属"，临证对复杂病证，也是取效的关键。

（朱婷婷　整理）

第四节　不明原因发热

桂枝加附子汤（周期性发热）

邹某，女，61 岁。

主诉：发热 9 个月。

现病史：患者自 2014 年 1 月起低热，体温 37.3~37.6℃，多为午后发热，伴恶寒，轻度指关节疼痛，无红肿、晨僵，无咳嗽、流涕、胸闷、头晕、头痛等症状。2014 年 8 月在一次输液后（依替米星、头孢唑肟），发生输液反应，之后转为周期性高热至今。现每 10 天发热 1 次，高热持续 2~4 天，体温达 39℃以上。一般多为凌晨 1—5 时发热，伴恶寒明显，服解热镇痛药后可暂时汗出热退。患者曾住我院感染科、风湿免疫科病房，并在北京协和医院门诊做各项检查，均未能明确发热病因。2014 年 5 月 12 日查血常规示 WBC 10.2×10^9/L，N% 77.3%，血沉 44~72mm/h，CRP 3.28mg/dl（正常值 < 0.8mg/dl）；尿常规示 WBC（−）；血培养（−），尿培养（−），白细胞介素 -6（IL-6）33.4~134.0pg/ml（正常范围 0~5.9pg/ml），降钙素原（PCT）< 0.05μg/L，肝肾功能正常，甲状腺功能正常，自身抗体均（−）。曾按泌尿系感染治疗，静脉滴注抗生素无好转。

2014 年 10 月 20 日首诊：患者周期性发热，胸闷、乏力、恶寒、手足冷，尤以足趾冷为甚，腹胀，小腹疼痛。纳少，眠欠安，二便尚调。舌淡暗、有齿痕，苔白腻，脉浮细滑。

西医诊断：不明原因周期性发热。

中医辨证：太阳表虚，营卫失和。

治法：调和营卫，温经祛瘀。

予桂枝加附子汤合枳术汤、当归芍药散加减：

桂枝 15g	白芍 15g	炙甘草 10g	大枣 15g
生姜 10g	附子 15g	枳壳 15g	苍术 15g
当归尾 15g	小茴香 10g		

7剂，水煎服，每日1剂。

2014年10月27日二诊：患者本次就诊时距上次发热已2周，服药后未出现发热。近2日患者外感，咳嗽，音哑，微自汗，但体温正常。乏力、恶寒等症状减轻。舌质淡暗、有齿痕，苔白腻渐化，脉仍浮细滑。效不更方，仍予上方出入。原方去当归尾、小茴香，加茯苓15g、牡丹皮15g、桃仁15g、炮姜10g。7剂，水煎服，每日1剂。

2014年12月15日患者来门诊告知：因之前在北京协和医院门诊检查等候住院，11月初得到入院通知。为明确病因，于11月6日至12月8日在北京协和医院感染科住院完善各项检查。结果：血常规、便常规、肝肾功能、补体、甲状腺功能均正常，血沉60~22mm/h，CRP 18.1~1.39mg/dl。感染指标：降钙素原（PCT）、β-D-葡聚糖试验（G试验）、EB病毒-DNA（EBV-DNA）、巨细胞病毒-DNA（CMA-DNA）、BST、抗莱姆病抗体、T-spotTB、FD-W、军团菌抗体均阴性，结核菌素试验（PPD）（++）。免疫指标：抗核抗体（ANA）十九项、抗中性粒细胞胞质抗体（ANCA）、人类白细胞抗原-B27（HLA-B27）、类风湿早期抗体三项均（－）。肿瘤相关指标：血清免疫固定电泳、肿瘤标志物（－）。骨穿结果：粒系中性中幼粒细胞比例增高，余各阶段比例及形态大致正常；红系晚幼红细胞比例稍高，形态大致正常，淋巴细胞及单核细胞比例形态正常，可见吞噬细胞形态正常，巨核细胞及血小板不少，未见其他异常细胞和寄生虫。心电图大致正常。胃镜示浅表性胃炎。肠镜：末段回肠、全结肠未见异常。子宫、附件B超示宫腔积液，深约0.9cm。2014年12月5日行宫腔镜检查，发现子宫黏膜息肉，行宫腔镜下黏膜切除，病理报告示病变符合子宫内膜息肉。出院诊断仍为发热原因未明。但经过2次门诊，共服药14剂，未再出现发热，包括

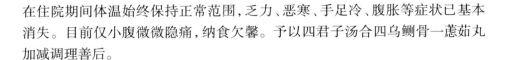

在住院期间体温始终保持正常范围,乏力、恶寒、手足冷、腹胀等症状已基本消失。目前仅小腹微微隐痛,纳食欠馨。予以四君子汤合四乌鲗骨一蒮茹丸加减调理善后。

党参8g	炒白术10g	茯苓10g	炙甘草10g
蒮草15g	乌贼骨30g	陈皮10g	三七粉3g
益母草15g	生黄芪10g		

14剂,水煎服,每日1剂。

患者服药后诸症消失,恢复正常生活。随访至今,未再出现发热,纳眠佳,二便调。

按: 引起发热的原因很多,包括感染性发热(包括各种细菌、病毒、支原体、衣原体、寄生虫感染等)、非感染性发热(包括血液病、变态反应和结缔组织病、肿瘤、理化损伤等)。不明原因发热定义为发热持续时间超过3周,体温多次大于38.3℃,经过至少1周深入细致的检查仍未能确诊者。不明原因发热的病因诊断是一个世界性难题,有近10%的不明原因发热病例始终不能明确病因。本案患者符合不明原因发热,且发热时间长达9个月,周期性高热2个月,始终未能明确诊断,症状反复,严重影响生活质量。

发热分为外感、内伤两类。外感发热因感受六淫之邪及疫疠之气所致,而内伤发热多由饮食劳倦或七情变化,导致阴阳失调,气血虚衰所致。外感发热多实,内伤发热多虚。本患者虽然在西医学不能解释,但从中医角度看,并非无证可辨、无药可用。

患者病程9个月,初起时伴恶寒,轻度关节疼痛,并无其他兼夹症状。之后病程迁延、诊断不明,反复应用抗生素及解热镇痛药物,汗出后热势虽可暂退,但终究未能触及病因,且反复发汗造成津液耗损、阳气随之外泄。故患者反复高热的同时,畏寒肢冷、足趾尤甚、胸闷、乏力等阳虚证候显现,实为反复应用抗生素及解热镇痛药物后的"坏病",如不及时处理,恐有伤津亡阳之虞。故本案虽是发热为主症,却不能见热退热,妄用寒凉冰伏之品,或一味发汗解表。表证初起,本当发汗,但不论是麻黄汤证的表实证,还是桂枝汤证的表虚证,仲景均强调不可发汗太过,"覆取微似汗""遍身漐漐微似有汗者益佳,不可令如水流漓,病必不除"。若太阳病失治,发汗太过而致体液丢失过多,则小便难、四肢微急,阳气随汗外泄,故恶风恶寒、手足肢冷。有形之阴液不能速生,无形之阳气所当急固,此证急当调和营卫、固表扶阳,故以桂枝加附子汤治之。本方出自《伤寒论》第20条："太阳病，发汗，遂漏不止，其人恶风，小便难，四肢微急，难以屈伸者，桂枝加附子汤主之。"方中以桂枝汤调和营卫、解肌祛风，附子温经复阳、固表止汗。又因患者病久，脾胃受损，腹胀、食少、舌质淡、齿痕显，苔白腻，为脾虚湿蕴之象，故合用枳术汤，以苍术代白术，加强健脾燥湿、消胀除满之功。患者小腹疼痛，辅助检查发现宫腔积液，故于上方中加当归、小茴香。当归与方中芍药相合，取当归芍药散之意，用治"妇人腹中诸疾痛"。而妇科诸病，常归于奇经八脉中的冲任、督脉、带脉。患者于发热后出现畏寒肢冷、小腹隐痛，为冲任受损、阳气虚损、寒凝胞宫表现，故在当归、芍药养血活血基础上，加一味小茴香温通奇经，引药力直达病所。二诊时患者未再发热，津液渐复，阳气渐充，则改为合方桂枝茯苓丸，功专活血化瘀消癥。

（贺 琳 整理）

第五节 复发性口腔溃疡

甘草泻心汤（口腔溃疡）

刘某，男，63岁。

主诉：口腔溃疡反复发作、心悸4年余。

2017年12月7日首诊：患者于4年前无明显诱因出现心悸，气短，偶有头晕、一过性黑蒙，口腔溃疡反复发作，伴有口臭、口干、口苦、恶心、盗汗、自汗、健忘，睡眠时好时坏，咳嗽、咳痰，纳谷尚可，无怕热，无怕冷，无乏力。便溏不爽，日3行。舌苔黄腻根厚，脉沉细短数。2017年12月3日超声心动图示左心舒张功能减退。

既往史：肺气肿病史，否认高血压、糖尿病。

西医诊断：口腔溃疡，肺气肿。

中医辨证：湿热内蕴，正虚邪恋。

治法：清热化湿，升陷祛瘀。

予甘草泻心汤合升陷祛瘀汤加减。

炙甘草20g	黄芩15g	黄连12g	干姜10g
大枣10g	党参15g	生黄芪30g	柴胡10g
升麻10g	桔梗10g	知母15g	三棱12g
莪术15g	益母草30g	山茱萸15g	石菖蒲15g

远志 10g　　　琥珀粉 1.5g^冲服　　　炒白术 10g

14 剂,去滓再煎,水煎服,每日 1 剂。

2018 年 1 月 8 日复诊:患者药后口腔溃疡愈合,且未见新发溃疡,心悸缓解。刻下仍有口臭,便溏黏滞不爽,脉细弦,苔薄黄腻。复于上方中去琥珀粉,加蒲公英 30g、香加皮 3g、红景天 30g、生石膏 30g,以增加清热利湿、祛邪扶正之力。

药后随访,诸症缓解,口腔溃疡未复作。

按:复发性口腔溃疡又称复发性阿弗他溃疡,是一种病因不明的口腔黏膜局限性溃疡损害。西医学认为本病与细菌感染、病毒感染、内分泌失调、自身免疫、维生素缺乏及精神因素等有关,发病机制至今尚不十分清楚。本病一般病程迁延,症状顽固而不易治愈,且无特异性治疗方法。在中医学中,本病类似"口疮""口疡""口糜"。中医理论认为,口为脾之窍,舌为心之苗,脾之华见于唇,故口疮的发病不离心、脾脏腑之变。《素问·气厥论》中有"膀胱移热于小肠,鬲肠不便,上为口糜"之说,历代医家多认为与湿热有关。仲景以"狐惑病"立论,《金匮要略·百合狐惑阴阳毒病脉证治》第 10 条曰:"狐惑之为病,状如伤寒,默默欲眠,目不得闭,卧起不安,蚀于喉为惑,蚀于阴为狐,不欲饮食,恶闻食臭,其面目乍赤、乍黑、乍白。蚀于上部则声喝(一作嗄),甘草泻心汤主之。"因湿热久郁,正气渐虚,湿热熏蒸,内犯脏腑,上犯咽喉,则咽喉腐蚀,治之以甘草泻心汤清热化湿,安中解毒,祛邪扶正。

观该患者,既有心脾积热,湿热游溢于肌部,流注于咽喉,腐蚀口腔之溃疡;湿热内蕴,上扰于心,睡眠时好时坏之"卧起不安";湿热内壅,胃气不和之恶心、口臭、口干;痰阻胸膈之咳嗽、咳痰;复有大气下陷,胸阳不振之心悸、气短、头晕,自汗,脉沉细短数,故方用甘草泻心汤合升陷祛瘀汤,共奏清热化湿、祛邪扶正、升阳举陷之功。

(刘　妙　整理)

第六节　粒细胞减少症发热

柴胡桂枝汤(粒细胞减少症发热)

李某,女,15 岁。

主诉:发热恶寒 2 个月。

1996 年 1 月 11 日首诊：患者 2 个月前因受凉出现发热、微恶风寒，经服"感冒通"后热退，尔后每隔 2~7 天发热恶寒身痛发作，体温 37.5~39℃，每次持续 2~3 天，时有咽痛及汗出。3 天前再次发作，症状同前，舌淡红胖大，苔薄黄，脉浮数。血常规示 WBC 3.4×10^9/L，N% 41%，L% 53%。

西医诊断：粒细胞减少症。

中医辨证：太阳少阳合病。

治法：疏风解肌，和解少阳，调和营卫。

予柴胡桂枝汤：

柴胡 10g	桂枝 10g	黄芩 10g	半夏 10g
白芍 10g	党参 10g	甘草 10g	生姜 10g
大枣 10g			

每日 1 剂，水煎取 150ml，分 3 次服。

1996 年 1 月 20 日二诊：药后寒热未作，无不适感觉，血常规已正常。继用原方 5 剂，巩固疗效。

按：各种原因导致外周血白细胞数持续低于 3.5×10^9/L，称为白细胞减少症。中性粒细胞减少的原因很多，发病机制复杂，临床上分为 3 类：①中性粒细胞生成缺陷；②中性粒细胞破坏或消耗过多；③中性粒细胞分布异常。诊断依据为血常规示白细胞数减少，中性粒细胞减少，淋巴细胞比率相对增多。根据中性粒细胞减少的程度可分为轻度（$\geq 1.0 \times 10^9$/L）、中度（0.5×10^9/L~ 1.0×10^9/L）、重度（$< 0.5 \times 10^9$/L）。且骨髓象无特异性变化。目前西药治疗局限于防治感染和对症、升白细胞治疗。

《伤寒论》第 151 条："伤寒六七日，发热微恶寒，支节烦疼，微呕，心下支结，外证未去者，柴胡桂枝汤主之。"太阳少阳合病，投柴胡桂枝汤和营卫、利枢机。若正气已虚，营卫欠和，太阳伤寒之邪极易传入少阳，此时病机特点为：营卫不和，邪郁少阳。证候特点为：发热微恶风寒，头晕头痛，肢节烦痛，微呕，心下支结，脉浮弦，苔薄白。此时当选桂枝汤半量调和营卫，疏散太阳之表邪，而用小柴胡汤半量和解少阳以除少阳之郁热。

该患者每次发病均恶寒发热、咽痛身痛、汗出，此为邪犯太阳之外证；虽然未见"微呕、心下支结"少阳枢机不利、胆胃不和之证，但寒热往来间断发生，亦是邪入少阳之象。"柴胡证，但见一证便是，不必悉具。"

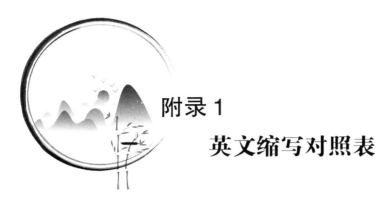

附录1
英文缩写对照表

缩写	英文全称	中文全称
ALB	albumin	白蛋白
ALT	alanine aminotransferase	丙氨酸转氨酶
AMI	acute myocardial infarction	急性心肌梗死
AMY	amylase	淀粉酶
ANTs	anthracyclines	蒽环类抗生素
APTT	activated partial thromboplastin time	活化部分凝血活酶时间
ASMAE	acute superior mesenteric artery embolism	急性肠系膜上动脉栓塞
ASMAT	acute superior mesenteric artery thrombosis	急性肠系膜上动脉血栓形成
ASO test	antistreptolysin O test	抗链球菌溶血素 O 试验
AST	aspartate aminotransferase	天冬氨酸转氨酶
BNP	B-type natriuretic peptide	脑钠肽
BUN	blood urea nitrogen	血尿素氮
CAP	community acquired pneumonia	社区获得性肺炎
COPD	chronic obstructive pulmonary disease	慢性阻塞性肺疾病
Cr	creatinine	肌酐
CRP	C reactive protein	C 反应蛋白
CRS	cardiorenal syndrome	心肾综合征
DBIL	direct bilirubin	直接胆红素
IBS	irritable bowel syndrome	肠易激综合征

续表

缩写	英文全称	中文全称
DLCO	diffusing capacity of the lung for carbon monoxide	一氧化碳弥散量
ESR	erythrocyte sedimentation rate	红细胞沉降率
ET	essential tremor	特发性震颤
FBG	fasting blood glucose	空腹血糖
Fib	fibrinogen	纤维蛋白原
FT_3	free triiodothyronine	游离三碘甲腺原氨酸
FT_4	free thyroxine	游离甲状腺素
GGT	γ-glutamyltranspeptidase	γ-谷氨酰转肽酶
HFpEF	heart failure with preserved ejection fraction	射血分数保留的心衰
HFrEF	heart failure with reduced ejection fraction	射血分数下降的心衰
HGB	hemoglobin	血红蛋白
ICD	implanted cardiac defibrillator	植入型体内除颤器
IM	involuntary movement	不自主运动
LAD	left anterior descending(branch)	左前降支冠状动脉
LCX	left circumflex(branch)	左旋支冠状动脉
LM	left main(branch)	左主干冠状动脉
LVEF	left ventricular ejection fraction	左室射血分数
MRSA	methicillin resistant Staphylococcus aureus	耐甲氧西林金黄色葡萄球菌
N	neutrophil	中性粒细胞
NO	nitric oxide	一氧化氮
NT-proBNP	N terminal pro B type natriuretic peptide	N端前脑钠肽
PD	Parkinson disease	帕金森病
PE	pulmonary embolism	肺栓塞
PLT	platelet	血小板
PTE	pulmonary thromboembolism	肺血栓栓塞症
PTH	parathyroid hormone	甲状旁腺激素
RBC	red blood cell	红细胞
RCA	right coronary artery	右冠状动脉

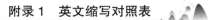

续表

缩写	英文全称	中文全称
RF	rheumatoid factor	类风湿因子
SAD	somatoform autonomic dysfunction	躯体形式自主神经功能失调
SHS	shoulder-hand syndrome	肩 - 手综合征
SIRS	systemic inflammatory response syndrome	全身炎症反应综合征
SMA	superior mesenteric artery	肠系膜上动脉
SOD	superoxide dismutase	超氧化物歧化酶
TBIL	total bilirubin	总胆红素
TSH	thyroid stimulating hormone	促甲状腺激素
TT_3	total triiodothyronine	总三碘甲腺原氨酸
TT_4	total tetraiodothyronine	总甲状腺素
UA	uric acid	尿酸
UCG	ultrasonocardiography	超声心动图
WBC	white blood cell	白细胞

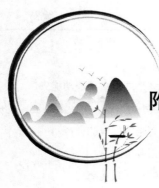

附录2
化验指标正常值参考表

缩写	中文全称	正常范围
2hPG	餐后2小时血糖	4.4~7.8mmol/L
ALB	白蛋白	35~55g/L
ALT	丙氨酸转氨酶	＜40U/L
AMY	淀粉酶	28~100U/L
APTT	活化部分凝血活酶时间	28.0~43.5秒
AST	天冬氨酸转氨酶	＜42U/L
BNP	脑钠肽	＜100pg/ml
BUN	血尿素氮	2.9~7.5mmol/L
CA15-3	癌抗原15-3	＜28U/ml
Cl⁻	血氯	90~100mmol/L
Cr	肌酐	35~106μmol/L
CRP	C反应蛋白	＜10mg/L
cTNI	心肌肌钙蛋白I	＜0.04ng/ml
CYFRA21-1	细胞角质蛋白19片段抗原21-1	＜3.3ng/ml
DBIL	直接胆红素	＜7μmol/L
DLCO	一氧化碳弥散量	＞80%预测值
DLCO/VA	肺泡一氧化碳弥散量与肺容量比值	＞80%预测值

续表

缩写	中文全称	正常范围
ESR	红细胞沉降率（血沉）	＜15mm/ 小时（男）；＜20mm/ 小时（女）
FBG	空腹血糖	3.9~6.1mmol/L
FEV$_1$	第1秒用力呼气容积	≥80% 预计值
FEV$_1$/FVC	第1秒用力呼气容积与用力肺活量比值	≥92%
Fib	纤维蛋白原	2~4g/L
FT$_3$	游离三碘甲腺原氨酸	2~4.4pg/ml
FT$_4$	游离甲状腺素	0.93~1.7ng/dl
FVC	用力肺活量	≥80% 预计值
GGT	γ- 谷氨酰转肽酶	＜52U/L
HbA1c	糖化血红蛋白	4.2%~6%
HDL-C	高密度脂蛋白胆固醇	1.0~2.2mmol/L
HGB	血红蛋白	120~165g/L（男）；110~150g/L（女） 180~190g/L（新生儿）；120~140g/L（儿童）
IL-6	白细胞介素 -6	0~5.9pg/ml
IVsd	室间隔厚度	6~11mm
K$^+$	血钾	3.5~5.5mmol/L
LA	左房前后径	＜35mm
LDL-C	低密度脂蛋白胆固醇	低中危＜3.4mmol/L；高危＜2.6mmol/L 极高危＜1.8mmol/L
LVEF	左室射血分数	＞50%
LVIDd	左室舒张末径	35~55mm
LVIDs	左室收缩末径	20~40mm
LVPWd	左室后壁厚度	6~11mm
N	中性粒细胞	（1.8~6.3）×10^9/L
N%	中性粒细胞百分比	40%~75%
Na$^+$	血钠	135~145mmol/L
NT-proBNP	N 端前脑钠肽	＜125pg/ml
PCO$_2$	二氧化碳分压	35~45mmHg

续表

缩写	中文全称	正常范围
pH	动脉血酸碱度	7.35~7.45
PLT	血小板	（125~350）×10^9/L
PO$_2$	氧分压	95~100mmHg
PTH	甲状旁腺激素	12~88pg/ml
RBC	红细胞	（4.3~5.8）×10^{12}/L
RF	类风湿因子	＜20U/ml
SaO$_2$	动脉血氧饱和度	95%~98%
TBIL	总胆红素	5~21μmol/L
TC	总胆固醇	＜5.2mmol/L
TG	甘油三酯	＜1.7mmol/L
TP	血清总蛋白	60~80g/L
TSH	促甲状腺激素	0.27~4.2μU/ml
TT$_3$	总三碘甲腺原氨酸	0.8~2ng/ml
TT$_4$	总甲状腺素	5.1~14.1μg/ml
UA	尿酸	150~420μmol/L
WBC	白细胞	（3.5~9.5）×10^9/L

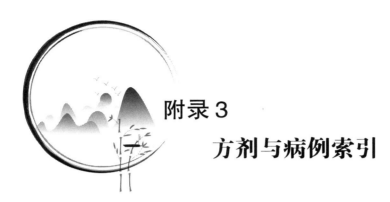

附录3
方剂与病例索引

续表

45

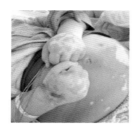
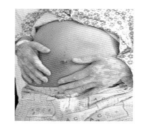

服药前 2017 年 3 月 22 日　　服药后 2017 年 3 月 29 日

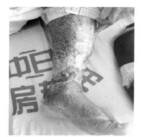
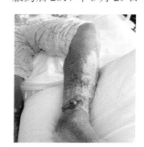

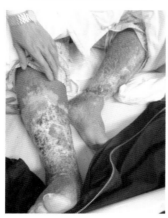
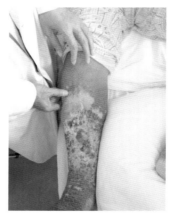

彩图 1　杨某，男，66 岁。治疗前后水肿对比图

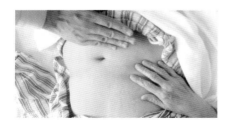
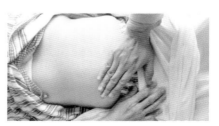

治疗前　　　　　　　　　　　治疗后

彩图 2　王某，女，75 岁。梗阻性黄疸治疗前后

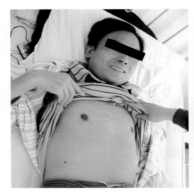
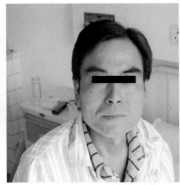

治疗前

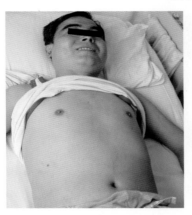
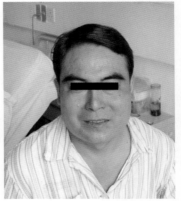

治疗后

彩图3　杨某，男，43岁。重症淤胆型肝炎治疗前后

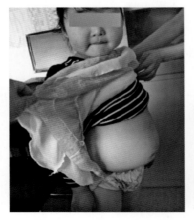
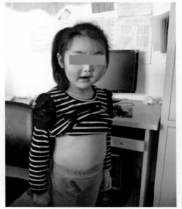

彩图4　王某，女，7岁。难治性肾病综合征治疗前后形体对比

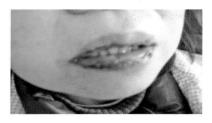 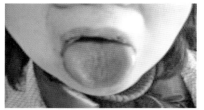

彩图 5　曾某，女，55 岁。首诊：口唇多发溃疡，舌光红少苔

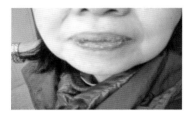 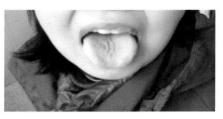

彩图 6　曾某，女，55 岁。二诊：口腔溃疡逐步愈合，舌淡苔白腻

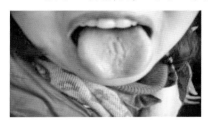 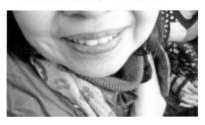

彩图 7　曾某，女，55 岁。三诊：口唇溃疡已愈，苔白腻渐化

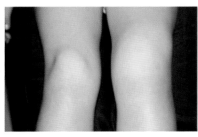 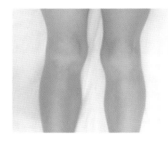

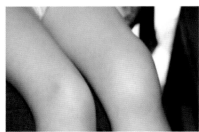 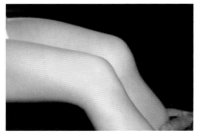

彩图 8　某女，3 岁半。幼年特发性关节炎治疗前后形态对比

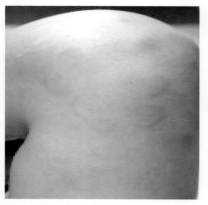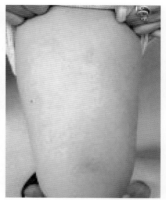

治疗前　　　　　　　　　　　　　　治疗后

彩图9　张某，女，28岁。慢性荨麻疹治疗前后对比

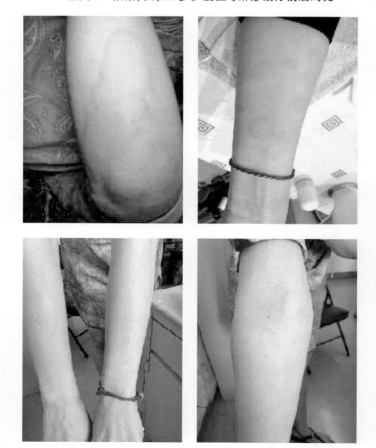

彩图10　某女，塔吉克斯坦人，28岁。荨麻疹、严重食物过敏治疗前后对比